临 床 诊 疗 指 南

小 儿 外 科 学 分 册

（2021 修订版）

中华医学会小儿外科学分会　编著

U0199548

人民卫生出版社

·北　京·

图书在版编目（CIP）数据

临床诊疗指南 . 小儿外科学分册：2021修订版／中华医学会小儿外科学分会编著. —北京：人民卫生出版社，2021. 10

ISBN 978-7-117-32143-3

Ⅰ. ①临… Ⅱ. ①中… Ⅲ. ①临床医学-指南②儿科学-外科学-指南 Ⅳ. ①R4-62②R726-62

中国版本图书馆 CIP 数据核字（2021）第 197403 号

人卫智网	www.ipmph.com	医学教育、学术、考试、健康，购书智慧智能综合服务平台
人卫官网	www.pmph.com	人卫官方资讯发布平台

临床诊疗指南
小儿外科学分册（2021修订版）
Linchuang Zhenliao Zhinan
Xiaoerwaikexue Fence（2021 Xiudingban）

编　　著：中华医学会小儿外科学分会
出版发行：人民卫生出版社（中继线 010-59780011）
地　　址：北京市朝阳区潘家园南里 19 号
邮　　编：100021
E - mail：pmph @ pmph.com
购书热线：010-59787592　010-59787584　010-65264830
印　　刷：北京汇林印务有限公司
经　　销：新华书店
开　　本：787×1092　1/16　　印张：12
字　　数：263 千字
版　　次：2021 年 10 月第 1 版
印　　次：2021 年 12 月第 1 次印刷
标准书号：ISBN 978-7-117-32143-3
定　　价：89.00 元

打击盗版举报电话：010-59787491　E-mail：WQ @ pmph.com
质量问题联系电话：010-59787234　E-mail：zhiliang @ pmph.com

主　编　张潍平　倪　鑫

副主编　夏慧敏　舒　强

编　者（以姓氏笔画为序）

于　洁　首都医科大学附属北京儿童医院

王焕民　首都医科大学附属北京儿童医院

白玉作　中国医科大学附属盛京医院

成海燕　首都医科大学附属北京儿童医院

吕逸清　上海市儿童医院

孙保胜　首都医科大学附属北京儿童医院

杨　屹　中国医科大学附属盛京医院

何大维　重庆医科大学附属儿童医院

宋宏程　首都医科大学附属北京儿童医院

张　娜　首都医科大学附属北京儿童医院

张学军　首都医科大学附属北京儿童医院

张潍平　首都医科大学附属北京儿童医院

陈诚豪　首都医科大学附属北京儿童医院

钟　微　广州市妇女儿童医疗中心

夏慧敏　广州市妇女儿童医疗中心

倪　鑫　首都医科大学附属北京儿童医院

黄轶晨　上海市儿童医院

曹　隽　首都医科大学附属北京儿童医院

舒　强　浙江大学医学院附属儿童医院

曾　骐　首都医科大学附属北京儿童医院

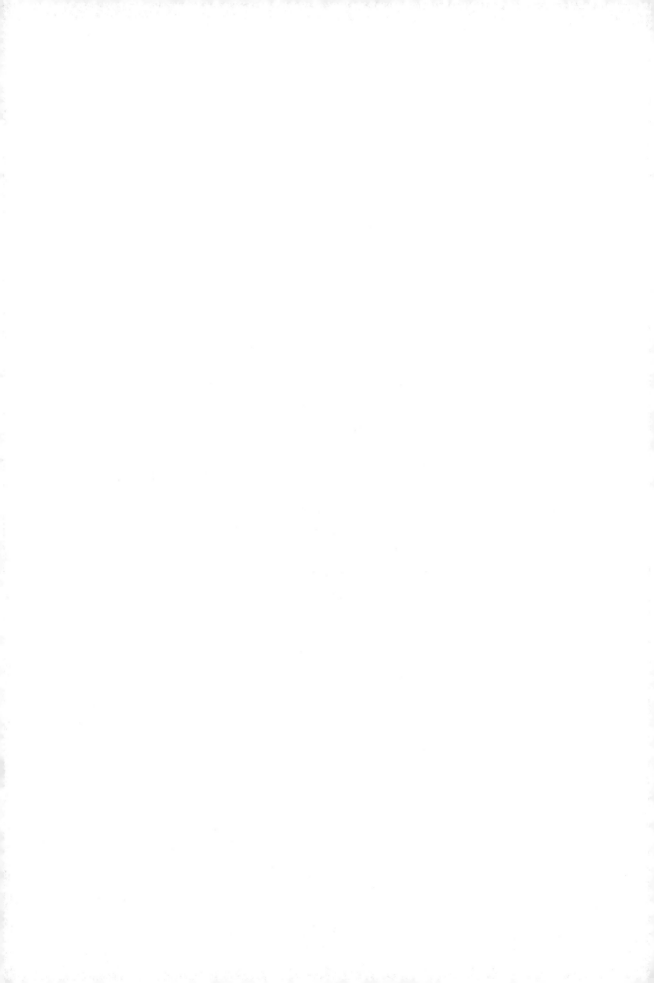

前　言

　　2003 年由中华医学会领导,小儿外科学分会组织全国知名专家编写出版了《临床诊疗指南小儿外科学分册》,该书对当时小儿外科学各个专业的疾病诊断治疗工作起到了指导作用。近年来,医学的各个领域包括小儿外科都有了很大进步,对于疾病的认识更加深刻,诊疗方法更加丰富。随着国家对于儿科事业的关注,国内增加了很多儿童医院,从事儿外科的工作者也随之增多。由于历史和地域的差异,全国小儿外科发展不平衡问题始终没有得到解决,小儿外科的诊疗工作需要统一的基本指导,基于上述原因,中华医学会小儿外科学分会组织了本书涉及的 7 个专业的专家,在上版指南的基础上进行更新、修订。

　　全体编委认真负责,力求精益求精。本书的特点和一般的依靠证据等级、经常更新的临床指南有所不同,是在已经明确的疾病诊疗概念的基础上,对疾病的病因、病理、临床表现、诊断、治疗原则、转归等方面做以概述,使之适用于不同规模医院的小儿外科医生做基本参考。在此,感谢为编写此书付出心血的各位专家。尽管全体参编专家力求做到全面及准确,但仍然不可避免地会出现缺点和错误,诚请广大读者不吝赐教。欢迎发送邮件至邮箱 ren-weifuer@ pmph. com,或扫描封底二维码,关注“人卫儿科学”,对我们的工作予以批评指正,以期再版修订时进一步完善,更好地为大家服务。

中华医学会小儿外科学分会第九届委员会主任委员　张潍平
中华医学会小儿外科学分会第十届委员会主任委员　倪　鑫
2021 年 7 月

目　　录

第一章　新生儿外科疾病 ………………………………………………………………… 1

　第一节　先天性食管闭锁和气管食管瘘 ……………………………………………… 1

　第二节　先天性胸腹裂孔疝和膈膨升 ………………………………………………… 3

　第三节　新生儿胃穿孔 ………………………………………………………………… 6

　第四节　先天性肥厚性幽门狭窄 ……………………………………………………… 7

　第五节　环状胰腺和肠旋转不良 ……………………………………………………… 8

　第六节　十二指肠闭锁和狭窄 ……………………………………………………… 10

　第七节　先天性肠闭锁和肠狭窄 …………………………………………………… 12

　第八节　胆道闭锁 …………………………………………………………………… 14

　第九节　脐膨出与腹裂 ……………………………………………………………… 17

　第十节　消化道重复畸形 …………………………………………………………… 19

　第十一节　肠无神经节细胞症 ……………………………………………………… 20

　第十二节　先天性直肠肛门畸形 …………………………………………………… 21

　第十三节　胎粪性腹膜炎 …………………………………………………………… 23

第二章　小儿普通外科疾病 …………………………………………………………… 25

　第一节　甲状舌管囊肿与瘘 ………………………………………………………… 25

　第二节　鳃源性囊肿与瘘 …………………………………………………………… 26

　第三节　脐疝 ………………………………………………………………………… 27

　第四节　腹股沟疝 …………………………………………………………………… 28

　第五节　肠梗阻 ……………………………………………………………………… 31

　第六节　肠套叠 ……………………………………………………………………… 34

　第七节　梅克尔憩室 ………………………………………………………………… 38

　第八节　原发性腹膜炎 ……………………………………………………………… 40

　第九节　急性阑尾炎 ………………………………………………………………… 42

　第十节　消化道出血 ………………………………………………………………… 44

　第十一节　消化道异物 ……………………………………………………………… 48

　第十二节　结肠、直肠息肉 ………………………………………………………… 51

　第十三节　获得性直肠前庭瘘 ……………………………………………………… 53

　第十四节　肛周脓肿 ………………………………………………………………… 55

　第十五节　直肠脱垂 ………………………………………………………………… 56

　第十六节　门静脉高压症 …………………………………………………………… 57

　第十七节　先天性胆总管囊肿 ……………………………………………………… 60

第三章 小儿泌尿外科疾病 ……………………………………………………………… 63
  第一节 肾盂输尿管连接部梗阻 …………………………………………………… 63
  第二节 先天性巨输尿管症 ………………………………………………………… 64
  第三节 输尿管膨出症 ……………………………………………………………… 67
  第四节 异位输尿管口 ……………………………………………………………… 68
  第五节 膀胱外翻及尿道上裂 ……………………………………………………… 70
  第六节 先天性膀胱憩室 …………………………………………………………… 72
  第七节 尿道瓣膜症 ………………………………………………………………… 73
  第八节 尿道下裂 …………………………………………………………………… 74
  第九节 包茎、嵌顿包茎与包皮过长 ……………………………………………… 76
  第十节 隐匿性阴茎 ………………………………………………………………… 77
  第十一节 隐睾 ……………………………………………………………………… 77
  第十二节 睾丸扭转 ………………………………………………………………… 79
  第十三节 急性附睾炎 ……………………………………………………………… 80
  第十四节 青少年精索静脉曲张 …………………………………………………… 80
  第十五节 鞘膜积液 ………………………………………………………………… 81
  第十六节 女性肾上腺皮质增生症及卵睾性分化异常 …………………………… 82
  第十七节 阴茎及尿道外口囊肿 …………………………………………………… 84
  第十八节 女性外阴畸形 …………………………………………………………… 84

第四章 小儿矫形外科疾病 ……………………………………………………………… 86
  第一节 先天性肌性斜颈 …………………………………………………………… 86
  第二节 发育性髋关节脱位 ………………………………………………………… 87
  第三节 先天性胫骨假关节 ………………………………………………………… 88
  第四节 先天性马蹄内翻足 ………………………………………………………… 89
  第五节 新生儿骨折 ………………………………………………………………… 90
  第六节 臂丛神经麻痹 ……………………………………………………………… 92
  第七节 股骨头缺血性坏死 ………………………………………………………… 93
  第八节 常见骨折 …………………………………………………………………… 95
  第九节 桡骨头半脱位 ……………………………………………………………… 98
  第十节 急性血源性骨髓炎 ………………………………………………………… 99
  第十一节 婴儿骨皮质增生症 ……………………………………………………… 102
  第十二节 注射性臀肌挛缩症 ……………………………………………………… 102
  第十三节 发育性膝内翻与膝外翻畸形 …………………………………………… 104
  第十四节 骨样骨瘤 ………………………………………………………………… 105
  第十五节 骨囊肿 …………………………………………………………………… 105
  第十六节 骨软骨瘤 ………………………………………………………………… 107
  第十七节 骨肉瘤 …………………………………………………………………… 107
  第十八节 特发性脊柱侧凸 ………………………………………………………… 108
  第十九节 早发性脊柱侧凸 ………………………………………………………… 110

第五章　小儿外科肿瘤疾病 ·· 112

　　第一节　血管瘤 ··· 112

　　第二节　淋巴管瘤 ··· 114

　　第三节　畸胎瘤 ··· 116

　　第四节　神经母细胞瘤 ··· 118

　　第五节　肾母细胞瘤 ··· 122

　　第六节　横纹肌肉瘤 ··· 125

　　第七节　肝母细胞瘤 ··· 128

第六章　小儿心血管疾病 ·· 132

　　第一节　动脉导管未闭 ··· 132

　　第二节　肺动脉瓣狭窄 ··· 133

　　第三节　房间隔缺损 ··· 135

　　第四节　室间隔缺损 ··· 138

　　第五节　房室间隔缺损 ··· 140

　　第六节　法洛四联症 ··· 143

　　第七节　三尖瓣下移 ··· 146

　　第八节　右心室双出口 ··· 149

　　第九节　肺静脉异位连接 ··· 152

　　第十节　主动脉缩窄 ··· 156

　　第十一节　完全型大动脉转位 ····································· 159

第七章　小儿胸外科疾病 ·· 163

　　第一节　食管裂孔疝 ··· 163

　　第二节　胃食管反流 ··· 164

　　第三节　贲门失弛缓症 ··· 165

　　第四节　膈肌膨出 ··· 167

　　第五节　纵隔肿瘤 ··· 167

　　第六节　化脓性胸膜炎 ··· 169

　　第七节　肺部疾病 ··· 170

　　第八节　先天性漏斗胸 ··· 175

参考文献 ·· 177

第一章　新生儿外科疾病

第一节　先天性食管闭锁和气管食管瘘

【概述】

先天性食管闭锁和气管食管瘘是一种严重的先天性畸形,发病率约为 1 :(3 000 ~ 4 500)活产新生儿,常伴早产及低出生体重,男女之比约为 3 : 2,多为散发病例。合并心血管系统畸形者可达 50%。患儿出生后因不能吞咽而出现呛咳、误吸,易导致合并严重肺炎。在目前的医疗条件下,若无合并危及生命的其他畸形,获得及时诊治的患儿存活率可达 100%。

【病因】

本症的病因尚不甚明了。炎症、血管发育不良或基因遗传为可能的致病因素,但尚未得到公认。

【病理】

病理分型有重要的临床意义。通常国际上根据食管闭锁位置的高低及是否伴有与气管相通的瘘管分为五型(以下为 Gross 分型 A~E 型):

Ⅰ型:食管上、下段均闭锁,无气管食管瘘。约占 2.5% ~ 9.3%。

Ⅱ型:食管上段有瘘管与气管相通,食管下段盲闭。约占<0.5%。

Ⅲ型:最常见,约占 79.3% ~ 90.9%。此型食管上段盲闭,食管下段与气管之间有瘘管相通。上、下段间距不等,约<0.5~5cm,故又分为距离>2cm 的Ⅲa 和<2cm 的Ⅲb 两型。

Ⅳ型:食管上、下段均有瘘管与气管相通。约占 0.7% ~ 5.0%。

Ⅴ型:食管无闭锁,但有气管食管瘘。因瘘管呈前高后低位,故又称"H"型。约占<1%。

【临床表现】

1. 吐沫、呕吐　因吞咽受阻,生后 1 ~ 2 天内即有较多泡沫状唾液外溢。第一次喂奶后即可出现呕吐,呕吐无乳凝块的奶汁,不含胆汁。因不能进食,2 ~ 3 天后逐渐出现脱水症状。

2. 呛咳和呼吸困难　因吞咽受阻,误吸唾液和奶汁造成呛咳、鼻扇、口周和面色发绀。充分吸引上段食管盲端内容物后症状可以缓解。若继续喂养,症状复现。呛咳误吸后易合并肺炎和呼吸衰竭。

3. 羊水过多和低出生体重　32% ~ 85%合并羊水过多。常合并早产和低出生体重,影响存活率。

4. 伴发畸形　50%以上伴发其他畸形。VACTERL 综合征(V : vertebral anomaly 脊柱畸形,A : anal atresia 肛门畸形,C : cardiac anomaly 心脏畸形,T : tracheoesophageal fistula

气管食管瘘,E:esophageal atresia 食管闭锁,R:renal anomaly 肾脏畸形,L:limb malformation 四肢畸形)用于概括各种常见的伴发畸形,即脊柱、肛门、心脏、气管、食管、肾脏和四肢畸形,尤其是桡侧畸形。心血管畸形最常见,发生率为 18.9%～40.2%,常见房间隔缺损、室间隔缺损、肺动脉闭锁和狭窄、法洛四联症、动脉导管未闭等。消化系统畸形伴发率为 14.5%～21.3%,常见有直肠肛门畸形、肠旋转不良、环状胰腺等;罕见"三闭锁",即食管、十二指肠和直肠肛门三者同时闭锁。也可伴发 21-三体综合征、18-三体综合征。

5. 体格检查　用 6～8 号硅胶胃管经口或鼻孔插入食管约 10cm 处受阻,继续插入管端自鼻孔或口腔返出。腹部平坦、凹陷(常见 Ⅰ 型时)或稍饱满(常见 Ⅲ 型时)。合并呼吸道感染或其他畸形时则有相应的体征。

【诊断及鉴别诊断】

1. 诊断内容应包括型别、并发症及合并畸形。

2. 早期诊断的关键在于提高对本病的警惕性。尤其对羊水过多的孕妇应高度怀疑胎儿有食管闭锁及其他先天性消化道梗阻的可能性。应力争产前超声检查诊断。

3. 产前疑诊食管闭锁和生后口溢泡沫状唾液、吞咽困难、呕吐、早期出现呛咳和发绀的新生儿,应经鼻或口腔插管,导管受阻折回后应立即固定胃管并行胸腹 X 线检查确诊。

4. 影像学检查

(1)胸腹联合立位 X 线检查:可见食管近端膨大呈囊状的充气影。可于第 1～3 胸椎水平见到下行受阻的弯曲胃管影。该部约为近端食管盲端的位置。

(2)B 超检查:产前检查无或小胃泡的胎儿中 17%～100% 为食管闭锁。

(3)首选泛影葡胺或碘油上段食管造影,以准确了解食管近端盲端的位置。

(4)CT、脐动脉造影或彩色超声检查用于诊断罕见合并的右位主动脉弓。

(5)Ⅱ、Ⅳ和 Ⅴ 型诊断困难,有时需采用支气管镜等方法。

(6)影像学检查还可应用于合并畸形的诊断,如先天性心脏病、某些消化道畸形、先天性食管狭窄、喉气管食管裂等。

(7)有条件者建议行纤维支气管镜检查,提高 Ⅱ、Ⅳ 和 Ⅴ 型的诊断率。

5. 注意诊断时要结合日龄分析。早产儿全胃肠道充气需生后 24 小时以上。在检查全程应注意保暖,充分给氧,随时吸引近端食管内的黏液等。

【治疗方案及原则】

先天性食管闭锁在确诊后应积极准备,尽早(出生后 3 天内)手术治疗,并力争一期吻合食管。

1. 同步治疗可能存在的肺炎。轻度肺炎不属于手术禁忌证。

2. 争取在手术前尽早对重要的合并畸形(如消化道其他部位梗阻、心血管系统畸形等)作出诊断。食管闭锁的手术应与合并畸形的矫治综合考虑和妥善安排。

3. 手术方式

(1)胸腔镜或开胸经胸膜外途径行食管吻合术。

(2)不能一期吻合者需先行胃造口术以确保术后肠内营养,待 4～8 周后再行食管吻合术或食管替代术。

【预后】

手术治疗效果与食管闭锁的类型、出生体重($<1.5kg$)、伴发畸形(严重先天性心脏病等)及肺炎的严重程度等因素有关。娴熟的手术技术和良好的围手术期管理(包括保温、呼吸管理及营养支持等)是提高术后存活率的重要条件。

【并发症及处理原则】

1. 吻合口漏　发生率约为 13%～16%。术后 1 周食管造影见造影剂外溢可明确诊断。经禁食、充分引流及营养支持治疗,多可自愈。不能自愈者需行胃造口术以保证肠内营养,3 个月后再行食管吻合术。

2. 气管食管瘘复发　发生率约为 3%～14%,几乎不能自愈。表现为术后仍有反复呛咳。食管造影或纤维支气管镜检查可明确诊断。需充分引流、足够的营养支持及抗感染治疗,行胃造口术以保证肠内营养,3 个月后再次行气管食管瘘缝扎术。

3. 吻合口狭窄　是最常见的术后并发症,约 80% 患儿受累。首发症状往往出现在术后 1 个月左右,表现为唾液溢出、饮奶呛咳或食物嵌塞等。食管造影可确诊。可行胃镜下球囊扩张术,或用食管扩张探条扩张。

4. 胃食管反流　发生率为 30%～70%。表现为反复饮食后呕吐、反酸。食管造影可确诊。治疗包括增加黏稠食物喂养、保持进食后直立体位、给予抑酸药物治疗如质子泵抑制剂等。疗效欠佳如因反流引起的反复误吸、多次肺炎、营养不良者,应早期行胃底折叠术。

5. 气管软化　受累患儿达 75%,大约 10%～25% 的患儿为重度气管软化,其中大约一半需要手术矫正。典型的临床表现为犬吠样咳嗽、反复肺炎,严重者可出现危及生命的呼吸暂停。需行纤维支气管镜检查以明确诊断。轻中度气管软化患儿不需要治疗,症状可随时间推移而改善。有严重症状或出现过危及生命事件的患儿,需行气管固定手术治疗。

第二节　先天性胸腹裂孔疝和膈膨升

一、先天性胸腹裂孔疝

【概述】

先天性胸腹裂孔疝是新生儿膈疝中最为常见且严重的先天性畸形,发病率为 1：(3 000～10 000),男女之比约为 2：1。80% 以上发生于左侧,双侧罕见,多合并其他畸形。

【病因】

一般认为本症是由于横膈发育过程中膈肌发育不良及后外侧胸腹膜未能愈合形成缺损,腹腔脏器由此进入胸腔,造成肺脏发育不良。影响横膈发育不良的因素尚不明确。

【病理】

约 90% 的病例无疝囊。左侧胸腹裂孔疝,疝入胸腔的脏器主要有小肠,其次是结肠、脾、胃、肝左叶,个别伴有肾及胰尾。右侧胸腹裂孔疝,疝入胸腔的脏器主要是肝脏,有时可有小肠。

肺发育不良是本症的重要病理改变。由于腹腔脏器进入胸腔,使患侧肺在胚胎肺芽发育时受限,肺受压而发育成熟障碍,并波及健侧肺的发育。患侧肺体积是正常肺的 25%~75%,肺动脉直径小,小动脉肌层呈胎儿型。生后开始呼吸,吞咽的空气进入胸腔内的胃肠道,进一步压迫萎缩的肺,纵隔偏向健侧,使健肺功能也受限。动脉血氧分压降低、二氧化碳分压升高而出现呼吸性酸中毒。肺血管阻力增高,持续胎儿循环进一步加重低氧血症和酸中毒。手术复位后,被压缩的肺叶因肺组织发育不良仍不足以进行氧合作用,故严重者术后呼吸功能仍然欠佳。

【临床表现】

1. 新生儿多存在呼吸道症状,严重者生后数小时内即出现呼吸急促、呼吸困难和发绀,进食和哭闹时加重。低血氧、酸中毒、低体温、低血钙、低血镁等可立即引起死亡。

2. 伴有肠旋转不良或疝入胸腔的肠道发生嵌闭时可出现呕吐等消化道症状。

3. 患侧胸部呼吸运动减低。胸部叩诊如胃肠道充满液体和/或有肝、脾时为浊音,肠道气体较多时为鼓音。如胸部听到肠鸣音,则诊断意义更大。腹部因脏器疝入胸腔而呈舟状。气管和心尖冲动移向健侧。

4. 婴幼儿常有反复呼吸道感染史。有的在哭闹和过度运动时出现呼吸困难、发绀,安静后好转,卧位时呼吸困难加重。有的仅在偶然的胸部 X 线检查时发现异常。较大的儿童可诉模糊的胸痛和腹痛。

【诊断及鉴别诊断】

1. 产前诊断 B 超检查显示胎儿胸腔内有腹部脏器而确诊。此项筛查值得大力推广。

2. 新生儿生后出现呼吸窘迫和发绀,应想到胸腹裂孔疝。患侧胸部呼吸运动减低,气管和心尖冲动移向健侧。胸部听到肠鸣音诊断意义更大。腹部呈舟状腹。

3. X 线胸腹联合立位片 心脏和纵隔向健侧移位,患侧胸腔有肠管影,腹部肠管明显减少。患侧横膈影消失。右侧膈疝,如仅有肝脏疝入,正位平片上可见右下胸腔内有软组织块影。

4. 钡餐检查 显示部分胃肠道位于患侧胸腔内。新生儿慎用,以免误吸致钡剂性肺炎,必要时选用泛影葡胺等水溶性造影剂。

5. 超声检查 可发现胸腔内有扩张的肠管和肠蠕动,即伴有液体无回声及气体点状回声的游动影。

6. MRI 及 CT 检查 冠状面可清晰见到疝环的边缘及疝入胸腔内的肠管影,横断面疝环呈三角形,内有断面的蜂窝状肠管影。

【产前评估及胎儿干预】

1. 产前评估 根据产前超声检查获得的胎儿肺头比,胎儿磁共振检查获得的胎肺总容积、预测肺容积,以及胎肺总容积与预测肺容积之比,将膈疝分为轻、中、重三个级别。活产婴儿的存活率及出生后需体外膜氧合支持的概率与产前评估膈疝的严重程度相关。

2. 胎儿干预 轻中度膈疝胎儿不需要产前干预。重度膈疝胎儿在有资质的胎儿医疗中心可行胎儿镜下气管球囊栓塞进行产前干预。

【治疗方案及原则】

1. 所有膈疝患儿出生时均需有经验的新生儿抢救团队在场,出生后即行气管插管辅助呼吸及留置鼻胃管行胃肠减压治疗,及时转运至新生儿监护病房,并给予机械通气治疗。

2. 胸腹裂孔疝必须进行横膈修补术。术前准备十分重要,强调机械通气或体外膜氧合供氧,解除肺动脉高压,纠正酸中毒和低氧状态。手术时机:生后 24~48 小时或更长的时间内使患儿适应宫外环境,在心肺生理紊乱得到改善后再手术修补横膈。

3. 胸腔镜或开放手术经腹/经胸行膈疝修补术,原则为无张力修补,必要时需使用生物补片。

【预后】

存活率与膈疝的严重程度及有无合并其他严重畸形有关。有经验的胎儿外科及新生儿外科团队是提高患儿存活率的关键。

二、膈 膨 升

【概述】

膈膨升是指横膈异常升高的疾病,可为表现单侧或双侧、完全性或部分性。左侧比右侧多见,约为 8∶1。男多于女,为(2~3)∶1。

【病因】

本症可能是由于先天性膈发育不良或后天即分娩时膈神经损伤所致。

【病理】

先天性者膈肌菲薄,肌纤维发育不良。后天性膈膨升为分娩损伤颈 3~5 神经根,致膈神经麻痹所致。本症很少合并先天性肺发育不良。但严重膈膨升时,同侧肺受压,肺活量及肺容量可减为正常的 1/3,气体摄入量减少 1/2~2/3,肺功能降低。纵隔和心脏可向健侧移位,影响健肺的正常换气。双侧膈膨升,因双肺受压萎陷或双膈神经麻痹,可引起呼吸窘迫,甚至窒息死亡。

【临床表现】

可无任何症状。新生儿表现为明显的呼吸急促,哭闹和吸吮时呼吸困难加重,甚至发绀。有的虽无明显症状,但因患侧肺受压,常诱发肺炎,X 线检查时方被发现。体征亦无特异性,可见患侧胸部呼吸运动减弱、纵隔移位、叩诊浊音、呼吸音减弱或消失,偶可听到肠鸣音。

后天性膈膨升者发生呼吸窘迫,均为有明显的难产(如臀位产)或产伤史。常同时存在臂丛神经麻痹、锁骨骨折、肱骨骨折、胸锁乳突肌血肿或头皮血肿等。

【诊断及鉴别诊断】

1. 生后不久发生呼吸窘迫。

2. 常有明显的难产或产伤史,可同时伴发多种产伤疾病。

3. X 线检查是确诊膈膨升的依据。直立位正位及侧位 X 线胸片可见膈肌阴影明显升高,心脏向健侧移位。胸部 X 线透视膈肌有矛盾运动。

【治疗方案及原则】

1. 新生儿期出现症状者,需住院观察,采用非手术治疗。半卧位,促使膈及纵隔复位。

应用维生素 B_1、维生素 B_{12} 及三磷酸腺苷等药物。咽、气管护理,及时清除痰液,持续给予湿化氧气。选用有效抗生素防治呼吸道感染。

2. 非手术治疗无效、有严重的呼吸窘迫、胸部 X 线透视膈肌有矛盾运动者需急诊进行经横膈折叠术。

3. 反复慢性呼吸道感染者可择期手术。

【预后】

本症预后良好,治疗后多数患儿可获得正常的生长发育。

第三节　新生儿胃穿孔

【概述】

新生儿原发性胃穿孔较少见,但病情极为严重,病死率很高。

【病因】

主要因胚胎发育异常先天性胃壁肌层缺损所致,机制尚未明确。继发性胃穿孔可因胃壁局部缺血、胃内高压、产伤窒息致胃壁应激性溃疡所致。

【病理】

新生儿原发性胃穿孔多位于胃大弯近贲门部,主要病理变化是胃壁肌层广泛缺损、穿孔边缘无肌纤维、黏膜下肌层菲薄,腹腔内有继发性腹膜炎的病理改变。继发性胃穿孔多位于胃小弯,可伴发严重消化道出血。

【临床表现】

1. 于生后 3~5 天内发病。典型的临床表现为突然出现的迅速发展的腹胀。未成熟儿多见。早期为呕吐、拒奶、哭声无力。吐物可呈咖啡色。以后突然出现呼吸急促、发绀及其他一些休克的征象。有正常胎粪排出。有产伤窒息史者胃穿孔后可大量呕吐和便鲜血,早期合并失血性休克,病情危重。

2. 体格检查　呼吸困难,面色苍白,腹部高度膨隆呈球形,腹壁静脉怒张,腹壁、阴囊或阴唇水肿。肝浊音界消失,有移动性浊音。肠鸣音消失。少见腹肌紧张。

3. X 线胸腹立位平片检查可见横膈升高,膈下大量游离气体和全腹大的气液面,肝脏被压回中腹,胃泡影明显减小或消失。有时减压的胃管可进入腹腔。

【诊断及鉴别诊断】

1. 新生儿生后 3~5 天内突然出现快速发展的腹胀、呕吐咖啡色物或鲜血、拒奶、呼吸急促和发绀或其他休克症状时,首先应考虑本病。

2. 体征　严重腹胀,呼吸困难,面色苍白,腹壁、阴囊或阴唇水肿,肝浊音界和肠鸣音消失。

3. X 线检查　膈下有大量游离气体,胃泡影消失。

4. 腹腔穿刺　有大量气体和含奶的腹腔渗液,有时穿刺液澄清。

5. 经胃管抽出大量气体后腹胀明显减轻者可考虑本病。

【治疗方案及原则】

1. 术前准备　确诊后立即插胃管减压、给氧、应用抗生素、输液、纠正酸中毒、输血及保温等。给氧时不宜用正压,应行气管插管呼吸机辅助呼吸,以防更多的气体进入腹腔。必要时腹腔穿刺减压。

2. 尽早手术充分切除坏死的穿孔边缘组织,修补穿孔,并行腹腔引流。

3. 术后持续胃肠减压、输液、应用抗生素、抑酸、保温及营养支持。

【预后】

本症因常在穿孔后就诊,病死率高。即使能及时救治,也仅有75%~80%的存活率。死亡多与严重的腹膜炎、败血症及免疫功能未成熟有关。合并坏死性小肠结肠炎的患儿死亡率更高。

第四节 先天性肥厚性幽门狭窄

【概述】

先天性肥厚性幽门狭窄是一种新生儿期常见的胃出口梗阻性疾病。男孩发病明显多于女孩,约为4~5倍。第一胎多见。症状有频繁呕吐、慢性脱水及营养不良。

【病因】

本症病因尚未明确。近年研究注意到幽门肌层一氧化氮合成酶缺乏和肽能神经发育异常与发病有关。

【病理】

病理表现为幽门肌层肥厚,压迫幽门管致狭窄,引起上消化道不完全性梗阻。

【临床表现】

1. 呕吐 多于生后2~3周开始。最初仅溢奶,逐渐加重转为喷射性呕吐,呕吐物自口鼻喷出。吐物为黏液、乳汁或乳凝块,不含胆汁。呕吐后食欲良好。

2. 慢性脱水和营养不良 随着呕吐加剧和频繁,入量不足,引起慢性脱水,表现为眼眶凹陷、皮肤松弛、皮下脂肪减少、体重下降、消瘦、营养不良、尿量减少、大便干而少。因呕吐致大量胃液丢失,可引起低氯性碱中毒和低钾血症。不少病例合并胃食管反流。

【诊断及鉴别诊断】

1. 生后2~3周新生儿吐奶,逐渐呈喷射状,不含胆汁;体重不增;食欲良好。

2. 喂奶后腹部检查可见胃型和由左向右的胃蠕动波。空腹时在右上腹肋缘下腹直肌外缘深部可触及橄榄核形、光滑、硬韧、稍可活动的包块。

3. 影像学检查

(1)B超检查:方法简单易行,应为首选。诊断标准:幽门肌厚度≥4mm,幽门管长度>15mm,幽门管内径<3mm。

(2)上消化道造影检查:必要时进行。常用稀钡或泛影葡胺。征象为:①胃扩张;②胃蠕动增强;③幽门管细长如线状、双轨样或鸟嘴状;④胃排空延迟。检查后应用胃管吸出钡剂,并用温生理盐水洗胃,防止呕吐和误吸。

4. 生化检查 常有低血氯、低血钾及碱中毒倾向。

5. 鉴别诊断 与先天性幽门闭锁或幽门前瓣膜鉴别。生后早期呕吐。腹部触诊无包块。影像学检查易鉴别。

【治疗方案及原则】

1. 外科治疗

(1)术前纠正水电解质失衡:本病常合并低渗性脱水。每天除补充生理需要量以外,应根据脱水的程度用等量10%葡萄糖液和生理盐水缓慢静脉滴注。切忌突击速补,引发心力衰竭。适当补充钾盐。严重营养不良者可行肠外营养。

(2)幽门肌切开术:为治疗本病的首选方法,效果良好。传统的开腹手术已经有逐渐被腹腔镜术式取代的趋势。术中应注意充分分离幽门肌层,避免损伤十二指肠黏膜。

(3)术后6小时或次日晨开始喂糖水,无呕吐即可喂奶,逐渐加量。2~3天加至足量。

2. 内科治疗 国内极少采用。仅限于症状轻微者。喂奶前15分钟口服阿托品等解痉剂。

【预后】

本症手术治疗效果良好。

第五节 环状胰腺和肠旋转不良

一、环状胰腺

【概述】

环状胰腺是指胰腺组织呈环状或钳状发育,压迫十二指肠降段而导致其梗阻的先天性畸形。主要表现为十二指肠球部及降部、幽门管和胃扩张。本病常并发其他畸形,如肠旋转不良、先天性心脏病、十二指肠闭锁或狭窄、21-三体综合征、梅克尔憩室和直肠肛门畸形等。

【病因】

胰腺始基组织有增生肥大,并从十二指肠两侧包绕肠壁融合形成环状胰腺,腹侧始基右叶尖端不游离而固定于十二指肠肠壁,当十二指肠向右后旋转时,与背侧始基相融合形成环状胰腺;或腹侧始基左叶未消失,故两叶包绕十二指肠前后壁,形成环状胰腺。

【病理】

根据胰腺形态和与十二指肠关系可分为环状、钳状和分节状胰腺。

【临床表现】

分为上消化道完全性或不完全性梗阻。压迫明显者在新生儿期即出现症状。轻者,症状可在婴幼儿、儿童期,甚至在成人期才出现症状或终身无症状。母亲常有羊水过多史。约半数出生体重<2.5kg。

主要症状是呕吐,出现时间视十二指肠梗阻程度而定。完全性梗阻者生后3天内即出现呕吐,呕吐物含胆汁,重者吐咖啡色物。一般生后有胎粪排出,但排尽时间可持续约6~11天,每次量较少且黏稠。不完全梗阻时,呕吐出现较晚,呈间歇性,呕吐物含有陈旧食物酸臭味。进奶后可有上腹胀满、打嗝、嗳气、胃型、蠕动波及振水音。营养不良和生长发育滞后。

年长儿或成年人可合并胃和十二指肠溃疡、胰腺炎、阻塞性黄疸等。

体格检查可见上腹胀,有时有胃型及蠕动波。可出现腹水、电解质紊乱、体重下降,合并吸入性肺炎,甚至心力衰竭。

【诊断及鉴别诊断】

1. 产检超声检查常可见"双泡征"。母亲常有羊水过多史。约半数出生体重<2.5kg。

2. 呕吐出现时间视梗阻程度而定,早者生后 1~2 天开始。呕吐物含有胆汁,重者吐咖啡色物。开始排胎粪时间正常,但持续时间较长,每次量较少且黏稠。

3. 可出现脱水和电解质紊乱、消瘦、体重下降、吸入性肺炎等症状。

4. 体格检查 可见上腹胀、胃型及胃蠕动波。

5. X 线检查 腹部立位平片见"双泡征"。钡餐透视可见十二指肠球部及降部上段扩张,降段下方呈线形狭窄,钡剂排空延迟。必要时可行钡灌肠检查,以除外先天性肠闭锁及肠旋转不良。

【治疗方案及原则】

1. 确诊后,首先纠正脱水、电解质紊乱和营养不良,争取早日手术。

2. 手术是唯一的治疗方法,腹腔镜手术或开放手术。手术方式可选用十二指肠菱形吻合术或十二指肠侧-侧吻合术。手术方法简单,符合解剖生理功能。

3. 术后继续禁食、胃肠减压和营养支持,应用抗生素。

【预后】

治疗效果有明显进步,大部分患儿可以获得生存。

二、肠旋转不良

【概述】

肠旋转不良是指胚胎期某种因素影响正常的肠旋转运动而使肠管位置变异所引起的肠梗阻。多见于新生儿,少数发生于婴幼儿或较大儿童。本病常合并中肠扭转,延误诊治可致大段肠管坏死,病情危重。确诊后早期手术效果良好。

【病因】

胚胎期以肠系膜上动脉为轴心的肠管旋转运动发生障碍可以导致本症。但机制不明。

【病理】

常见的三种基本病理表现:腹膜束带压迫十二指肠、中肠扭转、空肠上段膜状束带粘连造成十二指肠及空肠上段梗阻。本症常合并十二指肠闭锁或狭窄、脐膨出和膈疝等其他畸形。

【临床表现】

1. 新生儿 主要症状是生后 3~5 天间断出现胆汁性呕吐。绝大多数胎粪排出正常。呕吐开始后便量减少或便秘。由于梗阻部位高,加之大量呕吐,故很少腹胀。中肠扭转是肠旋转不良最严重的一种病理类型,发病率为 50%~60%。中肠扭转可导致绞窄性肠梗阻,表现为频繁喷射性呕吐咖啡样物或血、腹部高度膨胀、压痛、便血、发热、水电解质紊乱等中毒症状,查体可见下腹部空虚。肠扭转、坏死、穿孔后,则有明显脱水、电解质紊乱、发热、发绀、皮肤发花、四肢发凉、腹胀、腹壁静脉怒张、腹壁皮肤发红、有指压痕、肠鸣音消失等中毒性休克表现。有时合并黄疸,直接胆红素及间接胆红素均升高。

2. 婴幼儿及儿童　常表现为间歇性腹痛及胆汁性呕吐。腹部常无明显肠梗阻体征,应进行相应的鉴别诊断及影像学检查。

【诊断及鉴别诊断】

1. 新生儿期

(1)一般于生后 3~5 天出现呕吐,呕吐物含有大量胆汁,呈碧绿色或黄色。

(2)绝大多数生后 24 小时内均有正常胎粪排出。开始呕吐后便量减少或便秘。腹部可无明显阳性体征。

(3)中肠扭转合并肠绞窄时,患儿可出现突发面色苍白、精神萎靡、频繁喷射性呕吐咖啡样物或血、腹部高度膨胀、压痛、便血、发热、水电解质紊乱等中毒症状。腹部触诊可及中腹部包块或柔韧感,下腹部空虚。

(4)X 线检查:腹部立位平片有时显示典型的"双泡征"或"三泡征",其他腹部少气体影像,或整个腹部无充气,呈"白腹"。钡剂灌肠显示结肠框及回盲部位置异常(盲肠位于右上腹部或上腹中部)有确诊意义,罕见例外。上消化道造影可显示空肠起始部位于脊柱右侧,十二指肠及空肠上段呈螺旋状走行。检查时应防止误吸。

(5)超声检查:彩色超声检查根据肠系膜上动、静脉位置关系的改变,可见肠系膜血管呈"漩涡状",可在术前早期诊断肠扭转,优于其他影像学检查。

(6)CT 检查:增强扫描可见肠系膜上动脉呈"漩涡征"。

2. 婴幼儿及儿童期

(1)不完全性或间歇性、复发性腹痛和呕吐。

(2)多表现为十二指肠慢性梗阻。有的胆汁性呕吐自愈后又反复发作。

(3)长期呕吐可致慢性脱水、体重下降和生长发育障碍。

【治疗方案及原则】

1. 肠旋转不良需手术治疗。Ladd 手术治疗效果良好。

2. 如果合并腹胀、便血和腹膜刺激征时,提示有肠扭转,需急诊手术。

3. 术前纠正脱水、电解质紊乱和营养不良。

4. 术后继续禁食、补液、应用抗生素。肠道功能恢复后逐渐恢复饮食。如果发生肠坏死肠管切除过多致短肠综合征者,需长期营养支持。

【预后】

本症预后受多种因素影响,新生儿期发病者与出生体重、就诊时间、是否合并肺炎、硬肿、中肠扭转,以及有无伴发其他先天性畸形有关。得到早期诊断与及时恰当手术治疗的患儿术后存活率可达 90% 以上,患儿的生长发育正常。

第六节　十二指肠闭锁和狭窄

【概述】

十二指肠闭锁和狭窄是胚胎前原肠的一种发育畸形,引起十二指肠完全或不完全性梗阻。发病率约为 1:(10 000~40 000)。女性略多。闭锁和狭窄发生的比例约为 1:(1~2)。

【病因】

病因尚未完全清楚。多数学者认为主要因胚胎发育期肠管管腔空化过程异常所致。常伴发其他系统畸形,故提示本症可能与全身发育缺陷有关。

【病理】

十二指肠闭锁和狭窄可发生在十二指肠的任何部位,以十二指肠降段、胰胆管开口以下最为多见。具体病变分型如下:

1. 闭锁Ⅰ型　肠管连续,腔内有隔膜。
2. 闭锁Ⅱ型　肠管两端盲闭,两端由纤维索条连接。
3. 闭锁Ⅲ型　肠管两端盲闭但相连。
4. 闭锁Ⅳ型　肠管连续,腔内有隔膜,隔膜向远端脱垂,呈"风袋型"。
5. 狭窄Ⅰ型　肠腔内隔膜中央有孔。
6. 狭窄Ⅱ型　"风袋型"隔膜中央有孔。
7. 狭窄Ⅲ型　肠管管状狭窄。

【临床表现】

1. 症状和体征　表现为高位肠梗阻,即呕吐、上腹胀和便秘。闭锁和高度狭窄者呈完全性肠梗阻。生后 1~2 天内出现呕吐,进行性加重。呕吐物呈黄绿胆汁样(少数闭锁位于胆总管开口近端,呕吐物不含胆汁),有时含咖啡色。一般胎粪排出正常,闭锁可仅排少量灰绿色黏液。数天后出现脱水、电解质紊乱、体重下降和精神萎靡等。十二指肠狭窄者症状出现的早晚和轻重与狭窄的程度有关。呕吐多为间歇性,病程迁延可致慢性脱水、便秘、贫血、营养不良和生长发育障碍,典型体征为上腹膨胀,可见胃肠型及蠕动波。

2. 1/2~1/3 病例合并其他消化道畸形(如肠旋转不良、环状胰腺、小肠闭锁、直肠肛门畸形)、先天性心脏病、泌尿生殖系畸形及 21-三体综合征等。

3. 多为早产婴或低体重儿。母亲常有羊水过多史。

【诊断及鉴别诊断】

1. 生后 1~2 天内呕吐胆汁样物。上腹饱满。大多排出正常胎粪,仅少数排出灰绿色黏液。

2. 多为早产儿或低体重儿。母亲常有羊水过多史。产检胎儿超声检查可见"双泡征"。

3. 常合并消化道、心血管、泌尿生殖系及 21-三体综合征等畸形。

4. X 线腹立位平片示典型的"双泡征",偶见"单泡征""三泡征"。余腹部无或极少气体影。上消化道钡餐可见胃、幽门管和近端十二指肠明显扩张、蠕动增强,结肠正常。

5. 有经验的超声科医生可进行十二指肠超声造影检查以明确诊断。

6. 鉴别诊断　需与环状胰腺、肠旋转不良、高位空肠闭锁相鉴别。超声结合上消化道造影检查往往可以在术前作出明确诊断。

【治疗方案及原则】

1. 积极准备,早日手术治疗。
2. 术前纠正水电解质紊乱,改善贫血和营养不良,应用抗生素。
3. 术中根据畸形型别选择具体术式。仔细探查有无合并畸形并予以相应处理。

4.本病不易确诊,又易并发其他畸形,故当上消化道完全性梗阻诊断确立,就应手术探查。

【预后】

随着新生儿外科包括麻醉在内综合管理的进步,本症治疗效果近年有明显提高,存活率甚至达90%以上。患儿出生体重,特别是有无合并其他严重畸形及合并症成为影响预后的重要因素。

第七节　先天性肠闭锁和肠狭窄

【概述】

肠闭锁和肠狭窄是新生儿肠梗阻中常见的先天性消化道畸形,发病率约为1:5 000,男女比率大致相等。低体重儿多见。闭锁多于狭窄,好发部位依次为回肠、十二指肠、空肠,结肠闭锁罕见。肠狭窄以十二指肠最多见,空肠、回肠次之。

【病因】

胚胎发育过程中,肠管的局部血液循环障碍使肠管发生无菌性坏死、吸收与修复的病理过程,形成了肠闭锁与狭窄的各种病变。胚胎期发生了肠扭转、肠套叠,血管的分支畸形及胎粪性腹膜炎等为导致局部肠管血液循环障碍的常见原因。

【病理】

1.肠闭锁

(1)Ⅰ型:即隔膜型。肠管连续,肠腔内有隔膜。肠系膜完整。

(2)Ⅱ型:两盲端间有索条相连,肠系膜无缺损。

(3)Ⅲa型:两盲端游离,无索条相连,肠系膜呈"V"形缺损。

(4)Ⅲb型:两盲端游离,远端肠管呈苹果皮样或螺旋样。此型肠系膜血管发育不良,同时合并肠管长度减少。

(5)Ⅳ型:多节状闭锁。约占10%~15%。可以Ⅰ、Ⅱ、Ⅲ型并存。一般肠管长度减少。

2.肠狭窄　分隔膜型狭窄和短段管状狭窄两种。

【临床表现】

先天性肠闭锁或肠狭窄主要表现为肠梗阻的症状,其出现时间和轻重取决于梗阻的部位及程度。

1.肠闭锁是完全性梗阻,症状为呕吐、腹胀和便秘。

(1)呕吐:多于生后第1天出现。出现的早晚与闭锁的部位有关。高位肠闭锁呕吐出现早,次数频繁,进行性加重。呕吐物为奶块,多含胆汁,有时为陈旧血性。低位闭锁呕吐出现晚,呕吐物呈粪便样,味臭。

(2)腹胀:腹胀程度与闭锁的部位和就诊时间有关。一般闭锁的位置越高或就诊时间越早,腹胀程度越轻,反之则越重。高位闭锁者腹胀限于上腹部,多不严重,呕吐或胃减压后,腹胀消失或明显减轻。低位闭锁者,全腹膨胀,进行性加重。呕吐或胃减压后,腹胀仍无明显改善。高位肠闭锁时偶在上腹部见胃型或胃蠕动波,低位肠闭锁时常见扩张的肠袢。

(3)无胎粪排出:生后无正常胎粪排出是肠闭锁的重要表现。有的仅排出少量灰白色或青灰色黏液样物。个别有少量胎粪排出者,可能是妊娠晚期宫内肠套叠所致肠闭锁的表现。

(4)全身症状:生后最初几小时全身情况良好。很快表现为躁动不安、拒奶及脱水,常伴发吸入性肺炎,全身情况迅速恶化。如肠穿孔,则腹胀更著,腹壁充血、水肿、发亮,腹壁静脉怒张,肠鸣音消失,并出现呼吸困难、发绀、体温不升及全身中毒症状。

2. 肠狭窄的临床症状则视狭窄的程度而有所不同。少数严重狭窄出生后即有完全性肠梗阻的表现。多数表现为不完全性肠梗阻,反复呕吐奶块及胆汁。生后有胎粪排出,但量少。腹胀程度视狭窄部位而定。因为是慢性不完全性肠梗阻,故在腹部常可见肠型和蠕动波,伴有肠鸣音亢进。

【诊断及鉴别诊断】

1. 母亲有羊水过多史者约占 15.8%~45%,尤以空肠闭锁多见,羊水量可超过 2 000~2 500ml。

2. 生后 1~3 天出现呕吐,进行性加重,含胆汁。如低位闭锁,呕吐物可呈粪便样,味臭。

3. 腹胀常见。高位闭锁仅上腹胀,低位闭锁全腹膨胀,进行性加重,常可见扩张肠祥。

4. 生后 24 小时仍无正常胎粪排出,仅排出少量灰白色或青灰色黏液者,注意肠闭锁的可能性。

5. 数天内出现脱水和电解质紊乱,可并发吸入性肺炎和肠穿孔。

6. 肠狭窄多表现为不全性肠梗阻。反复性呕吐,呕吐物含胆汁,生后有少量胎粪排出,腹部可见肠型、蠕动波,肠鸣音亢进。

7. X 线检查 腹部平片可见上腹部或中上腹部肠管充气,可见扩张肠管,盆腔无肠管无气体影。腹部立位片中,高位小肠闭锁时可见"三泡征"或上腹部数个液平面。低位小肠闭锁则显示较多扩张肠祥和液平面。侧位片中可见结肠及直肠内无气体。肠闭锁钡灌肠检查显示胎儿型结肠。妊娠晚期宫内肠套叠所致肠闭锁时结肠直径可正常。肠狭窄时可行钡餐检查明确狭窄部位。

8. B 超检查 产前诊断小肠闭锁很有价值。高位空肠闭锁显示从胃延伸至空肠近端有一长形液性区,或在胎儿腹腔上部探测到数个扩张的空肠液性区。

9. 肛查 可及小结肠感,胎便呈灰白色或白色黏液状。

【治疗方案及原则】

1. 手术是唯一的治疗方法,确诊后应争取早期进行。

2. 术前禁食,胃肠减压,补液,纠正水电解质紊乱,改善贫血和营养不良,应用抗生素。

3. 术式应根据术中所见型别具体选定。应同时探查有无其他伴发畸形。

4. 术后需继续禁食、胃肠减压、补液、应用抗生素和营养支持。肠功能恢复后逐渐恢复饮食。

5. 注意保温,保持病室稳定的温度和湿度,必要时给氧。为了促进肠功能恢复,可于术后 7 天开始,每天 2~3 次用温盐水 10~15ml 灌肠。

【并发症及预后】

1. 吻合口漏及术后的功能性肠梗阻是影响患儿预后的重要因素。

2. 本病严重威胁患儿生命。随着病因学研究的进展、诊断水平的提高、技术操作的改进、围手术期良好的监护,尤其是肠外营养的应用,存活率已经有显著提高。预后还与患儿就诊早晚、全身情况、出生体重、是否为早产儿、肠闭锁的类型及部位、有无严重伴发畸形和围手术期的严重并发症(如低体温、肺炎、硬肿症、缺血缺氧性脑病、败血症和腹膜炎等)等密切相关。

第八节 胆 道 闭 锁

【概述】

胆道闭锁是导致新生儿阻塞性黄疸并需手术治疗的最常见疾病。表现为肝外(部分包括肝内)胆道闭锁。胆管呈纤维细索状或完全缺如。发病率在活产新生儿中为 1 : 15 000,女性稍多于男性。

【病因】

胆道闭锁的病因目前不十分清楚,认为是由病毒或其他原因引起的肝实质细胞和胆道上皮细胞破坏,是在出生前、出生后短期内发生在胆管的进行性炎症过程。

【病理】

当前广泛采用葛西(Kasai)分类法,将胆道闭锁分为三个基本型:Ⅰ型为胆总管闭锁,Ⅱ型为肝管闭锁,Ⅲ型为肝门部肝管闭锁。Ⅰ型、Ⅱ型为可能吻合型(占 10%~15%),Ⅲ型为不可能吻合型(占 85%~90%)。

【临床表现】

多为足月产婴儿,生后 1~2 周可无异常,大便颜色正常。黄疸在生后 2~3 周逐渐明显,也可生后即有黄疸,常作为生理性黄疸处理,以后黄疸不退反而加重。大便可由黄色变成淡黄色及陶土色。小便呈浓茶样。肝大,质地变硬。早期脾不大。晚期病例表现为重度黄疸,皮肤、巩膜明显黄染,腹胀,肝大可达脐下、质硬,伴有腹水及门静脉高压症。未经治疗者多在 1~1.5 岁死亡。可合并脂肪性营养不良和脂溶性维生素缺乏症状。

【诊断及鉴别诊断】

新生儿黄疸持续 2 周以上都不能认为是生理性黄疸,尤其是直接胆红素升高的病例。

胆道闭锁早期与新生儿肝炎综合征极难鉴别,尤其是新生儿肝炎处于阻塞期时。目前没有一项检查方法有特殊的诊断价值,故要求熟悉该病的临床演变过程,包括黄疸的发生、发展,粪便的颜色,肝脏大小、质地等进行综合分析,再辅以下面几种检查方法,可有助于早期诊断。

1. 血清胆红素的动态观察 每周测定 1 次。胆红素持续升高,以直接胆红素升高为主,提示胆道闭锁。

2. 十二指肠引流 用带金属头的十二指肠引流管置入十二指肠内抽吸十二指肠液,进行胆红素测定,有胆红素存在则可排除胆道闭锁。非常规检查。

3. B超检查 快速、安全、无创伤,对评价黄疸有较高的实用价值。在 B 超下胆囊小而皱缩多提示胆道闭锁。近年来用高分辨率的探头可发现肝门纤维块,位于左、右门静脉分叉部的前方,呈两端尖细而中间膨大的高回声区。回声均匀,无管腔,此为诊断胆道闭锁的直接证据。

4. 磁共振胰胆管成像　各角度观察均未见肝内外胆管显示,或见不到肝外连续的胆管结构考虑胆管梗阻。假阳性率高。

5. 同位素肝胆显像　胆道闭锁至延迟显影仍不能见到核素排泄到肠道。新生儿肝炎,由于肝实质性病变核素延迟排泄至小肠。非常规检查。

6. 经皮肝穿刺病理活检　与上述方法相比,其可靠程度最高,检查几个汇管区即可确诊或排除胆道闭锁。

7. 腹腔镜探查及术中胆道造影　可直接观察肝脏、胆囊及肝外胆道的情况,是诊断胆道闭锁的金标准。

【治疗方法和原则】

本病一经诊断应争取在生后 40~60 天内手术。对可能吻合型肝管、胆总管闭锁做胆总管/肝管-空肠吻合术,对不可能吻合型则做肝门-空肠吻合术(Kasai 手术)。对病程接近 2 个月诊断依然不明确者,可做手术探查。90 天以内者应争取作 Kasai 手术,手术失败可做肝移植。超过 90 天者,可创造条件行肝移植术。

【围术期处理】

1. 肝门-空肠吻合术(Kasai 手术)

(1)术前:可不必行肠道准备,但需预防用广谱抗生素,因胆道闭锁患儿多有脂溶性维生素吸收障碍,建议术前给予肌内注射维生素 K。

(2)术后

1)留置鼻胃管,待肠功能恢复后拔除胃管。

2)恢复肠内营养后可停止静脉用抗生素,改为长期口服抗生素。

3)激素治疗:有争议。可供选择的方案(但不限于)有 2 个。方案 1:泼尼松龙 4mg/(kg·d),术后肠功能恢复后开始晨服,每天 1 次,服 4 周;后减为 2mg/(kg·d),服 4 周;再减为 1mg/(kg·d),服 4 周后停药。方案 2:甲泼尼龙于术后开始静脉注射,使用剂量为 10mg/(kg·d)、8mg/(kg·d)、6mg/(kg·d)、5mg/(kg·d)、4mg/(kg·d)、3mg/(kg·d)、2mg/(kg·d),共 7 天;再口服泼尼松龙 2mg/(kg·d),服 4 周;再减为 1mg/(kg·d),服 4 周后停药。

4)利胆药物:熊去氧胆酸 10~30mg/(kg·d),术后进食后开始服用,直至完全退黄。

5)保肝药:可用葡醛内酯及复方甘草酸苷。

6)脂肪酸及脂溶性维生素:术后常规补充中链脂肪酸及脂溶性维生素 A、D、E、K。

2. 肝移植　失代偿期肝硬化、肝衰竭、门静脉高压导致的反复消化道出血、慢性肝病引起的生长迟缓、瘙痒症、肝肺综合征、反复发作的胆管炎、肝肾综合征、肝脏恶性肿瘤(胆管细胞癌)。符合上述任何一条或几条者需行肝移植术。胆道闭锁 Kasai 术后 3 个月,总胆红素>100μmol/L,应迅速进行肝移植评估。如果总胆红素在 34~100μmol/L,或者胆红素不高,但出现保守治疗效果不佳的胆汁性肝硬化或门静脉高压,应考虑进行肝移植术前评估。

【并发症】

1. 胆管炎

(1)诊断标准:无其他部位感染的发热(>38.5℃)、黄疸加重或术后黄疸退而复现、大便颜色变浅、感染指标升高。

(2)胆管炎分期:早期胆管炎(术后≤1个月),危害大,发生炎症后术区局部组织坏死、肉芽增生,吻合口瘢痕形成等可堵住肝门区小胆管,使手术失败或需再次手术。晚期胆管炎(术后>1个月),影响胆汁排泄,出现肝脏炎症反应,加重肝硬化。

(3)治疗:应做血培养,根据药敏结果使用抗生素。在血培养结果尚未出来前,可经验性静脉滴注三代头孢联合甲硝唑,或用碳青霉烯类抗生素联合免疫球蛋白。对于反复胆管炎的患儿,应做超声检查明确是否有肝门部胆汁湖形成或发生肝内囊肿。

2. 肝内胆管扩张或囊肿　可伴肝内结石形成,表现为黄疸或胆管炎反复发作时,可行经皮经肝胆管引流。

3. 食管胃底静脉曲张　发生在自体肝长期生存时,建议做胃镜检查,结扎或硬化剂治疗扩张的静脉。

4. 肝功能不全　定期随访,监测肝功能,出现相应症状时对症处理,探讨肝移植的手术时机。

5. 肝脏肿瘤　偶见。术后随访时检测 AFP 及肝胆超声。

【疫苗接种】

1. 激素冲击治疗≥14天的患儿,接种灭活疫苗最好在冲击治疗前2周或治疗后再接种,减毒活疫苗在治疗前4周或治疗4周后再接种。

2. 激素冲击治疗<14天的患儿,接种灭活疫苗无禁忌;减毒活疫苗在治疗期间不推荐接种,停用激素后即可接种。

3. 小剂量激素治疗的患儿,接种灭活疫苗,无须延迟;长期接受低剂量免疫抑制治疗的患儿需要评估发生麻疹和水痘等传染病的风险,充分权衡,酌情推荐减毒活疫苗接种。

【随访】

术后定期随访患儿营养及生长发育情况、血常规、肝功能、超声、脂溶性维生素等。可疑门静脉高压症者建议做胃镜检查。若患儿出现肝衰竭现象,腹水增多较快,应及时考虑肝移植治疗。

【预后】

目前公认肝门-空肠吻合术是一种对胆道闭锁有治疗价值的手术,但远期疗效并不能达到令人满意的程度。手术时日龄和手术技术是影响预后的重要因素。肝门部纤维块中微细胆管的数量与直径、术后的胆汁引流量、术后胆管炎发生的频度与程度及肝实质的损害程度也可影响预后。经肝门-空肠吻合术治疗失败或年龄过大且有条件者可考虑实施肝移植手术。

胆道闭锁 Kasai 术后 3 个月,如果胆红素恢复正常,在术后 10 年非移植患儿生存率为 75%~90%;胆道闭锁 Kasai 术后 3 个月,如果胆红素仍高,术后 3 年非移植患儿生存率为 20%。

第九节　脐膨出与腹裂

一、脐　膨　出

【概述】

脐膨出是指一种先天性腹壁发育不全,在脐带周围发生缺损,腹腔内脏脱出于体外的畸形。脐膨出并不多见,约 6 000~7 000 新生儿中 1 例。男性略多于女性,比例约为 3：2。

【病因】

由于胚胎期体腔关闭过程发生障碍所致。其机制尚未明确。

【病理】

某些腹腔内脏器通过开放的脐环膨出到腹腔外,表面由内层腹膜和外层羊膜构成的囊膜覆盖。根据腹壁缺损直径将脐膨出分为巨型和小型两种,肝脏膨出到腹腔外为巨型脐膨出的标志。近半数病例伴发其他畸形。

【临床表现】

生后肉眼即可诊断。

1. 巨型脐膨出　脐部腹壁缺损环直径≥5cm,大者可达 10cm。肝、脾、胰腺和肠管等器官均可突至腹腔外,尤其是肝脏,是巨型脐膨出的重要标志。囊膜在出生时光亮透明,两层间可含少量透明液体。24 小时左右囊膜逐渐混浊,最后坏死。

2. 小型脐膨出　脐部腹壁缺损环直径<5cm。腹腔已发育达相当容积,膨出的小肠(有时含部分结肠)易回纳腹腔。

3. 伴发畸形　约有 40%脐膨出伴发其他先天性畸形,其中肠旋转不良最常见。脐膨出伴有巨舌,同时身长和体重超过正常新生儿者,称为脐膨出-巨舌-巨体综合征(Beckwith-Wiedemann 综合征),有的还同时伴有低血糖症和内脏肥大。

【诊断及鉴别诊断】

本症易诊断。但应力争产前 B 超确诊,同时留意胎儿结构性筛查结果以除外其他畸形。

出生时囊膜已破裂者需与腹裂相鉴别,后者的脐带位置和形态均正常,腹壁的裂缝大多位于脐旁右侧。

出生后需留意患儿外观有无异常,完善心脏彩超、内脏超声等检查除外其他畸形,同时监测血糖,以除外有无合并脐膨出-巨舌-巨体综合征。

【治疗方案和原则】

生后应立即用温无菌生理盐水纱布覆盖患部,囊膜破裂者注意细心保护膨出物并静脉用广谱抗生素。所有患儿出生后需禁食并胃肠减压、补液治疗。小型脐膨出可于出生 24 小时后行一期手术修复。

(1)巨型脐膨出可采用脐膨出包扎,待囊膜完全上皮化后,择期行脐膨出修复手术。

(2)延期手术时机:囊膜上皮化完成且无破裂,松解绷带给予囊膜内容物手法复位后患儿无哭闹及不适,感两侧腹直肌边缘可对合后考虑腹壁修补手术。

【严重的术后并发症及处理】

腹腔内高压和腹腔间隔室综合征:可发生在新生儿期的一期手术或婴幼儿期的延期手

术术后。腹腔压力持续升高可引起腹腔内器官和相关的腹外器官系统功能损害,从而发生多器官功能不全甚至多器官功能衰竭,危及生命。因此,脐膨出修补术后需监测膀胱压力以了解腹腔内压情况,以便及时处理。

1. 腹腔内高压的定义及处理

(1)定义:新生儿期膀胱内压≥15mmHg,儿童期腹腔内压力>10mmHg。

(2)处理:持续使用肌松药、血管活性药物,维持尿量在每小时1ml/kg以上。

2. 腹腔间隔室综合征的定义及处理

(1)定义:新生儿期膀胱内压≥20mmHg,且至少伴发以下情况之一:气道峰压≥30cmH$_2$O 或 ETCO$_2$≥45mmHg、尿量<1ml/(kg·h)、双下肢中重度水肿;儿童期腹腔内压力>20mmHg(伴或不伴腹腔灌注压<60mmHg)且有新发生的器官功能不全或衰竭。

(2)处理:及时行开腹减压术。

【预后】

活产婴儿总体存活率为70%~95%,死亡多与心血管系统畸形及染色体疾病有关。本症预后与病变类型及患儿就诊早晚、出生体重、有无伴发严重畸形及并发症有关。

二、腹　　裂

【概述】

腹裂是一种比较少见的腹壁先天性畸形。其特点是发生在脐带附近,绝大多数位于脐带右侧有纵向腹壁缺损。

【病因】

腹裂是胚胎期腹侧壁发育畸形之一,是由于胚胎期体腔形成过程中,一侧皱襞发育停滞所致。

【病理】

病理表现与脐膨出有所不同。本症均发生在脐旁,右侧占80%。脱出的脏器表面无囊膜覆盖,因胚胎期羊水浸泡,故肠壁水肿、肥厚,肠祥间严重粘连,肠管明显短缩。多伴有肠旋转不良及梅克尔憩室。

【临床表现】

出生后即见腹壁有纵向裂口,约长2~3cm,绝大多数位于脐带右侧。胃肠经裂口突出于腹腔外,胃、小肠和结肠肠壁水肿、增厚,肠祥严重粘连,可有胶冻样物质附着。肠管较短。腹腔容量小。

【诊断及鉴别诊断】

本病易诊断。产前B超检查可确诊。

【治疗方案和原则】

生后立即将肠管用生理盐水纱布及凡士林纱布覆盖。静脉应用广谱抗生素。禁食并胃肠减压。本症可行一期或分期腹壁修补术。

【预后】

因早期合并腹膜炎和败血症,病死率曾高达50%以上,但近年治疗效果有所提高,存活率达90%以上。

第十节　消化道重复畸形

【概述】

消化道重复畸形是在正常消化道上紧密附着的囊状或管状的空腔器官,具有消化道的组织结构,并与主肠管(或其他消化道)有共通的血管供应的先天性畸形。它可发生在消化道任何部位,以肠重复畸形最多见,常引起局部梗阻、出血、炎症及穿孔、扭转等。本症需手术治疗。

【病因】

有多种学说,包括:①原肠腔空化障碍学说;②憩室样外袋学说;③脊索-原肠分离障碍学说;④原肠缺血坏死学说。以上学说可以分别解释发生在不同部位、不同病理表现的病例。

【病理】

根据重复畸形的形态可分为囊肿型和管状型两种基本类型。还有学者分出憩室型与多发型。近年还有根据重复畸形肠管与主肠管系膜血液循环关系提出并列型与系膜内型的分类方法。本症可能并发其他器官和系统畸形,应注意同时作出诊断。

【临床表现】

1. 由于重复畸形所在部位、类型、大小及是否与肠道相通等差别,而症状各异。绝大多数病例因并发症而就诊,且多为婴幼儿。少数无症状,仅在因其他疾病手术或尸检时发现。

2. 因囊肿压迫致消化道梗阻是最常见的临床表现。在胸内可发生食管受压后吞咽困难,呼吸道受压而咳嗽、气喘、发绀。在腹腔内消化道可发生肠梗阻、炎症、出血、穿孔,甚至诱发肠套叠和肠扭转等。

3. 常与其他畸形并存,如肠闭锁、肠旋转不良、梅克尔憩室、直肠肛门闭锁、脐膨出、脊柱裂、泌尿生殖器官畸形等。

【诊断及鉴别诊断】

1. 多可在产前行结构性筛查 B 超时检出,表现为具有类似肠壁结构包裹的厚壁囊肿。

2. 可无任何临床症状。病史中出现腹部肿块、消化道出血、肠梗阻及炎症时,应注意有无消化道重复畸形的可能性。

3. X 线检查　胸片显示纵隔中圆形阴影及心脏和纵隔移位,伴有脊柱裂和半椎体提示可能为食管重复畸形。腹部平片有时可显示肿块阴影,或表现为肠梗阻。钡餐造影常可见与肠管关系密切的占位性病变,偶见钡剂进入畸形管腔。

4. B 超和 CT 检查　协助诊断重复畸形性质、部位、大小,以及与消化道的关系。

5. ^{99m}Tc 同位素扫描　可显示含有异位胃黏膜的重复畸形部位。

【治疗方案及原则】

1. 因本病常出现严重的并发症,诊断后应尽早手术治疗。

2. 根据重复畸形的种类、部位和大小选择不同手术方法,如重复畸形的囊肿切除、重复畸形与附着肠管一并切除并行肠吻合重建消化道、重复畸形黏膜剥离术、重复畸形开窗术或间隔切除术、单纯管状重复畸形切除术等。

【预后】

本症手术治疗效果满意,治愈率可达 95% 以上。

第十一节　肠无神经节细胞症

【概述】

肠无神经节细胞症(aganglionsis)或称希尔施普龙病(Hirschsprung disease),是一种先天性肠病。巨大的结肠是继发性病变,过去曾称为先天性巨结肠。病变肠段多位于直肠或直肠乙状结肠交界处远端,肠壁无神经节细胞,呈持续痉挛状态,无蠕动功能。近端正常结肠因肠内容不能排出,日久继发性扩大肥厚造成功能性肠梗阻。无神经节细胞肠段也可波及各部位结肠,甚至小肠。

【病因】

本症是由于外胚层神经嵴细胞迁移发育过程停顿所致,其原因可能与妊娠早期母体受到病毒感染或受其他环境因素(代谢紊乱、中毒等)影响而产生了运动神经元发育障碍。近年有人从胚胎发生阶段早期微环境改变及遗传学方面进行研究,取得了一定成果。

【病理】

肠管的神经节细胞缺如,使肠管失去正常的蠕动功能,处于持续痉挛状态,造成功能性肠梗阻为基本病理状态。临床上根据病变肠管的长度和累及范围,分为常见型、短段型(及超短段型)、长段型、全结肠型和全肠型。

【临床表现】

1. 不排胎粪或胎粪排出延迟　患儿生后 24 小时内未排出胎粪者占 94%~98%,约有 72% 需经塞肛、洗肠等处理方能排便。仅有少数生后胎粪排出正常,1 周或 1 个月后出现症状。

2. 腹胀　约占 87%。新生儿期腹胀可突然出现,也可逐步出现,腹部逐渐膨隆,呈蛙状腹,腹壁静脉怒张,有时可见肠型(腹部外围结肠框处明显)及肠蠕动波。大龄儿偶可触及粪石。

3. 呕吐　呕吐随梗阻程度加重而逐渐明显,甚至吐出胆汁或粪便样物。婴儿期常合并低位肠梗阻症状。

4. 肠梗阻　肠梗阻多为低位、不完全性,新生儿期梗阻程度不一定与无神经节细胞肠段的长短成正比。随着便秘加重和排便等保守治疗的失败,可发展成为完全性肠梗阻,而需立即行肠造瘘术。

5. 肛门指检　可以排除直肠肛门畸形。手指常感肠管紧缩,拔除手指后有大量粪便和气体呈"爆破样"排出,腹胀立即好转。

6. 因反复出现低位性肠梗阻,患儿食欲不振、营养不良、贫血、抵抗力差,常继发感染,如肠炎、肺炎、败血症,甚至肠穿孔等。

【诊断及鉴别诊断】

1. 生后不排胎粪、胎粪排出或排尽时间延迟、腹胀、呕吐,部分经洗肠等保守治疗后腹胀消退。婴幼儿期便秘反复发作或进行性加重。

2. 辅助检查

（1）腹立位平片：可见淤张、扩大的结肠及液平面。全结肠型者仅表现小肠淤张。

（2）钡剂灌肠：痉挛肠段肠管细小、僵直、无正常蠕动。扩张段肠管明显增宽。并发结肠炎时肠黏膜呈锯齿状。如果显示出以上典型的痉挛段、移行段和扩张段，即可明确诊断。由于病变肠管的位置和长度不同，通常分为常见型（达乙状结肠附近者）、短段型（及超短段型）、长段型和全结肠型。在新生儿和小婴儿期诊断及分型可能不明显。需在注入造影剂24 小时后复查腹部正侧位片了解钡剂残留情况，提高诊断的阳性率。

（3）肛管直肠测压检查：本症时直肠肛管松弛反射消失。

（4）酶组织化学检查：本症时可见乙酰胆碱酯酶阳性的副交感神经纤维。

（5）直肠黏膜活检：用特制吸取器，在齿状线上 1.5~2cm 处吸取黏膜及黏膜下组织做病理检查，可见大量增粗、增多的乙酰胆碱酯酶阳性的副交感神经纤维。

（6）肠壁全层活检：黏膜下及肌间神经丛神经节细胞缺如、减少及发育不成熟，可以诊断本症并与同源病鉴别。

【治疗方案及原则】

1. 新生儿或小婴儿常见型及部分短段型一般情况较好者，应争取早期手术治疗，可根据情况经腹、经肛门或在腹腔镜辅助下行巨结肠根治手术。

2. 长段型应根据具体情况开腹行Ⅰ期根治手术或肠造瘘后Ⅱ期根治手术。全结肠型宜行开腹根治术。

3. 超短段、部分短段型，可暂行保守治疗，或经肛门内括约肌条状切除并扩肛半年。疑诊肠神经元发育不良者也应先行保守治疗观察。

4. 新生儿或小婴儿一般情况差、肠梗阻症状严重，合并小肠结肠炎或其他严重先天性畸形者，宜先行肠造瘘，待一般情况改善后行根治术。

【预后】

本症预后逐年改善，病死率已明显下降。但手术后便秘、腹泻、污粪及吻合口狭窄、溃疡、闸门等合并症仍有较高的发生率。各种手术方式的治疗效果相近，与术者对手术的理解和熟练程度有关。

第十二节　先天性直肠肛门畸形

【概述】

先天性直肠肛门畸形占小儿消化道畸形第一位，发病率为 1∶（1 500~5 000），男性多于女性。本病类型复杂，常合并其他先天性畸形，直肠盲端终止于耻骨直肠肌以上为高位，位于耻骨直肠肌环内为中间位，直肠盲端穿过耻骨直肠肌环为低位。

【病因】

本症病因尚未完全清楚，很多研究结果提示与遗传和环境因素有关。

【临床病理分型】

病理分型尚未统一前，1970 年墨尔本国际小儿外科会议一致通过了本畸形的国际分类法，被广泛采用。1984 年，Stephens 简化、归纳为以下 3 种类型，即：

1. 高位畸形　直肠盲端位于耻骨直肠肌以上。

2. 中位畸形 直肠盲端位于耻骨直肠肌水平。

3. 低位畸形 直肠盲端位于耻骨直肠肌以下。

但以上分型标准不利于指导外科手术方式的选择。因此,2005 年 5 月在德国 Krinkenbeck 举行的肛门直肠畸形诊疗分型国际会议上,取消了高、中、低位分型,提出了如下新的分型标准:

1. 主要临床分型 会阴(皮肤)瘘、直肠尿道瘘(包括前列腺部瘘、尿道球部瘘)、直肠膀胱瘘、直肠前庭(舟状窝)瘘、一穴肛(共同管长度<3cm、>3cm)、肛门闭锁(无瘘)、肛门狭窄。

2. 罕见畸形 球形结肠、直肠闭锁/狭窄、直肠阴道瘘、"H"瘘、其他畸形。

【临床表现】

1. 无瘘管型 表现为低位肠梗阻症状。患儿生后不排胎粪、腹胀和呕吐。体检无肛门。高位者常合并骨盆神经和肌肉发育不良,臀沟浅平。哭闹时无冲击感或膨出。中间位和低位畸形者臀沟较深,肛门处常见不同程度的色素沉着,哭闹时可有冲击感。低位者刺激后可见括约肌收缩。肛膜未破者皮下可见胎粪影。

2. 瘘管型 有瘘管者排便口位置异常,男性由尿道口或肛门前皮肤瘘口排便,女性由前庭或阴道排便。男性瘘管多数细小,常伴低位肠梗阻症状。女性瘘管较粗大可暂时维持排便,干便时排便困难,日久继发巨结肠。体检无肛门或肛门开口位置前移,肛门狭窄的肛门位置正常。瘘管外口开放者可用探针探查瘘管方向和长度。因瘘管与泌尿生殖系相通,故易伴发上行性尿路感染和阴道炎。

【诊断及鉴别诊断】

1. 生后检查无正常肛门,不排胎粪、胎粪排出量或排出位置(尿道口、阴道或前庭处的瘘口)异常。

2. X 线检查

(1)骨盆倒立侧位片:出生 12~24 小时后倒立侧位摄片,确定 PC 线(耻骨、骶尾关节连线)和 I 线(坐骨最低点的平行线),测量直肠盲端空气阴影与 PC 线的距离。位于 PC 线以上者为高位畸形,位于 PC 线与 I 线之间为中间畸形,位于 I 线以下者为低位畸形。

(2)瘘管造影:可显示瘘管的方向、长度及与直肠的关系。

3. B 超检查 可确定直肠盲端与会阴皮肤距离,还可协助诊断并存的泌尿生殖系统和心脏畸形。

4. CT 及 MRI 检查 可检查盆底肌肉和肛门外括约肌的发育状况,尤其是耻骨直肠肌厚度及其与直肠盲端的关系,以便决定手术进路及排便控制肌群功能的修复。还可同时诊断脊柱、泌尿生殖系统的伴发畸形。

【治疗方案及原则】

1. 无瘘管或瘘管细小者应施行急诊手术。高位者先行结肠造瘘,3~6 个月后行后矢状入路直肠肛门成形术或骶会阴肛门成形术。腹会阴肛门成形术已少用。低位者行会阴或骶会阴直肠肛门成形术。

2. 瘘管较粗大能暂时维持排便者,可在出生 3~6 个月时行骶会阴直肠肛门成形术或会阴部肛门成形术(必要时生后先行瘘管扩张或洗肠治疗)。

3. 肛门狭窄者行肛门扩张术或肛门成形术。

4. 肛门前移但排便功能正常者可不手术。

【预后】

术后排便控制能力为衡量预后的重要指标。低位畸形手术后排便控制能力一般较好。畸形的位置越高,排便控制肌肉与神经发育越差,术后排便控制能力越有可能发生问题。近年由于手术方式的改进,中高位畸形患儿的治疗效果也有了明显进步。

第十三节 胎粪性腹膜炎

【概述】

胎粪性腹膜炎是指胎儿肠管因某种病变穿孔后胎粪外溢所引起的腹腔化学性炎症。本症发病率不高,但病死率曾高达 40%~50%,近年来已有较大改进。

【病因】

因某些导致胎儿期肠梗阻及肠壁血液循环障碍的疾病,造成胎儿 4~5 个月后发生肠穿孔,即可引起胎粪外溢而发病。

【病理】

胎粪在腹膜腔内引起大量纤维素渗出,致肠管广泛性粘连。穿孔周围的胎粪因钙质沉着形成团块,部分堵塞肠管。如穿孔在产前未愈合,出生后大量细菌进入,继发细菌性炎症,更加重肠粘连,同时形成局部或游离气腹。

【临床表现】

1. 大多于出生后数日内发病。主要症状为呕吐、腹胀和便秘。呕吐和腹胀出现的时间与肠粘连的严重程度及部位高低有关。生后可无或仅排出少量胎粪。患儿一般状况差,体温偏低。常因继发严重感染,早期合并败血症和/或严重营养不良,愈后险恶。

2. 根据病理改变不同,临床表现可分为肠梗阻型和腹膜炎型两种。

(1)肠梗阻型:常见于婴儿期。发病时呕吐频繁、腹胀明显且逐渐加重。大便少或无。梗阻可表现为完全性和不完全性,梗阻部位也可高可低,但多见于回肠远端。

(2)腹膜炎型:多于生后数日内发病。呕吐频繁,腹胀较明显。常见腹壁发亮、静脉怒张,腹壁水肿,甚至波及外阴部。腹部压痛,叩诊鼓音,可有移动性浊音。肠鸣音多减弱或消失。如肠管穿孔较大或多处,生后早期大量气体进入腹腔,致严重腹胀、横膈明显上移和呼吸困难。腹部叩诊鼓音,有时张力较高。此种临床表现也称为自由气腹型。

(3)此外,偶有在腹部 X 线检查中发现钙化影而无临床症状,无须处理。

【诊断及鉴别诊断】

1. 临床表现 生后早期或以后出现呕吐、腹胀和便秘等肠梗阻或腹膜炎症状,伴有腹部 X 线平片的钙化影时即可确诊。注意需结合病史及腹部有无钙化灶除外新生儿胃穿孔或其他消化道穿孔、坏死性小肠结肠炎等病。

2. 影像学检查

(1)X 线检查:腹部立位平片上特有的钙化影可以确定诊断。一般为由 1~2mm 直径的钙化点组成的条索或片块状阴影。多局限于右下腹,罕见于腹股沟疝囊内。根据放射学征象可分为三型:①气腹型,为消化道穿孔时的典型表现,即膈下游离气体及一或多个气液面、横膈上升。腹腔内大量气体时,可表现为横贯全腹大的气液平面,横膈明显上升,肝脏受压呈"钟"形,悬垂于膈下正中。当腹腔渗液被粘连包裹或分隔成多房时,气腹常局限,膈下无游离气体,但于中腹部可见到明显的钙化灶。②肠梗阻型,中上腹部见肠管扩张及阶梯状气液平面,盆腔无或较少充气肠管。腹部可见明显的钙化影。③无症状型,少数病例虽然存在肠管粘连,但在腹部平片上仅见点状钙化阴影,临床上暂无任何症状。

(2)B超检查:无创又便捷,由于钙化灶的特殊影像,现已用于产前及生后诊断。

【治疗原则和方案】

应根据临床症状和分型区别处理。首先应即刻采用非手术方法处理,如禁食、胃肠减压、输液及纠正酸碱失衡和静脉应用抗生素等。同时,严密观察病情,必要时重复腹部 X 线检查。如有气腹、腹膜炎和/或完全性肠梗阻时,应积极准备,尽早手术治疗。大量气腹时应先腹腔穿刺减压,缓解呼吸困难。腹膜炎型手术以腹腔引流为主。如能找到穿孔处,应争取缝合或肠切除吻合。对肠梗阻型,不能保守或保守治疗无效时也应及早手术。手术应仅单纯分离和松解梗阻部位的粘连索带,解除梗阻即可。不宜广泛剥离,与肠管梗阻无关的钙化块不应剥除,以免损伤肠管。

【预后】

本症因病变复杂病死率甚高,近年有所下降,仍约有 30%。后遗的肠粘连与钙化数年后可能被吸收。

第二章　小儿普通外科疾病

第一节　甲状舌管囊肿与瘘

【概述】

甲状舌管囊肿与瘘为先天性发育异常,是由于未完全退化的甲状舌管及管内未消失的上皮引起,先形成囊肿破溃后形成瘘。

【病因】

胚胎早期第一、二对咽陷凹间正中的上皮向下生长突起形成甲状腺始芽,甲状腺始芽基循中线沿喉之前下降,一般经过舌骨左右两端之间,形成一条细长的导管,舌骨从两侧向中间生长发育,常将导管包围在内,导管穿过舌骨中央,少数情况下导管可经过舌骨前方或后方紧密附着于舌骨。甲状腺发育时,甲状舌管逐渐萎缩,最后形成纤维索状物,当发育异常时甲状舌管保持开放,上下两端不同程度闭合,生后形成囊肿,后感染破溃形成瘘。

【病理】

瘘管为一纤维结缔组织形成的管道,内衬复层鳞状上皮或柱状上皮,其中甲状舌管残留部分的内皮细胞多为细毛状上皮细胞,常伴有淋巴细胞浸润。

【临床表现】

甲状舌管囊肿或瘘绝大多数位于颈部中线,少数病例可以略微偏向一侧。囊肿(或瘘口)位置可高可低,从舌骨颈到甲状腺下极的任何部位均可发生,位置主要取决于残留导管的长短。

甲状舌管囊肿为一圆形囊状肿物,边缘清楚,囊内分泌物充盈,可随吞咽上下活动,部分患儿伸舌时肿块上下移动,是本病的特征性表现。

无炎症时肿物无压痛,有时可扪及有一索条状与舌骨相连,感染时肿物红肿波动,破溃后流出脓液,后囊肿与皮肤间形成窦道,从而形成甲状舌管瘘。常分泌透明或混浊黏液,有时瘘口可暂时愈合,但不久又破溃。

【诊断及鉴别诊断】

1. 诊断　根据位于颈部正中线上的囊肿或瘘管的特点诊断并不困难。

2. 超声检查　明确囊肿的位置、大小、边界,以及有无感染等,同时可以查看甲状腺的位置和形态、大小,注意有无异位甲状腺。

3. 甲状腺同位素扫描　主要用于排除异位甲状腺。

4. 鉴别诊断

(1)皮样囊肿或皮脂腺囊肿:二者位置较浅,皮脂腺囊肿是皮肤附属器的囊肿,与皮肤相连;皮样囊肿不与皮肤相连,但也表浅,活动柔软,不随吞咽上下移动,且无纤维索条状通向舌骨。

（2）颌下淋巴结肿大：一般位置较高，在下颌骨下缘的后方，发炎时有急性炎症表现，质地较囊肿略硬。

（3）鳃源性囊肿与瘘管：多偏离中线，位于胸锁乳突肌前缘，不随吞咽活动，上端沿胸锁乳突肌斜行至颈内外动脉分叉处，开口于咽隐窝。

（4）鳃源性颈正中裂：较为少见，系从舌骨至甲状软骨下方颈中线的皮肤纵行裂开，长约3~5cm，表面常有粉红色内膜附着，有分泌物。

（5）异位甲状腺：临床少见，颈部肿物，一般为实性，边界清楚。超声检查可提示正常甲状腺位置无甲状腺，甲状腺异位。甲状腺同位素扫描，可以明确甲状腺的位置及异位甲状腺的存在。

【治疗方案及原则】

甲状舌管囊肿手术一般在2岁后实施。合并感染后形成甲状舌管瘘，瘘管周围组织粘连，瘘管全长伴有纤维索条，术中易于辨认。

手术在全麻下进行，取以囊肿或瘘口为中心的横切口，连同瘘口一并切除，在术中应循窦道分离至舌骨，因瘘管多通过舌骨中央，故应切除该段舌骨，继续向上分离应达到或接近舌盲孔，全部切除囊肿或窦道以防复发。

【预后】

甲状舌管囊肿或瘘实施根治性手术切除预后良好，最常见的并发症为复发，复发率约为3%~4%。

第二节　鳃源性囊肿与瘘

鳃源性囊肿及瘘与甲状腺囊肿或瘘不同，其位于颈部的侧位。

【病因】

胚胎第3周时，在颈部的两侧多出现4~5对鳃弓，平行的鳃弓有沟，称为鳃裂，其中第一鳃裂衍变成为锤骨、砧骨及面部；第二鳃裂形成镫骨、舌骨小角、颈内动脉及颈侧部；第三鳃裂则形成舌骨大角、颈外动脉和舌咽神经等；第四、五鳃裂不甚发达。胚胎发育第7、8周时，第一鳃裂逐渐闭合，残留部形成外耳道、中耳等结构；第二鳃裂正常发育时完全消失，但在完全闭合时形成自胸锁乳突肌前缘下方向内上走行，经舌咽神经上方和颈内外动脉之间至扁桃体窝之间的瘘管，故鳃裂囊肿和瘘由第二鳃裂未完全退化之遗留组织形成。

【病理】

组织学检查，鳃裂囊肿和瘘管表层为复层鳞状上皮细胞，其中可见毛囊、皮脂腺和汗腺，部分为柱状上皮细胞，瘘管壁为纤维结缔组织。继发感染时，壁内有急慢性炎性改变。

【临床表现】

1. 鳃源性囊肿　有时在婴幼儿时即可见及颈部胸锁乳突肌前方颈内外动脉交叉以下有圆形囊性肿物，学龄期较多见，直径可至1~3cm，质较软，不活动，有的向下压迫肿物上方可扪及一索状物直达下颌内侧。化脓感染后局部红肿，破溃流出脓液。

2. 鳃源性瘘　鳃源性瘘较多见，单侧占90%，瘘口多在胸锁乳突肌前缘下1/3处，瘘口较小，粟粒大小，初检时可见一小凹陷，挤压可见黏液，感染后为脓液，可以扪及瘘管组织为一索状物通达颈内外动脉交叉处。第三鳃裂残留的窦道多位于胸骨柄附近。

【诊断及鉴别诊断】

典型的鳃源性囊肿和瘘根据在颈部两侧出现的囊肿或瘘口诊断较易,但需与下列疾病相鉴别:

1. 颈部囊状淋巴管瘤 有时与鳃裂囊肿相混淆,但前者好发于胸锁乳突肌后缘,范围较大,多房性,边界不清。

2. 颈部淋巴结结核窦道 颈部淋巴结结核窦道有许多较大的淋巴结彼此融合,流出的脓液中含干酪样坏死物质。

3. 甲状舌管囊肿及瘘 甲状舌管囊肿及瘘多在中线附近,与鳃源性囊肿和瘘管位置不同。

【治疗方案及原则】

一般主张在 2 岁以后手术治疗。手术在全麻下进行,瘘口较低时多采用梯状多个横切口完成手术。先在瘘口附近行横梭形切口,以后向上分离窦道达颈内外动脉分叉处时另做一切口,经此切口解剖二腹肌及颈内外动脉直达咽侧壁。

整个解剖过程中应十分小心,紧贴窦道,防止损伤舌下神经,当解剖到深部时助手可将手指伸向患儿咽侧壁,以利于瘘管根部解剖及结扎。当切断瘘管顶端时应以石炭酸棉棒烧灼破坏黏膜(或用电刀),以防复发。鳃源性囊肿手术与瘘基本相同。

【预后】

本病预后良好,囊肿及瘘管切除可达根治目的。但有时可复发,防止复发的关键是切除瘘管一定要达到咽侧壁。手术宜细致操作,且不得远离瘘管,以防损伤颈内静脉及舌下神经。

第三节 脐 疝

脐疝是肠管或大网膜等结构从脐孔脱出形成的腹壁疝,是一种先天性脐发育缺陷性疾病,随年龄的增长程度减轻,大多数病例可在 2 岁内自愈,少数不能自愈需要手术治疗。

【病因】

本病发生于脐部,与脐部特点有关。在胚胎期,脐环下半部通过两根脐动脉和脐尿管,脐环上部通过脐静脉,出生后这些管道均闭塞而变成纤维索带。脐带脱落后脐部形成瘢痕与上述结构形成索带相连。由于上述结构的存在使腹部肌肉和筋膜在脐孔处留有缺损,在腹部压力增加的情况下(呕吐、咳嗽、腹泻、便秘等)肠管可通过薄弱区膨出而形成脐疝。

【病理】

脐疝时脐孔扩大,腹膜向外膨出于脐部皮下,直径 1~2cm,少数可达 3~5cm,疝内容物多为小肠、大网膜。

【临床表现】

主要表现为脐部可回复性包块,呈半球状,患儿哭闹时扩大,脐部皮肤及瘢痕处紧张呈微青色,患儿安静或平卧睡眠时肿物回缩或消失,脐孔部留有松弛的皱褶,用手指探入可以触及扩大而坚硬的脐环,还纳疝内容物时可以听到气过水声。

一般无不适,疝内容物与疝囊粘连时可以引起局部疼痛,有时可发生腹胀、呕吐,但较少嵌顿。

【诊断及鉴别诊断】

脐部有可回复性肿物,哭闹时胀满,安静时消失,检查脐孔扩大,即可诊断。

鉴别诊断应注意脐疝的同时是否有引起本病的诱因,如顽固便秘、腹部及盆腔肿瘤、腹水等,应做相应的检查予以鉴别,以指导正确的全面治疗。

【治疗方案及原则】

婴儿脐疝绝大多数可以自愈,随着年龄增长,腹肌逐渐增强,脐环逐渐缩小,自行闭合,无须治疗。脐疝的自愈绝大多数发生在 1~2 岁内,个别患儿 3~4 岁仍有自愈可能。因此,2 岁以下患儿以保守观察为主,2 岁以上患儿脐环未缩小,可以考虑手术治疗。

手术治疗一般行脐疝修补术。基础或全麻下取脐孔下方半圆形切口,切开脐下方皮肤,游离疝囊,将疝囊切除,缝合腹膜,然后以丝线缝合腹部白线将两侧腹直肌拉拢,逐层缝合皮下及皮肤。

【预后】

手术治疗效果较好,很少复发。

第四节　腹　股　沟　疝

腹股沟疝是常见的腹壁先天性发育异常,80%在出生后 3 个月内出现,分为腹股沟斜疝和直疝,儿童以腹股沟斜疝为常见,直疝较罕见。

一、腹股沟斜疝

【病因】

在胚胎发育过程中,睾丸受激素作用及引带的牵引由腹膜后间隙下降至阴囊的同时,腹膜在内环处向外突出形成腹膜鞘状突并穿过腹股沟管下降至阴囊内。在女性,相当于男性胎儿睾丸下降的时期,也有一腹膜鞘状突穿过腹股沟管降入大阴唇内,称为 Nuck 管,在正常情况下出生时约 90%的腹膜鞘状突尚未闭合,约半数至生后第二年仍然呈开放状态。此时若存在腹腔压力的增高因素,如便秘、咳嗽、腹水、腹部肿瘤和长期哭闹等腹腔内脏器可进入鞘状突形成腹股沟疝。男孩右侧睾丸较左侧下降晚,右侧鞘状突闭合相对较晚,右侧腹股沟疝发病率高于左侧。鞘状突部分未闭合时使鞘状突形成一狭窄的管腔,腹腔内脏器难以进入,但腹腔中的液体可以进入其中,从而形成多种类型的鞘膜积液。

【病理】

根据鞘状突闭塞的不同形态小儿腹股沟斜疝可以分为两种类型:一种是腹膜鞘状突完全未闭,疝囊的主要部分为睾丸固有鞘膜囊和精索鞘膜,睾丸在疝囊内,称为睾丸疝,此种类型多见于睾丸下降不全的病例;另一种类型是鞘状突位于精索部分未闭合,疝囊止于精索固有鞘膜之间,疝囊内看不到睾丸,称精索疝。精索疝是临床上最常见的类型,约占95%以上。疝内容物随不同年龄有所不同,婴幼儿时疝内容物多为小肠、盲肠,有时阑尾也可进入疝囊;年长儿大网膜可进入疝囊内。女性疝内容物还可有卵巢、输卵管。极少数患儿疝囊较大,盲肠、膀胱或卵巢构成疝囊的一部分,称为滑动性疝。疝入的脏器有时容易发生嵌顿,但因小儿腹壁发育较差疝囊颈组织薄弱,腹横筋膜多有弹性,腹股沟管比较短,因此较少发生坏死,多数可通过手法复位获得成功。

【临床表现】

典型症状是一侧腹股沟出现一个圆形有弹性的可复性肿块,大多数出现在婴儿期,哭闹、大便、站立、腹内压增高时肿物出现或增大,腹压减低时包块变软或还纳。还纳过程中常可听到气过水声,俗称"疝气"源于此体征。将肿块还纳后可扪及该侧内环扩大、精索增粗,患儿咳嗽或腹部用力时用手指触摸内环内有冲击感,手指离开内环时肿物又复出现。还纳肿物后用手指压迫内环口,肿物则不再出现。患儿一般无不适感,年长儿可能有下坠感,男性患儿中 60% 为右侧腹股沟斜疝,左侧占 30%,国内报道双侧腹股沟疝约占 20%,国外有文献显示其发病率大于 30%。

检查腹股沟疝患儿同时应注意有无隐睾、鞘膜积液的存在。

【诊断及鉴别诊断】

典型病例阴囊或腹股沟部有可复性肿物诊断并不困难,但有时需与下列疾病相鉴别:

1. 鞘膜积液　阴囊或腹股沟部有一囊性肿物,边界清楚,透光试验阳性,难以还纳,有时疝与鞘膜积液合并存在。

2. 睾丸下降不全　睾丸下降不全时,同侧阴囊内无法触及睾丸,腹膜鞘状突未闭可在腹股沟管内扪及睾丸,质软为实质性与腹腔内肠管不难鉴别,有时二者可以合并存在。

3. 睾丸肿瘤　阴囊内肿块为实性、质硬,不能还纳腹腔。

【治疗方案及原则】

腹股沟斜疝最佳治疗方法为手术治疗。一经诊断应尽早手术,以免因嵌顿导致严重后果。手术前应治疗慢性咳嗽、排尿困难、便秘等慢性疾病,以防术后复发。

1. 非手术疗法　6 个月以内的小儿因有严重的疾患不宜手术时可暂时采取疝带疗法,即先将疝内容物还纳后使用疝带或采用纱布压迫法压迫内环口,以防疝内容物脱出。使用时在加压前应密切观察疝内容物有无脱出,否则会引起疝内容物嵌顿。故对小儿腹股沟斜疝还是主张手术治疗。

2. 手术疗法　一般采用腹横纹切口,经腹股沟疝囊高位结扎。尽管双侧腹股沟斜疝发病率约占 20%,但目前国内不主张常规探查对侧。国外有学者主张常规探查双侧或单侧腹腔镜手术时探查对侧内环口情况。

近年来国内外广泛采用腹腔镜行疝囊高位结扎术。较传统术式而言,其创伤小、安全可靠、术后恢复快且不易影响精索睾丸的发育,可同时治疗双侧疝或探查对侧。

二、嵌顿性腹股沟斜疝

嵌顿性腹股沟斜疝是指由于疝环狭窄,脏器进入疝囊后发生嵌顿不能自行还纳回腹腔,继而发生血液循环障碍的紧急状态。如不及时处理往往造成绞窄性肠梗阻,甚至肠坏死而引起严重后果。

【病因及病理】

由于腹腔压力增高,迫使更多的脏器经过疝环而进入疝囊内,腹腔压力减小后疝环变小,大量疝内容物难以还纳,此时疝囊内压力不断增加静脉血流障碍使疝内容物更加水肿,最后发生血液循环障碍形成绞窄性肠梗阻。婴幼儿嵌顿疝中由于精索血管长期受压,可发生睾丸坏死。

【临床表现】

腹股沟斜疝发生嵌顿时可引起剧烈的疼痛,患儿哭闹,腹股沟或阴囊肿块变硬,明显触痛,不能还纳。疝内容物为肠管时可发生呕吐,若未及时还纳,患儿肠梗阻症状逐渐加重,腹胀明显,呕吐物为肠内容物,肛门停止排便排气。出现血便,同时伴有腹膜炎及重度症状时多提示肠管坏死,如不予及时复位可能引起脓毒性休克,甚至死亡。

【诊断及鉴别诊断】

既往有腹股沟疝史,突然出现腹股沟或阴囊不能还纳的肿块且伴有剧烈疼痛症状时诊断多可确立。但鉴于腹股沟斜疝嵌顿多发生于2岁以内,病史常模糊不清,有时易与下列疾病相混淆:

1. 鞘膜积液 当患儿不明原因哭闹时,家长可能偶尔发现阴囊内有肿物或原有鞘膜积液合并感染,或反复触摸后局部发生炎症则难以与嵌顿疝相鉴别,本病透光试验阳性,不伴呕吐等肠梗阻症状。

2. 睾丸扭转 睾丸及其附件扭转后阴囊肿物增大伴剧烈疼痛及触痛可能与嵌顿疝相混淆,但此时睾丸肿大,为实质肿物,局部检查如能在疼痛性包块下方扪及正常大小并无触痛的睾丸,则可初步排除睾丸附件扭转,B超检查有助于鉴别。

3. 急性腹股沟淋巴结炎 早期即有红、肿、热、痛,局部触之有压痛的淋巴结,但与腹股沟管关系不密切。

嵌顿疝是引起肠梗阻的原因之一,但有时因患儿肥胖,嵌顿疝内容物较小,检查时易被忽略或查体时未暴露腹股沟而单纯诊断为肠梗阻,造成"嵌顿疝"漏诊,故任何小儿急性腹痛时均应常规暴露腹股沟部。

【治疗方案及原则】

1. 手法复位 嵌顿时间不超过12小时,患儿全身情况良好时应先给予手法复位。具体操作:充分镇静后,术者一手按摩疝环,以减轻局部水肿,另一手轻轻持续挤压疝内容物,复位时常觉少量气体通过,然后疝内容物还纳,患儿可安静入睡,2~3天后待局部水肿消退后可行手术治疗。

2. 手术治疗 下列情况应考虑手术治疗:①嵌顿时间超过12小时;②女孩嵌顿疝内容物常为卵巢或输卵管,大多不易复位,新生儿嵌顿疝多无法准确估计嵌顿时间;③手法复位不成功;④全身情况差或已有血便等肠绞窄征象者。

嵌顿疝的手术方法基本与腹股沟疝手术相同,但在术中切开疝囊时应注意勿损伤嵌顿后高度水肿的肠管,将肠管还纳腹腔前检查有无坏死、穿孔,如有坏死应行坏死肠段切除及肠吻合术,大网膜或睾丸坏死时也应予以切除。高位结扎疝囊后应首先修补腹横筋膜裂孔,然后逐层仔细缝合腹外斜肌腱膜、皮下及皮肤,局部污染严重时应放置橡皮片引流,24~48小时后拔除。

术中操作应仔细避免肠管损伤、输精管损伤、膀胱损伤、血管及神经损伤,术后可能发生阴囊血肿、疝复发、睾丸异位等合并症。

【预后】

国内文献报道,婴幼儿腹股沟斜疝嵌顿手法复位成功率为97.1%,手术治愈率为97.5%以上,术后出现睾丸萎缩的发生率为2.3%~15%,疝复发率为1.1%~2.2%。

三、腹股沟直疝

小儿腹股沟直疝较为罕见,有时直疝可与膀胱外翻合并存在。

【病因】

小儿腹股沟管发育正常时,腹腔压力增高的因素长期作用于腹壁筋膜薄弱区,腹腔内脏器将腹膜位于 Hesselbach 三角区域向体表突出形成腹壁疝。

【临床表现】

可复性肿块呈半球状,以腹股沟内侧及耻骨结节外上方的腹壁薄弱区直接突出,疝内容物不降至阴囊,且易于还纳,一般不发生嵌顿。

【诊断及鉴别诊断】

腹股沟内侧及耻骨结节上方出现可复性半球状包块,包块的内容物不降至阴囊即可诊断。需与腹股沟斜疝相鉴别,疝囊直接来自 Hesselbach 三角区,而非来自腹股沟管,较小的疝需在术中确认。

【治疗方案及原则】

腹股沟直疝均应采取手术治疗,切口与腹股沟斜疝相同。切开腹外斜肌腱膜分离精索后,可见疝囊从精索内侧腹横筋膜处直接向外膨出,分离腹横筋膜后,游离疝囊,切开疝囊将疝内容物还纳腹腔后,切除多余疝囊,连续缝合修补疝囊颈,修补腹股沟管后壁,间断修补腹横筋膜,游离精索,在其后方将联合肌腱与腹股沟韧带修补缝合数针,以加强腹股沟管后壁,防止复发。

【预后】

本病预后良好,术中应充分加强腹股沟管后壁,以防复发。

第五节 肠 梗 阻

【概述】

肠梗阻是指肠内容物的正常运行受阻,通过肠道发生障碍,为小儿外科常见的急腹症。由于其病情变化快,需要早期作出诊断、处理。诊治的延误可使病情发展加重,出现肠坏死、腹膜炎,甚至中毒性休克、死亡等严重情况。

【病因】

1. 机械性肠梗阻 机械性肠梗阻系肠管内或肠管外器质性病变引起的肠管堵塞,梗阻原因包括先天性畸形及后天性因素。梗阻类型分为肠腔内梗阻及肠腔外梗阻。

(1)肠腔内梗阻:多由先天性肠闭锁及肠狭窄、先天性肛门闭锁等先天性疾病引起;也可由肠套叠、蛔虫性肠梗阻、肠管内异物及粪石、肠壁肿瘤等后天性疾病造成。

(2)肠腔外梗阻:引起肠梗阻的先天性疾病包括先天性肠旋转不良、嵌顿性腹股沟斜疝、腹内疝、先天性纤维索条、梅克尔憩室索条、胎粪性腹膜炎后遗粘连等;后天性疾病包括手术后粘连、腹膜炎后粘连、结核性粘连、胃肠道外肿瘤压迫、肠扭转等。

2. 动力性肠梗阻 为胃肠道蠕动功能不良致使肠内容传递运转作用低下或丧失,多因中毒、休克、缺氧及肠壁神经病变造成,常见于重症肺炎、肠道感染、腹膜炎及败血症的过程中。梗阻类型分为麻痹性肠梗阻及痉挛性肠梗阻。前者发生在腹腔手术后、腹部创伤或急性腹膜炎患儿,后者可见于先天性巨结肠患儿。

【病理】

肠梗阻发生后,肠腔内因积聚大量气体和液体而致使肠膨胀,引起肠腔内压增高,肠壁变薄,肠壁血液循环受到严重障碍。梗阻持久时,肠壁张力持续升高,导致肠坏死、肠穿孔。

【临床表现】

各种类型肠梗阻虽有不同的病因,但共同的特点是肠管的通畅性受阻,肠内容物不能正常通过,因此有程度不同的临床表现。

1. 症状

(1)腹痛:机械性肠梗阻呈阵发性剧烈绞痛,腹痛部位多在脐周,发作时年长儿自觉有肠蠕动感,且有肠鸣音亢进,有时见到隆起的肠型。婴儿表现为哭闹不安,表情痛苦。绞窄性肠梗阻由于有肠管缺血和肠系膜嵌闭,腹痛往往是持续性伴有阵发性加重,疼痛较剧烈。绞窄性肠梗阻也常伴有休克及腹膜炎症状。麻痹性肠梗阻的腹胀明显,腹痛不明显,阵发性绞痛少见。

(2)腹胀:腹胀常发生于腹痛之后,高位小肠梗阻常表现上腹部饱满;低位梗阻的腹胀较高位梗阻为明显,表现为全腹膨胀;闭袢式肠梗阻出现局限性腹胀;麻痹性肠梗阻呈全腹膨胀。

(3)呕吐:高位梗阻的呕吐出现较早且频繁,呕吐物为食物或胃液,其后为十二指肠液和胆汁;低位梗阻呕吐出现迟,初为胃内容物,后期的呕吐物为积蓄在肠内并经发酵、腐败呈粪样带臭味的肠内容物;绞窄性肠梗阻呕吐物呈血性或咖啡样;麻痹性肠梗阻呕吐次数少,呈溢出性。低位小肠梗阻的呕吐出现较晚。

(4)排便排气停止:排便排气停止是完全性肠梗阻的表现,梗阻早期,梗阻部位以下肠内积存的气体或粪便可以排出。绞窄性肠梗阻可排出血性黏液样便。

2. 体征

(1)全身情况:单纯梗阻的早期,患儿除阵发性腹痛发作时出现痛苦表情外,生命体征等无明显变化,待发作时间较长,呕吐频繁、腹胀明显后,可出现脱水现象,患儿虚弱,甚至休克。绞窄性梗阻可较早出现休克。

(2)腹部检查:可观察到腹部有不同程度的膨胀,腹壁较薄的患儿可见肠型及肠蠕动波。单纯性肠梗阻腹壁柔软,按之有如充气的球囊,在梗阻的部位可有轻度压痛,特别是腹壁切口部粘连引起的梗阻,压痛点较为明显。当梗阻上部肠管内积存的气体与液体较多时,稍加振动可听到振水声。腹部叩诊多呈鼓音。肠鸣音亢进,且可有气过水声及高声调的金属声。

绞窄性肠梗阻或单纯性肠梗阻的晚期,肠壁已有坏死、穿孔,腹腔内已有感染、炎症时,表现为腹膜炎体征,腹部膨胀,腹部压痛、肌紧张及反跳痛,可有移动性浊音,腹壁有压痛,肠鸣音微弱或消失。

(3)直肠指检:直肠空虚无粪便,提示完全性肠梗阻;指套上染有血迹,提示肠管有血液循环障碍。

【诊断】

1. 病史及临床表现 典型的肠梗阻有阵发性腹痛、腹胀、呕吐、排便排气停止等症状,腹部检查有腹胀、压痛、肠鸣音亢进等征象。

2. 影像学检查

(1)X 线检查

1)典型的完全性肠梗阻 X 线表现:肠袢胀气,因肠腔内既有胀气又有液体积留形成,腹立位片出现多个肠袢内含有气液面呈阶梯状,出现排列成阶梯状的液平面,只有在患儿直立位或侧卧位时才能显示,平卧位时不显示。如腹腔内已有较多渗液,直立位时尚能显示下腹、盆腔部的密度增高。空肠黏膜的环状皱襞在肠腔充气时呈"鱼骨刺"样,而结肠、直肠内无气。

2)不完全性肠梗阻 X 线表现:不连续的轻、中度肠曲充气,结肠、直肠内有气。

3)绞窄性肠梗阻 X 线表现:单独胀大的肠袢不随时间改变位置,或有假肿瘤征、咖啡豆状阴影。

4)麻痹性肠梗阻 X 线表现:小肠和结肠全部充气扩张。

(2)CT 检查:可以显示腹腔肠管扩张的程度、范围,肠壁有无水肿,是否存在肠道肿瘤、囊肿等占位性病变,明确是否存在肠套叠、肠扭转或肠系膜扭转等病变,有助于明确梗阻的部位、性质(有无绞窄)和范围等。

3. 腹腔穿刺　可了解有无腹膜炎及肠壁血供障碍,腹腔液混浊脓性表明有腹膜炎,血性腹腔液说明已有绞窄性肠梗阻。当肠管有明显胀气或肠管与腹膜粘连时,不宜行腹腔穿刺。

根据病史、症状、体征及影像学表现,急性肠梗阻诊断可以确立,诊断的关键是要区别梗阻是单纯性还是绞窄性、完全性还是不全性,对确定治疗方案有重要指导作用。有下列表现者,应考虑绞窄性肠梗阻的可能:①急骤发作的持续性剧痛,或阵发性腹痛间仍有持续性疼痛,伴有频繁呕吐;②病情发展迅速,早期出现休克;③明显的腹膜刺激征,体温升高;④腹胀不对称,有局限性隆起或痛性肿块,或腹胀进行性加重;⑤呕吐物、胃肠减压液、肛门排出物为血性,或腹腔穿刺抽到血性液体;⑥X 线腹部平片见大而固定的孤立肠袢,或假肿瘤影;⑦血中性白细胞、C-反应性蛋白、降钙素原等炎症指标明显升高;⑧X 线、超声、CT 等影像学检查提示肠管扭转或血液循环障碍。

【治疗方案及原则】

急性肠梗阻的治疗包括非手术治疗和手术治疗,治疗方法的选择根据梗阻的原因、性质、部位,以及全身情况和病情严重程度而定。不论采用何种治疗均应先纠正梗阻带来的水电解质与酸碱紊乱,改善患儿的全身情况。

1. 非手术治疗

(1)禁食和胃肠减压:禁食和胃肠减压是治疗各种肠梗阻的重要方法。一般是经胃管持续抽吸胃肠内容物,可减轻患儿因膨胀性腹痛而带来的痛苦,减轻胃肠道负担,有助于近端肠管因较长时间的膨胀而造成的肠壁血液循环障碍的恢复,有助于梗阻的缓解。

(2)输液和营养支持:纠正水电解质失衡,维持酸碱平衡,给予热量及蛋白质需要量,必要时补充血或血浆。

(3)抗生素应用:肠梗阻可引起肠道细菌大量繁殖及毒素吸收,导致菌群移位,使病情加重,应给予抗生素治疗。一般选用针对肠道菌群的广谱抗生素。

采用非手术方法治疗肠梗阻时,应严密观察病情的变化,绞窄性肠梗阻或已出现腹膜炎症状的肠梗阻,经过短暂的非手术治疗纠正患儿的生理失衡状况后即进行手术治疗。单纯性肠梗阻经过非手术治疗24~48小时,梗阻的症状未能缓解或在观察治疗过程中症状加重或出现腹膜炎症状时,应及时行手术治疗。但是在手术后发生的粘连性肠梗阻除有绞窄发生,应继续治疗等待炎症的消退。

2. **手术治疗**　手术治疗指征:①绞窄性肠梗阻,应紧急剖腹探查;②急性完全性机械性肠梗阻24小时治疗观察无好转者;③急性不完全性机械性肠梗阻非手术疗法3~4天无缓解趋势者。

手术的目的是解除梗阻,去除病因。手术的方式可根据患儿情况与梗阻的部位、病因加以选择。

(1)单纯解除梗阻的手术:包括为粘连性肠梗阻的粘连分解,去除肠扭曲,切断粘连束带;为肠内堵塞切开肠腔,去除粪石、蛔虫团等;为肠扭转、肠套叠的肠祥复位术等。

(2)肠切除吻合术:①肠梗阻由于肠管本身病变引起,包括肠肿瘤、肠畸形、严重的炎性粘连等,如肠恶性淋巴瘤、梅克尔憩室、肠重复畸形等;②肠管坏死或血液循环不良。

(3)肠造口术或肠外置术:肠梗阻部位的病变复杂或患儿的一般状态差,无法耐受复杂的手术,可行肠造口术或肠外置术。

【预后】

肠梗阻手术治疗效果良好。但绞窄性肠梗阻则取决于手术治疗的时机,若抢救不及时可危及生命,或坏死肠管过多术后发生短肠综合征,影响生长发育,预后较差。

第六节　肠　套　叠

肠套叠是指某段肠管及其相应的肠系膜套入邻近肠腔内引起的急腹症,是常见的婴幼儿急腹症。根据病因不同,分为原发性肠套叠和继发性肠套叠;根据年龄的不同,分为婴儿肠套叠和儿童肠套叠。

急性肠套叠随着年龄的增长发病率逐渐降低。常见于2岁以下婴幼儿,4~10个月为发病年龄高峰。男孩多发,男女比例为(2~3):1。

【病因】

肠套叠分为原发性与继发性两类。肠套叠的病因尚未完全明确,目前公认其发病机制为存在肠套叠起点和肠蠕动的紊乱。

1. **原发性肠套叠**　原发性肠套叠是指非肠管器质性病变引起的肠套叠。约95%的小儿肠套叠属于原发性。

(1)套叠起点:关于原发性肠套叠起点的产生,尚无统一学说,可能与下列因素有关:

1)回盲部解剖因素学说:婴幼儿肠套叠主要发生在回盲部,婴幼儿期回盲部游离程度较大,回盲瓣呈唇样凸入肠腔,该区域淋巴组织丰富,受炎症或食物刺激后易引起回盲瓣充血、水肿、肥厚,肠蠕动易将肿大的回盲瓣向前推移,牵拉肠管形成套叠。

2)病毒感染学说:腺病毒和轮状病毒感染后,可引起末段回肠的集合淋巴结增生,局部肠壁增厚,甚至形成肿物向肠腔凸起,构成套叠起点,加之肠道受病毒感染,蠕动增强,引起肠套叠。春末夏初是腺病毒感染的高发季节,也是肠套叠的高发季节。

(2)肠蠕动紊乱

1)饮食改变因素:婴幼儿期肠蠕动节律变化较大,当增添辅食或食物的性质、温度发生变化时,婴幼儿肠道不能立即适应食物改变的刺激,易引起肠功能紊乱而诱发肠套叠。婴儿生后4~10个月,正是添加辅食时期,故肠套叠于此年龄段高发。

2)肠痉挛因素:由于食物、肠炎、腹泻、细菌等因素刺激肠道导致痉挛,肠蠕动功能节律紊乱或逆蠕动而引起肠套叠。

3)免疫反应不平衡因素:原发性肠套叠多发生于1岁以内,恰为机体免疫功能不完善时期,肠壁局部免疫功能易破坏,加之蠕动紊乱而诱发肠套叠。

2. **继发性肠套叠** 继发性肠套叠指肠管器质性病变引起的肠套叠。约5%的病例属于继发型,患儿年龄较原发性肠套叠偏大。器质性病变中梅克尔憩室最多,其次为息肉、血管瘤、腺肌瘤、腹型紫癜形成的肠壁血肿、异位胰腺、淋巴瘤、肠囊肿、阑尾内翻等。肠管器质性病变作为套叠起点被肠蠕动推动,牵引肠壁而发生肠套叠。

【病理】

1. **肠套叠的病理解剖结构** 肠套叠由鞘部、套入部组成。外层肠管为鞘部,进入肠管为套入部,套入部最远点为头部,肠管从外面卷入处为颈部。一个肠套叠由三层肠壁组成称为单套,由五层肠壁组成则为复套,即单套再套入相邻的远端肠管内。肠套叠一般是近端肠管套入远端肠管内,与肠蠕动方向一致,称之为顺行性肠套叠;若远端套入近端,称为逆性肠套叠,较为罕见。

2. **肠套叠的类型** 一般按套入部的最近端和鞘部最远端的肠管名称分类,将肠套叠分为六型:

(1)回结型:以回肠末端为出发点,回肠通过回盲瓣内翻套入结肠中,盲肠与阑尾不套入鞘内,此型最多,约占70%~80%。

(2)回盲型:以回盲瓣出发点,盲肠、阑尾随之套入鞘内,约占10%。

(3)回回结型:即复套,回肠套入回肠后再套入结肠,约占10%。

(4)小肠型:即小肠套入小肠,比较少见,约占5%~10%,包括空空型、回回型、空回型。

(5)结肠型:结肠套入结肠,极少见。

(6)多发型:在肠管不同区域内有分开的两三个或更多的肠套叠。

3. **肠套叠的病理改变** 肠套叠的基本病理变化是肠腔梗阻、肌肉痉挛和血液循环障碍。肠套叠发生后,套入部随着肠蠕动不断向前推进,该段肠管相应所附的肠系膜也被牵入鞘内,颈部束紧不能自动退出。鞘部肠管持续痉挛紧缩,致使套入部的肠系膜血管被鞘部嵌压而发生血液循环障碍。初期静脉回流受阻,组织瘀血水肿,套入部肠壁静脉怒张破裂出血,与肠黏液混合成果酱样胶冻状物排出。肠壁水肿继续加重,动脉受压,套入部供血停止而发生坏死,套入部的坏死呈现淤血性坏死,为静脉性坏死。而鞘部肠壁则因高度扩张与长期痉挛可发生缺血性坏死,呈局灶性灰白色点状坏死,为动脉性坏死。鞘部灶性动脉性坏死容易被忽略,灌肠复位时极易穿孔,手术复位时也不易被发现,比套入部静脉性坏死更具危险性。

【临床表现】

小儿肠套叠的临床症状随年龄而有所不同,可分为婴儿肠套叠和儿童肠套叠两类:

1. **婴儿肠套叠**

(1)腹痛(哭闹):腹痛为肠套叠出现最早且最主要的症状,而哭闹则为婴儿腹痛特有的表现,以突发、剧烈、节律性的哭闹为特征。婴儿忽然哭闹不安,面色苍白,紧握双拳,屈膝缩腹,手足乱动,拒食拒奶,发作持续3~5分钟而后自行缓解。间隔10~20分钟。随着缓解期逐渐缩短,患儿渐渐地精神萎靡,嗜睡,随后进入休克状态,而哭闹、腹痛反不明显。

(2)呕吐:早期症状之一,腹痛发作后不久就发生呕吐,初为乳汁乳块或食物残渣,后可含胆汁,晚期则吐粪便样液体。早期呕吐系因肠系膜被强烈牵拉,导致神经反射性呕吐,晚期则由肠梗阻引起。

(3)便血:为肠套叠特征性表现,便血多发生于疾病开始的8~12小时,典型的血便为果酱样黏液血便,也可有鲜血便或脓血便。部分患儿来院就诊时尚未便血,肛门指检时可发现指套上染有果酱色黏液。

(4)腹部肿物:肿物多位于右上腹或中上腹,实性、光滑、稍可移动,并有压痛。随病情进展,肿物变长,沿结肠框分布,呈腊肠状。多数患儿由于回肠末端及盲肠套入结肠内,右下腹比较松软而有空虚感。严重者套入部达直肠,肛门指诊可触及子宫颈样物,偶见肿物从肛门脱出。一旦肠管有坏死倾向,腹胀加重,腹肌紧张,肿物常触诊不清。

(5)全身情况:病程早期,患儿一般情况良好,体温正常,仅表现为面色苍白,精神欠佳。晚期精神萎靡、表情呆钝、嗜睡、脱水、发热,甚至有休克、腹膜炎征象。

2. 儿童肠套叠　多为继发性,病程较缓慢,呈亚急性不全性肠梗阻。可有反复发作的病史,发生肠套叠后也可自行复位。主要表现为腹痛,偶有呕吐,少有血便,腹壁薄者可触及腹部肿物。

【诊断及鉴别诊断】

当患儿出现阵发性哭闹不安、呕吐、果酱样血便及腹部触到腊肠样包块症状时,即可确定诊断。临床上患儿就诊时,同时具有上述四个症状的病例不足25%,多数患儿来院就诊时缺乏肠套叠的典型表现,或只有其中1~2个症状,此时查体应仔细检查腹部是否可触及肿块,右下腹是否有空虚感,肛门指诊观察指套上是否有果酱样黏液便,以便进一步确诊。腹部超声等辅助检查可协助诊断。

【辅助检查】

1. 腹部超声检查　为首选检查方法,具有无创、简单易行、诊断迅速、准确率高和避免X线辐射等优点,可以通过肠套叠的特征性影像协助临床确定诊断,并可通过监测水压灌肠复位肠套叠的全过程完成治疗。在肠套叠横断面上显示为"同心圆"或"靶环"征,纵切面上呈"套筒"征。

2. 空气灌肠　在空气灌肠前先作腹部正侧位全面透视检查,观察肠内充气及分布情况。注气后可见在套叠顶端有致密软组织肿块呈半圆形,向结肠内突出,气栓前端形成明显杯口影,有时可见部分气体进入鞘部形成不同程度钳状阴影。诊断的同时也在进行肠套叠灌肠复位治疗。

3. 腹部CT检查　可以显示套叠肠管"同心圆"或"靶环"状影,典型病例可以见到肠系膜套入远端肠管管腔内;对临床怀疑继发性肠套叠患儿也有一定参考价值。但因为存在辐射,在患儿中应用受限。

4. 钡剂灌肠　对部分确诊困难的慢性肠套叠和复发性肠套叠有一定诊断价值,出现杯口状阴影、钳状阴影、平行螺旋状阴影可以诊断肠套叠,现已较少应用。

【鉴别诊断】

鉴别诊断应以发病年龄为主要思考线索,以主要症状为鉴别要点,与具有腹痛、便血、腹块的婴幼儿其他疾病相鉴别。

1. 细菌性痢疾　肠套叠血便不典型且伴有腹泻者易误诊为细菌性痢疾。细菌性痢疾多见于夏季,起病急骤,体温升高较快,在早期即可达 39℃,大便次数频繁,含有大量黏液及脓血,粪便检查见到脓细胞及红细胞,细菌培养阳性即可确诊。

2. 过敏性紫癜　腹型紫癜患儿可有阵发性腹痛和呕吐,有腹泻和便血,粪便为暗红色,由于肠管有水肿、出血而增厚,有时在右下腹部能触及肿块,易与肠套叠混淆。过敏性紫癜的特点为双下肢有出血性皮疹,膝关节和踝关节肿痛,部分病例存在血尿,这些临床表现有助于与肠套叠鉴别。需注意的是此病由于肠功能紊乱和肠壁血肿,可诱发肠套叠。故当腹部症状加重、腹部体征明显时,需行腹部 B 超检查等辅助检查协助诊断。

3. 梅克尔憩室　梅克尔憩室合并消化道出血时,应与肠套叠鉴别。梅克尔憩室出血起病急骤,无前驱症状,出血量大,为暗红色或鲜红色血便,少有腹痛、呕吐等症状,腹部触诊无腹块、无压痛。腹部^{99}Tc 扫描可明确诊断。需注意的是梅克尔憩室内翻可继发肠套叠,患儿可出现肠套叠的相应症状及体征。

4. 直肠脱垂　少数晚期肠套叠套入部可以通过全部结肠而由肛门脱出,易被误诊为直肠脱垂。直肠脱垂时,可以清楚地看到肠黏膜一直延续到肛门周围的皮肤,而肠套叠时,在肛门口与脱出的肠管之间有缝隙,可以通过此缝隙将手指伸入直肠内,且直肠脱垂并无急腹症症状。

【治疗与方案及原则】

急性肠套叠的治疗分非手术疗法和手术疗法两种。目前常用的非手术疗法主要包括 X 线监视下空气灌肠复位和 B 超监视下水压灌肠复位,两种复位方法的适应证和禁忌证基本一致。

1. 非手术疗法

(1)适应证:病程不超过 48 小时,全身情况良好,无明显脱水及电解质紊乱,无明显腹胀和腹膜炎表现者,均可采用灌肠复位治疗,复位压力一般控制在 60~100mmHg。

(2)禁忌证:①病程超过 2 天以上,全身情况显著不良者,如严重脱水、精神萎靡、高热或休克等症状者;②高度腹胀,腹部有明显压痛、肌紧张,疑有腹膜炎时;③小肠型肠套叠;④3 个月以下婴儿肠套叠。

(3)X 线监视下空气灌肠复位肠套叠:采用自动控制压力的结肠注气机,肛门插入 Foley 管,肛门注入气体后即见肠套叠套头部呈"杯口状"缺损影像,随压力增加逐渐向盲肠退缩,直至完全消失。此时可闻及气过水声,腹部中央突然膨隆,可见网状或圆形充气回肠,说明肠套叠已复位。空气灌肠复位率可达 95% 以上。

(4)B 超监视下水压灌肠复位肠套叠:腹部 B 超观察到肠套叠影像后,可在实时监视下水压灌肠复位,随着注水量增加和肠腔内压力升高,可见肠套叠"同心圆"或"靶环"状块影逐渐向回盲部退缩,形如"半岛征",随着复位的进展,"半岛"由大变小,最后通过回盲瓣突然消失。在此瞬间,结肠内液体急速通过回盲瓣充盈回肠,截面呈蜂窝状改变,水肿的回盲瓣呈"蟹爪样"运动,同时注水阻力消失,压力下降,证明肠套叠已复位。

灌肠证实肠套叠已完全复位后,需密切观察患儿情况:①拔出气囊肛管后排出大量带有臭味的黏液血便和黄色粪水;②患儿很快入睡,无阵发性哭闹及呕吐;③腹部平软,触不到原有肿块;④口服活性炭 0.5~1g,6~8 小时后由肛门排出黑色炭末。

（5）灌肠复位并发症及处理：严重并发症为结肠穿孔。空气灌肠结肠穿孔时，透视下出现腹腔"闪光"现象，即空气突然充满整个腹腔，立位见膈下游离气体。拔出肛管无气体自肛门排出。患儿呼吸困难，心律加快，面色苍白，病情突然恶化。应立即用消毒针在剑突和脐中间刺入排出腹腔内气体。B超下水压灌肠复位过程中，结肠内充盈液体突然消失，腹腔内出现较多液体，肠管呈漂浮状，此时应考虑有结肠穿孔，立即拔出肛管，迅速排出肠腔内盐水，腹穿抽出腹水。对上述两种灌肠复位所致结肠穿孔，均需迅速作好术前准备。

2. 手术疗法

（1）手术适应证：①非手术疗法禁忌证的病例；②非手术疗法复位失败；③小肠型肠套叠；④继发性肠套叠。

（2）手术方式

1）手法复位术：右下腹或右上腹横切口，在套叠远端肠段用挤压手法使其整复，切忌强行牵拉套叠近端肠段。复位成功后务必详细检查是否存在病理性肠套叠起点，必要时一并处理。

2）腹腔镜下肠套叠复位术：腹腔镜下复位肠套叠可避免腹部较大切口，损伤较小，但需要严格掌握适应证。术中按照开腹手术探查步骤和复位要求实施，尤其注意复位时避免强行牵拉套叠的肠管。如果腹腔镜下复位困难或肠管已发生坏死，可中转开腹，将 Trocar 切口延长，提出腹腔外复位或行肠切除吻合术。

3）肠切除肠吻合术：术中见鞘部已有白色斑块状动脉性坏死或套入部静脉性坏死，争取行肠切除一期吻合术。

4）肠外置或肠造口术：当患儿存在休克，病情危重时；或肠套叠手法复位后局部血液供给情况判断有困难时；可将肠祥两断端或可疑肠祥外置于腹壁外，切口全层贯穿缝合，表面覆盖油纱保护，24~48 小时后，待休克纠正，病情平稳，再行二期肠吻合。如肠切除后患儿全身或局部循环不满意，无法行肠吻合时，可行肠造口术。

【预后】

原发性肠套叠如能早期就诊、早期诊断、早期治疗，则预后良好。绝大多数病例可采用灌肠复位，复位成功率达90%以上。晚期肠套叠患儿少见，死亡者罕见。

第七节　梅克尔憩室

【概述】

梅克尔憩室（Meckel's diverticulum）又称先天性回肠末端憩室，是胚胎期卵黄管退化不全所致的残留物，是儿童期较常见的消化道畸形，发生率为2%~4%。大多数梅克尔憩室患者无任何症状，约4%~6%可有并发症，如炎症、坏死穿孔、肠梗阻和出血等，梅克尔憩室引起的并发症是小儿常见急腹症之一。

【病因】

在胚胎早期，卵黄管连接中肠与卵黄囊，胚胎5~6周后，卵黄管逐渐萎缩、闭塞、纤维化，形成纤维索带，至完全吸收。如果卵黄管在发育过程中发生障碍，致部分或完全开放，则产生各种类型的卵黄管异常疾病。梅克尔憩室为胚胎时期卵黄管退化不全，其肠端未闭合而形成的一种先天畸形。

【病理】

梅克尔憩室是末端回肠的肠系膜附着缘对侧的憩室样突起,多位于距回盲瓣100cm以内的回肠肠壁上,有自身血供。憩室的大小和形态各不相同,多数呈圆锥形,少数为圆柱形,基底部较宽,憩室腔略窄于回肠直径。憩室顶端为盲端,游离于腹腔内,顶端偶有残余索带与脐部或肠系膜相连,该索带环绕或压迫肠祥引起腹内疝是导致肠梗阻的主要原因。憩室具有正常回肠的组织结构,肌层较薄,黏膜通常为回肠黏膜,约50%的憩室含迷生异位组织,如胃黏膜(80%)、胰腺组织(5%)、空肠黏膜、十二指肠黏膜、结肠黏膜等。憩室迷生组织分泌消化液,可损伤黏膜而引起溃疡、出血及穿孔;憩室也可因本身扭转、套叠、疝入、压迫、粘连、蛔虫或异物进入而发生肠梗阻、急性炎症及坏死穿孔。

【临床表现】

1. 出血 迷生的胃黏膜分泌盐酸及胃蛋白酶腐蚀憩室黏膜产生溃疡,溃疡多位于憩室的基底部或邻近的回肠黏膜,偶可发生大出血。出血病例约占20%~30%,多见于2岁以内小儿,主要表现为无痛性暗红或鲜红血便,一次量可达数百毫升,大量出血后患儿发生失血性休克,面色苍白、脉搏急速、严重贫血。腹部查体无阳性体征。出血无固定规律,可自行停止或反复间歇出血。出血可为唯一临床表现,可不合并呕吐、腹痛等。

2. 肠梗阻 占25~40%,因憩室粘连、肠扭转、继发肠套叠、腹内疝等引起,以憩室自身扭转、粘连最常见。起病急,症状严重,病情迅速恶化,常为绞窄性肠梗阻。憩室内翻突入肠腔,随肠蠕动移向回肠远端,可继发回结型肠套叠,是导致病理性肠套叠的常见原因,非手术复位困难。

3. 憩室炎 占14%~34%,有些憩室较窄,形似盲袋,引流不畅或有异物存留时可发生炎症。临床症状为脐周或右下腹痛,常伴有恶心、呕吐。腹部查体可发现右下腹或脐下有压痛和肌紧张,与急性阑尾炎相似。

4. 憩室穿孔 占25%~50%,憩室发生炎症、溃疡后可以导致穿孔,临床表现为突发的剧烈腹痛、呕吐和发热,腹部查体有明显的腹膜刺激征。

以上4种临床表现多单独出现,也可同时出现。

【诊断及鉴别诊断】

1. 诊断 首先检查脐部有无脐茸、脐窦等卵黄管发育异常。

^{99m}Tc同位素扫描是诊断梅克尔憩室常用的方法,诊断率为70%~80%。^{99m}Tc对胃黏膜壁层细胞具有亲和力,能被摄取,^{99m}Tc同位素扫描可显示腹部有持久不变的放射性浓集区。异位黏膜较小、异位黏膜坏死、出血等,影响^{99m}Tc的摄取,可造成假阴性结果。

腹部超声可用于梅克尔憩室的检查,其显示憩室囊壁薄厚不均匀,与正常肠壁相连续,但不随周围肠管蠕动。具体影像表现:①脐周或右下腹探及一处黏膜、肌层及浆膜不同程度增厚,形态固定的肠管,其厚度较周围正常肠管明显增厚,其一端与小肠相通,另一端为盲端。②右下腹可见椭圆形或长圆形无回声的囊状结构,与小肠相通或关系密切。

2. 鉴别诊断

(1)梅克尔憩室合并肠梗阻的鉴别:梅克尔憩室引起的肠梗阻多为肠扭转、腹内疝、肠粘连、肠套叠所致,多为绞窄性,与其他原因所致的小肠梗阻难于鉴别。憩室合并肠梗阻主要为低位肠梗阻,既往无手术史及腹腔感染史,具有肠梗阻相同的临床表现,患儿出现无原因的肠梗阻应考虑梅克尔憩室的可能。

（2）梅克尔憩室合并出血的鉴别：梅克尔憩室合并出血要与肠重复畸形、结肠息肉、肠套叠等消化道出血性疾病鉴别。肠重复畸形合并消化道出血，其临床表现与梅克尔憩室极其相似，且 ^{99m}Tc 同位素扫描也可呈阳性。腹部 B 超和消化道造影显示腹部囊性包块，双管腔或钡剂分流有助于肠重复畸形的诊断。结肠息肉一般有长期少量便血史，呈鲜红色，如有息肉脱落可有大量出血。钡灌肠可见息肉的缺损阴影，纤维结肠镜可诊断并摘除息肉。肠套叠多见于 2 岁以下小儿，为果酱样血便，伴有阵发性哭闹、呕吐症状，腹部可触及包块，腹部 B 超及灌肠复位治疗可明确诊断。

（3）憩室炎和憩室穿孔的鉴别：憩室炎的症状与急性阑尾炎相似，难以鉴别。憩室炎的压痛、肌紧张多靠近右侧脐旁，较一般阑尾炎位置偏高偏内，可伴有便血。憩室穿孔引起腹膜炎，与其他原因所致的肠穿孔鉴别困难。术中发现阑尾正常者应探查回肠末端，明确有无憩室炎的存在。

【治疗方案及原则】

有临床症状的梅克尔憩室，都应手术治疗。有腹膜炎或肠梗阻的病例，应急诊手术探查。大量出血的患儿，应积极补充血容量，尽快进行急诊手术。如剖腹探查或施行阑尾切除时偶然发现憩室，建议在患儿情况良好时切除憩室。

基底部较窄的憩室可行楔形切除术。有以下情况时应施行肠切除肠吻合术：①憩室的基底部较宽；②基底部含有异位黏膜；③憩室基底部炎症，有明显肿胀增厚；④憩室基底穿孔。

目前已有多家儿童医院开展腹腔镜下梅克尔憩室切除术，腹腔镜手术具有损伤小、恢复快、术后合并症少等优点。主要步骤是将憩室找到后经脐孔从腹腔内提出，在腹腔外行肠切除肠吻合后，再将肠管还纳腹腔。

【预后】

梅克尔憩室的治疗效果良好，死亡率低，已由原来的 6%~7% 下降到 1%~2%。

第八节　原发性腹膜炎

【概述】

原发性腹膜炎（primary peritonitis）又称为特发性或自发性腹膜炎，指腹腔外因素引发的腹膜腔感染，4~7 岁女孩多见，男女比例约为 1∶3。

【病因】

本病多起源于菌血症，侵入腹腔途径不易找到。病史中常有上呼吸道感染、扁桃体炎史。常见的病原菌为肺炎链球菌、溶血性链球菌，其次为革兰氏阴性杆菌和葡萄球菌。感染途径有以下几种：

1. 多数学者认为血行感染的可能性最大，如继发于急性呼吸道感染、扁桃体炎。

2. 有时从腹腔渗液及生殖道分泌液的培养中有同种细菌生长，因而也有人推测本病可能由生殖道逆行感染引起。

3. 因肾病、肝病产生的腹水有细菌感染的可能，此时患儿免疫力低下，腹水成为细菌的培养基。

4. 胸膜炎等胸部感染，通过淋巴道向腹腔扩散。

5. 肠道细菌感染有可能成为感染源,细菌由肠腔经肠壁移行到腹腔。

【病理】

细菌感染后血管扩张,腹膜充血、水肿,腹膜渗出液混浊,内含大量白细胞、坏死组织和细菌,继而形成脓液。脓液中有大量凝固的纤维蛋白素,纤维蛋白沉积在肠壁间引起纤维性肠粘连。病原菌决定粘连的轻重,肺炎球菌感染纤维素产生最多,容易引起粘连。

浸润性腹膜炎损失大量体液,患儿有脱水、血容量减少,严重的腹膜感染吸收大量毒素造成毒血症。

【临床表现】

原发性腹膜炎的主要症状为高热、腹痛、呕吐和腹胀。

患儿有急性病容,脉搏细弱,面色苍白,寒战发热,体温可高达 39~40℃ ,早期多有黏液性腹泻。腹痛大多突然发生,阵发性加重,腹痛位于脐部周围或全腹。呕吐频繁,盆腔炎症可引起尿频和腹泻,直肠前壁有触痛但无肿物,直肠前壁温度较高。

早期腹部平坦,轻度紧张,有广泛压痛。随着病情的发展腹部逐渐膨隆,有全腹压痛和腹肌紧张,肠鸣音消失。病情恶化后肠内容物积滞,肠管扩张加重,腹胀加重。女孩注意外阴有无脓性分泌物并作培养。

肝、肾病并发的原发性腹膜炎症状较轻,脐部感染或败血症引起的腹膜炎有腹壁红肿,腹壁静脉怒张,阴囊肿胀,脐部分泌少量脓液。抗生素治疗后腹部症状可能减轻,很少形成局限性脓肿。

【诊断及鉴别诊断】

1. 诊断 诊断依靠病史和典型的腹部体征,如突然发生的剧烈腹痛和高热。病情严重者有中毒性休克,对外界刺激的反应减退。有肝、肾病者并发腹部症状,更应考虑原发性腹膜炎。腹部 X 线平片显示小肠胀气,双侧腹壁脂肪线消失,有时可见积液阴影。

腹腔穿刺无气味,无粪臭,与继发性腹膜炎的渗液迥然不同。腹腔渗液涂片检查可以找到肺炎球菌和溶血性链球菌。大量应用抗生素后涂片或培养可得阴性结果。细菌培养应同时进行厌氧菌培养。

2. 鉴别诊断

(1)继发性腹膜炎:阑尾炎穿孔早期症状较轻,体温逐渐增高;原发性腹膜炎突然发病,有明显的中毒症状。阑尾炎有明显的右下腹压痛,而原发性腹膜炎则有全腹压痛。

(2)肺炎:以胸部征象为主,呼吸窘迫,鼻翼扇动,面部潮红,腹部体征轻微,腹肌紧张不明显,X 线透视可见肺部病变。

(3)中毒性菌痢:腹部症状与原发性腹膜炎相似,腹部压痛而无腹肌紧张,腹泻次数增多,粪便带黏液和脓血,应做细菌培养。

(4)急性出血性坏死性肠炎:发病急骤,表现为腹痛、腹泻、便血及中毒症状。尤其腹泻大便如洗肉水或"赤豆汤"。

诊断困难,不能排除阑尾炎或其他继发性腹膜炎时应剖腹探查。

【治疗方案及原则】

原发性腹膜炎病情较轻者,应以非手术疗法为主。经保守治疗后病情加重或不能排除继发性腹膜炎者需手术探查。

1. 非手术疗法 包括:①大剂量有效抗生素控制感染;②抗休克及纠正水电解质失衡;

③禁食水,持续胃肠减压,缓解腹胀;④给予充分营养支持治疗。

2. 手术疗法 适用于非手术治疗 24~48 小时后病情仍无明显好转,中毒症状加重,腹腔渗出较多,以及不能除外继发性腹膜炎的病例。除严重腹胀者以外,建议首选腹腔镜下探查引流治疗。

第九节 急性阑尾炎

【概述】

急性阑尾炎是小儿最常见的急腹症,起病较成人急。阑尾炎可发生在小儿的任何年龄,较大儿童的发生率高,随着年龄的增长而逐渐增多,6~12 岁达到高峰。5 岁以下的发生率相对减少,3 岁以下特别是 1 岁以内的阑尾炎很少见。年龄越小临床表现越不典型,误诊率越高。因此,急性阑尾炎在小儿期无论发病、诊断、病理过程和治疗上都有其特殊性。

由于小儿机体防御能力弱,大网膜发育不全,所以急性阑尾炎的病变发展过程较快,容易发生穿孔和腹膜炎,且常出现全身中毒现象,若诊断治疗不及时,则会带来严重的并发症,甚至危及生命。小儿急性阑尾炎一经确诊,均应早期手术治疗。本病诱发因素很多,目前尚无预防发生阑尾炎的有效措施。

【病因】

常见病因:①阑尾腔梗阻:儿童阑尾腔为一细长的盲管,管腔狭窄,阑尾系膜较短,容易发生粪石梗阻及阑尾扭转,导致阑尾腔压力升高,继发阑尾壁血液循环障碍,局部组织坏死,细菌快速繁殖,黏膜破溃导致阑尾炎。②细菌感染:病原菌常见为厌氧菌、大肠埃希菌、变形杆菌、链球菌及铜绿假单胞菌等,细菌一旦侵入阑尾黏膜,由于阑尾腔引流不畅,迅速使炎症扩散而发生尿路感染急性阑尾炎。

【病理】

根据炎症的不同阶段和类型分为以下三种类型:

1. 单纯性或卡他性阑尾炎 阑尾充血水肿,阑尾壁有中性多核白细胞浸润及嗜酸性粒细胞浸润,并有淋巴细胞增生,以黏膜及黏膜下层为明显,黏膜可见小溃疡,阑尾周围有少量浆液性渗出。

2. 化脓性阑尾炎 阑尾高度肿胀、充血或出血,腔内积脓,表面有纤维素苔附着,镜下见阑尾壁各层均有大量炎性细胞浸润,阑尾周围有脓性渗出,可发生阑尾穿孔,或形成阑尾周围脓肿。

3. 坏疽性阑尾炎 由于阑尾壁发生的血液循环障碍,导致阑尾发生局限性或广泛性的坏死,阑尾呈暗紫色或黑色,周围渗出不多,有臭味,常合并穿孔。

化脓性阑尾炎及坏死性阑尾炎合并穿孔后形成弥漫性腹膜炎,甚至引起中毒性休克。

【临床表现】

1. 腹痛 为小儿急性阑尾炎的主要症状,初为脐周和上腹部疼,数小时后转移至右下腹部。疼痛为持续性,如为梗阻性阑尾炎,则伴有阵发性绞痛,阑尾穿孔引起弥漫性腹膜炎后,则全腹有持续性痛,为减轻腹痛小儿喜屈膝倦卧于右侧。

2. 胃肠道症状 患儿可有食欲不振,发病初期有恶心、呕吐,呕吐次数不多。患儿常有便秘,如并发腹膜炎或盆腔脓肿时,可有多次稀便。

3. 体温与脉搏　早期体温略上升,随病情发展可很快上升到 38~39℃,年龄越小变化越快,脉搏加快与体温成正比。

4. 右下腹固定压痛　右下腹麦氏点固定压痛是急性阑尾炎的典型体征,部分小儿盲肠的移动性较大,阑尾位置不固定,压痛点可在右中腹、脐部、下腹中部等。发生局限性腹膜炎时,右下腹有压痛、肌紧张和反跳痛,当扩展到全腹时,往往提示阑尾已化脓穿孔造成弥漫性腹膜炎。

【诊断及鉴别诊断】

1. 诊断

(1)主要靠病史和体格检查。凡小儿有急性腹痛伴有恶心、呕吐,持续 6 小时以上,腹部有压痛及叩击痛,甚至影响行走活动者,均应考虑急性阑尾炎的可能。

(2)腹部检查,右下腹有局限性压痛,表现为固定的位置,固定的范围和固定的压痛,发生局限性腹膜炎时,右下腹可有肌紧张和反跳痛。

(3)小儿对腹痛性质、部位陈述不清,体格检查时应反复多次检查才能确诊。婴幼儿患者常喜欢固定于一体位,当按到阑尾部位时哭闹加剧,不合作者使用适量镇静剂,使患儿进入浅睡眠状态,以便于检查。

(4)疑有腹膜炎时,可局麻下行腹腔穿刺,抽出渗液为脓性或冲洗液白细胞满视野时即可诊断。

(5)血白细胞计数可显著增高,早期多在(15~20)×10^9/L,中性粒细胞可高达 80%~90%,少数有严重休克或中毒症状的患儿白细胞计数可正常或偏低,提示免疫能力低下。

(6)腹部彩超和 CT 检查:阑尾发炎后肿胀显影,彩超和 CT 可以发现肿胀的阑尾,还可显示腹腔内渗出液的多少、阑尾周围脓肿的大小和部位,CT 检查有助于异位阑尾炎的诊断,有助于排除其他疾病。

2. 鉴别诊断　与急性阑尾炎相混淆需要鉴别的疾病如下:

(1)急性肠系膜淋巴结炎:多与上呼吸道感染同时存在,反应性炎症的淋巴结累及回盲部时易与阑尾炎相混淆。与阑尾炎不同的是本病可有较高的体温,胃肠道症状不明显,右下腹压痛体征较轻且不固定,白细胞计数略有增高或正常,卧床休息数小时后可缓解。

(2)急性胃肠炎:有不洁饮食史,开始即有腹泻及剧烈呕吐,体温可增高,腹部疼痛及压痛常不固定,腹胀较明显,排泄物中镜检有白细胞及脓细胞。

(3)梅克尔憩室:梅克尔憩室位置靠近阑尾,但更接近脐部,临床表现与阑尾走向相似,如体征重,特别是有腹膜刺激症状时不易于阑尾炎相鉴别,有手术适应证时应及时手术。如术中检查阑尾炎症不明显时,应继续探查小肠 100cm 以内寻找梅克尔憩室,如已发炎应予以切除。

(4)卵巢囊肿扭转:右侧的卵巢囊肿蒂扭转时可引起急性右下腹痛,卵巢扭转后局部缺血、血性渗出,可以有压痛及反跳痛,甚至肌紧张,不易与急性阑尾炎相鉴别,但本症不发热,白细胞计数增加不明显,可疑病例作腹部直肠双合诊可触及包块,在右下腹做腹腔穿刺可见血性液体,有助于诊断。

(5)原发性腹膜炎:发病急剧,常突发高热,剧烈全腹疼痛、腹肌紧张、弥漫性压痛、反跳痛及肌紧张,白细胞计数在 20×10^9/L 以上,腹腔穿刺可见米汤样稀薄脓液,涂片为革兰氏阳性球菌。

【治疗方案及原则】

鉴于小儿急性阑尾炎的病因和病理解剖特点,不论何种类型阑尾炎,原则上应早期手术治疗。病程超过3天、右下腹已有炎性包块、有阑尾周围脓肿形成者,可试行非手术疗法。

1. 非手术治疗

(1)抗炎治疗:首选广谱抗生素加抗厌氧菌药物,遵循联合、足量、有效的原则;同时应禁食、静脉补液、纠正脱水和电解质紊乱。

(2)局部疗法:如果已有阑尾周围脓肿形成,可外敷清热解毒中药。

在非手术治疗过程中,密切观察病情的发展,如体温持续升高,感染中毒症状加重,局部炎性包块不断扩大或软化,腹膜炎体征明显,应迅速转手术治疗。

2. 手术治疗

(1)腹腔镜下阑尾切除术:具有创伤小、恢复快、切口美观等优势,近年来腹腔镜阑尾切除术已逐渐成为小儿急性阑尾炎治疗的常规术式,同时腹腔镜手术对异位阑尾炎意义更大,可以探查整个腹腔,有助于发现阑尾炎以外的病变。

(2)阑尾切除术:传统手术,一般采用右下腹麦氏切口,开腹切除阑尾。

(3)阑尾周围脓肿穿刺或介入引流术:适用于非手术保守治疗无效的阑尾周围脓肿,待脓肿治愈后3~6个月,再择期行阑尾切除术。

(4)术后处理:术后禁食水、抗炎补液等对症治疗,切口定期换药,鼓励患儿早期离床活动,术后1~2天肠蠕动恢复后可进半流食,逐渐恢复正常饮食。

【预后】

急性阑尾炎预后良好,死亡率已降至0.16%以下。

第十节　消化道出血

【概述】

消化道出血是指由于各种原因引起的从口腔至肛门的整个消化道的出血,儿童任何年龄均可发生。以屈氏韧带为界,其上的消化道出血称为上消化道出血,其下的消化道出血称为下消化道出血。上消化道出血常见,常表现为急性大出血。

【病因】

消化道出血的病因复杂,除了消化道本身疾病外,也可能是全身出血性疾病的局部表现,常见病因包括:

1. 全身性疾病

(1)血液系统疾病:再生障碍性贫血、白血病、血友病及各种原因引起的弥散性血管内凝血等。

(2)维生素缺乏症:维生素K缺乏症(新生儿自然出血症)及维生素C缺乏症。

(3)急性传染病:流行性出血热、急性重型肝炎、伤寒、副伤寒、斑疹伤寒、副霍乱、细菌性痢疾及新生儿败血症等。

(4)寄生虫病:钩虫、血吸虫、恙虫病、阿米巴痢疾等。

(5)食物过敏:婴儿牛奶蛋白过敏。

(6)中毒性疾病:植物中毒(毒蕈、棉籽、苍耳子)、化学毒物(汞、砷)及尿毒症。

（7）血管性疾病：血小板减少性紫癜、遗传性毛细血管扩张症等。

（8）结缔组织疾病：播散性红斑狼疮、皮肌炎及结节性多动脉炎。

（9）药物引起：退热药、止痛药引起消化道出血，如阿司匹林、保泰松、吲哚美辛等。

2. 食管疾病　食管静脉曲张、胃食管反流、食管炎、食管重复畸形、食管异物、食管裂孔疝、食管贲门黏膜撕裂症等。

3. 胃、十二指肠及胆道疾病　原发性胃、十二指肠溃疡，各种原因所致的应激性溃疡，急性胃炎，胃扭转，胃结核，胃黏膜脱垂或胆道出血以及肿瘤。

4. 小肠疾病　肠套叠、肠重复畸形、梅克尔憩室、肠扭转、急性肠炎、绞窄性肠梗阻、小肠血管瘤、色素沉着-多发性胃肠道息肉病（Peutz-Jeghers 综合征）、坏死性小肠炎、局限性肠炎、小肠息肉、小肠肿瘤等。

5. 结肠直肠疾病　溃疡性结肠炎、结直肠息肉等。

6. 肛门疾病　急、慢性肛裂及脱肛等。

【病理】

消化道出血的病理变化根据不同病因、不同部位而有所不同，由于全身性原因引起的出血大多数为弥漫性，表现为消化道某一部位或广泛发生的黏膜渗血或局灶性出血。

食管疾患的出血，可见到食管中下段黏膜下方迂曲的静脉曲张团块及某一部位破裂出血，食管炎出血多为较弥漫性出血或合并溃疡。

胃、十二指肠溃疡及各种应激性溃疡出血可以见到消化道相应部位水肿，溃疡形成。合并出血时往往溃疡底部可见腐蚀血管。

肠道息肉出血多见于息肉脱落或较大息肉表面形成溃疡出血，梅克尔憩室或肠重复畸形的出血多为继发的溃疡出血。痔、肛裂出血在局部可见到导致出血的病变。

【临床表现】

一般取决于病变的性质、部位、失血的量与速度，以及患儿出血前的全身情况。上消化道出血表现为呕血及黑便，下消化道出血表现为便血。

呕血与便血是消化道出血的特有症状，呕血是指呕吐鲜血或咖啡残渣样变性血液。上消化道出血可出现黑便或暗红色血便，小肠出血量多，排出速度较快时，血便可呈暗红色、鲜红色或排紫红色血块；当小肠出血量小，血液在肠内停留时间较长，也可呈柏油样大便。结肠和直肠出血时，由于血液在肠道内停留时间较短，往往排出较新鲜的血液。上位结肠出血时，血与大便常混杂；乙状结肠和直肠出血时，可有新鲜血液附着于成形的大便表面；大便后滴血多见于肛裂、直肠息肉等肛门直肠疾患。

急性大量出血时，由于小儿全身血容量较成人少，故出血后很快产生血容量减少性周围循环衰竭，出现休克时，表现为烦躁不安、口渴、脉速、血压下降。血蛋白质消化产物在肠道中的吸收易致出血后氮质血症，由于分解产物的吸收，血容量减少，贫血或循环衰竭引起体温调节中枢紊乱，引起出血后发热。

根据原发病不同而有不同的伴随症状：①剧烈腹痛：见于绞窄性肠梗阻、出血性坏死性小肠炎、过敏性紫癜或肠套叠等；②腹部肿物：见于肠套叠、肠结核、肠肿瘤或肠重复畸形等；③发热：见于急性肠道感染、流行性出血热等急性传染病；④腹泻：见于急性肠炎、出血性小肠炎等。

【诊断及鉴别诊断】

诊断的主要关键在于确定病因,由于病因众多,且在出血时有些检查受到限制,因而多数患儿须在出血停止后进行系统检查,才能确定出血部位和病因。

1. **出血量的估计** 通过询问病史,呕吐、便血次数及出血量有助于估计失血量,但所出血液可在胃肠内停留数小时后才排出,故应密切观察患儿精神、神志、面色、脉搏、血压、皮肤毛细血管充盈及尿量。失血量不足血容量10%时,患儿常无明显症状及体征。失血量达血容量10%~20%时,可出现面色苍白、口渴、多汗、头晕、心悸、血压下降、尿少、四肢凉等。血压可因机体代偿保持在正常范围,但脉压降低。失血达25%~40%时,出现面色发灰、口渴难忍、烦躁、四肢凉、发绀、皮肤发花、血压中度下降和尿量明显减少。失血量>40%时,患儿可有神志不清、呼吸障碍、脉搏难触及、血压极低或测不到、无尿。此外,发病年龄越小对失血的耐受力越差。婴儿失血量>30%即可出现严重休克,失血越急越易引起休克。

2. **推测出血部位** 呕血或经胃管吸出血液,提示上消化道出血,因血液流至下消化道常见有柏油样黑便。反复黑便而无呕血者提示出血来自十二指肠或空肠。暗红色血便多来自小肠,血液与粪便均匀混合。鲜红色血便提示结肠或直肠出血。肛门直肠部位出血时血液不与粪便混合。大便潜血可来自消化道任何部位。

3. **判断出血的病变** 注意其他全身症状以除外全身性出血疾病。小儿外科领域的消化道出血主要限于器质性疾病,可依据好发年龄初步判断引起出血的疾病。

4. **消化道出血与年龄关系**

(1)新生儿期:出现消化道出血应考虑新生儿出血症、坏死性小肠结肠炎、应激性溃疡、维生素K缺乏症、牛奶过敏、咽下综合征、应激性胃炎、血小板减少、感染性腹泻、肛裂等。

(2)婴儿期:多见于肠套叠、坏死性小肠结肠炎、细菌性痢疾、钩虫病、肠旋转不良、溶血-尿毒综合征、胃底食管静脉曲张、肠重复畸形、梅克尔憩室、出血性疾患等。

(3)学龄前及学龄期:应考虑消化道溃疡、肠息肉、过敏性紫癜、血小板减少性紫癜、细菌性痢疾、胆道出血、食管静脉曲张、胃黏膜脱垂症、反流性食管炎、梅克尔憩室炎性肠病及各种中毒等。

(4)任何年龄均可发生消化道出血的疾病,多见应激性溃疡、DIC、血小板减少性紫癜、血友病、再生障碍性贫血、遗传性毛细血管扩张症、肠伤寒、尿毒症等。

5. **伴随症状及体征**

(1)呕血伴有便血:食管静脉曲张、消化道溃疡、过敏性紫癜、新生儿出血症、DIC、胃黏膜脱垂症及胃炎等。

(2)便血伴腹痛:肠套叠、过敏性紫癜、胆道出血、坏死性小肠结肠炎等。胸骨后疼痛应考虑食管裂孔疝。

(3)便血伴休克:体温正常时,考虑回肠远端憩室、消化性溃疡、食管静脉曲张。发热时,考虑细菌性痢疾、坏死性小肠结肠炎、DIC。

(4)便血伴皮肤出血点:过敏性紫癜、血小板减少性紫癜、再生障碍性贫血、白血病、血友病、DIC等。

(5)便血伴黄疸:急性重型肝炎、肝性脑病、溶血-尿毒综合征、严重胆道感染。

(6)便血伴肛诊有包块多见于肠息肉,指套有果酱样大便考虑为肠套叠等。

(7)正常便伴少许血液且伴有肛门疼痛;应考虑肛裂。

（8）便血伴腹胀：应考虑坏死性小肠结肠炎。

6. 实验室及其他检查

（1）筛查全身出血性疾病：血常规、血型、出血时间、凝血时间、凝血酶原时间、部分凝血活酶激活时间及凝血因子，可以筛查出大部分凝血缺陷疾病。如出血时间延长提示血小板疾病；凝血酶原时间延长可见于血液病、肝脏或胆道梗阻所致维生素 K 吸收不良；部分凝血活酶时间延长伴正常凝血酶原时间，表示有凝血因子Ⅷ、Ⅸ或Ⅺ缺乏，提示血友病等。

（2）X 线检查：包括普通透视、钡餐、钡灌肠及气钡双重造影。

（3）超声和 CT 检查：腹部彩超和 CT 有助于诊断肠套叠、梅克尔憩室、肠重复畸形和肠息肉等。

（4）器械检查：利用器械检查可以发现出血部位、原因、病变范围，甚至可以同时取活检以判断病变的性质。器械检查主要利用各类内镜，如胃镜、十二指肠镜、小肠镜、结肠镜、乙状结肠镜和肛门镜等，可以直接观察病变、照相、录像、造影及取活检等。

（5）放射性核素扫描：当怀疑出血来自梅克尔憩室或肠重复畸形时，可用^{99m}Tc 同位素腹部扫描，能发现憩室内的异位胃黏膜。

（6）腹腔动脉造影：有助于确定出血部位，仅适用于出血不止且诊断困难的患儿。可显示出血的血管部位及病变性质。

上述各种检查并非每一个出血病例都需要进行，应结合病史及病情有选择地采用，先用普通的无损伤的检查方法，后采用复杂的价格昂贵的或有创伤的检查方法。尽管通过上述方法，临床上仍有 10% 左右的病例术前找不到出血的病因，约有 8% 的病例剖腹探查后也不能找到出血部位。

【治疗方案及原则】

小儿消化道出血治疗原则是病因治疗和对症治疗同时进行，病因明确的出血应尽早控制出血，纠正休克，必要时行外科手术治疗。对病因不明的出血，应在积极抢救的同时进一步查明出血原因，针对病因予以治疗。

1. 非手术治疗　失血量较少或较缓，主要针对病因治疗，失血量较多时应采取紧急措施抢救。

（1）一般疗法：使患儿保持安静，必要时使用镇静剂，循环不良者即刻吸氧，监测患儿神志、面色、血压、脉搏、尿量等，出血量多时应禁食，必要时输血或血制品治疗。

（2）纠正休克：立即给予静脉补液，必要时中心静脉置管，扩充血容量，恢复循环及组织灌注是急救的首要任务。先用血容量扩充剂，在血源困难或等待配血的情况下可先用血液代用品，如右旋糖酐每次 10~15ml/kg 静脉快速滴入，或 5% 白蛋白、复方林格液等。待血交叉配好后即输入滤白红细胞补充血容量，儿童血容量一般以 80ml/kg 计算，失血量<10% 血容量时，只需输电解质液补充血容量；失血≥25% 时，应尽早输血，预计输血量为 80ml/kg×25%＝20ml/kg 全血。输血时宜分批补充，根据病情随时调整，以免扩容过度造成心衰、肺水肿。休克时间较长可伴不同程度的酸中毒、低钠血症等，应给予 5% 碳酸氢钠纠酸，高浓度氯化钠纠正低钠血症，期间注意监测血生化。

（3）胃管的应用：①充分减压：抽出胃液和积血达到有效的减压，可减少胃区的含血量；②止血药灌注：通过胃管注入抑酸剂，以及云南白药、三七粉等止血剂。

（4）纤维内镜止血：当镜检发现出血点时，可通过内镜应用高频电灼止血或局部喷洒药物或采用特殊止血夹钳止血。

2. 手术疗法　消化道大出血多数经非手术疗法可达到止血目的,但也有小部分经各种保守治疗措施仍出血不止或短时间内反复大量出血,甚至威胁生命,需及时进行手术探查。术前应尽可能争取初步明确出血部位,以决定手术途径及切口选择,对手术方式应作充分估计。

【预后】

消化道出血的预后取决于原发疾病的性质及就诊时机。恶性疾病如白血病、消化道恶性肿瘤等预后与疾病分期有关。总的预后较良性病变为差。良性病变中急性大出血,如病因明确、出血定位准确,可采取非手术治疗及手术治疗,成功率也因不同疾病而异。另外许多消化道出血病例术中找不到明确出血原因的约占总数的 8%。下消化道出血如出血部位明确且病变局限手术切除完整,则止血效果一般较好,预后良好。

第十一节　消化道异物

【概述】

消化道异物是指在消化道内不能被消化且未及时排出而滞留的各种物体,包括异物摄入和食物嵌塞,是临床常见急诊之一,若处理不及时可造成严重并发症,甚至导致死亡。由于儿童的好奇心和意外摄入,这些病例大多发生在儿童中,发病高峰在 6 个月到 6 岁。据统计,80%~90% 的消化道异物可以进入胃肠道,不经干预可随粪便自行排出,但仍有 10%~20% 的概率需要干预,内镜治疗常作为首选,小于 1% 的病例需外科手术取出异物或处理并发症。

消化道异物治疗方式的选择取决于解剖因素、异物的性质及滞留时间。一般异物只要能通过食管第一段狭窄,则可通过全部消化道而由肛门排出的可能性较大。但消化道异物患儿若伴随基础疾病,如食管裂孔疝、食管狭窄、嗜酸性食管炎、肥厚性幽门狭窄或胃肠道术后等,可增加异物滞留的风险。在我国,消化道异物多因误吞引起,因基础疾病所致异物滞留比例较低。

【异物分类】

常见的消化道异物包括短、钝异物,长异物,尖锐异物,金属性异物,腐蚀性异物,磁性异物,食管内食物团块等。

1. 短、钝异物　以塑料玩具、小零件为主,一般来说,直径>2.5cm 的物体不太可能通过幽门,直径>6cm 的物体不太可能通过十二指肠。

2. 长异物　长形异物例如棒棒糖棍、塑料小勺、笔帽等,常嵌顿于十二指肠球部与降部交界处、降部与水平部交界处。

3. 尖锐异物　尖锐的物体,如牙签、钉子、大头针、鱼刺、枣核等,造成黏膜损伤的风险各不相同,并发症包括穿孔、脓肿、腹膜炎,甚至死亡。

4. 金属性异物　硬币或游戏币是儿童最常摄入的圆形金属性异物,多嵌顿于食管第一段狭窄处,其次为食管胃连接处或食管病变处。

5. 腐蚀性异物　纽扣电池是最常见的腐蚀性异物,因其碱性物质外漏腐蚀黏膜,可并发黏膜溃疡,甚至穿孔。腐蚀性异物易造成消化道损伤甚至坏死,确诊后应立即处理。

6. **磁性异物** 摄入磁性异物会导致严重的胃肠道损伤,甚至死亡。磁力珠类型玩具因其体积小、数量多、磁力大,吸附后可以摆出任意造型而深受儿童喜欢,却也增加了误食的风险。在诊治过程中,了解磁性异物的数量很重要,因为单一磁性异物的摄入不太可能导致胃肠道并发症,而超过一个磁性异物的摄入可能极其危险,因为磁铁之间产生的吸引力会压迫消化道管壁,容易造成缺血坏死、瘘管形成、穿孔、梗阻、腹膜炎等严重的胃肠道损伤。

7. **食管内食物团块** 以糖果、肉块等较为常见,潜在食管病变(如嗜酸性食管炎、食管动力障碍、食管狭窄等)可增加此类疾病的发生风险。

【诊断】

结合病史、临床表现和辅助检查可帮助诊断消化道异物。

1. **病史** 异物吞食史是患儿就诊的主要原因。年龄较大儿童可自诉或家长明确异物吞食史,应详细询问病史以了解异物的大小、形状、种类及吞食时间。幼龄患儿无法自诉或家长不明确病史,诊断往往具有挑战性,常需根据临床表现推测或辅助检查帮助诊断。

2. **临床表现** 许多儿童在吞食钝性较小异物时可能没有症状或出现非特异性症状,有些家长可能在异物随粪便排出后才发现。症状的出现一般与物体或损伤的解剖位置有关。

食管是具较大弹性的肌性管道,进入食管的异物大部分随食管的蠕动通过食管进入胃内,但食管解剖结构狭长,且有三个生理狭窄,一些不规则形的异物或尖锐物品易滞留于食管第二段狭窄处。异物若能通过此处,多半也可通过食管其他狭窄部位。口咽部、食管内异物滞留的患儿症状比较明显,常表现为异物阻塞感、恶心、呕吐、疼痛、吞咽困难等,不能主诉病史的患儿表现为拒食、流涎、易激惹、哭闹不安等,若异物造成周围软组织肿胀并压迫气管,则表现为咳嗽、气促、呼吸困难等呼吸系统症状,误吞尖锐异物伴消化道出血的患者,应高度警惕异物刺入食管第二段狭窄主动脉的可能。

在没有梗阻或黏膜损伤的情况下,胃或肠道中的物体不太可能引起症状。当出现梗阻或损伤时,常见的临床表现为腹痛、呕吐和呕血。

特异的临床表现提示存在相应并发症:发热提示感染;血性唾液、呕血提示有黏膜损伤;吞咽唾液困难、流涎者常伴随食管完全梗阻;出现胃型、胃蠕动波应考虑幽门梗阻;颈部皮下气肿、红斑、压痛高度怀疑食管穿孔;腹膜刺激征(腹部压痛、反跳痛、肌紧张)与穿孔密切相关;致命性大出血警惕食管-主动脉瘘。

3. **辅助检查** 根据病史及临床表现可初步判断异物所在部位及病情严重程度,有助于辅助检查的选择。

(1)影像学检查

1)额镜、喉镜:病史及临床表现提示异物位于口咽部、食管入口上方者,先行额镜、喉镜检查,发现异物后应尝试取出。

2)食管镜、胃镜:对于有持续性食管症状的患儿,即使放射检查为阴性,也应该进行内镜检查。此外,对于有食物团块嵌塞而无并发症证据的患儿,可先进行内镜检查。对于尖锐的物体、电池、磁铁和导致完全食管梗阻的异物,推荐行紧急柔性内镜检查(最好在2小时内,最迟在6小时内)。以下情况应进行急诊柔性内镜检查:①尖锐的物体,全层穿孔的风险很高(高达35%);②纽扣/圆盘电池摄入,有压力坏死、电烧伤和化学损伤的风险;③由于压力坏死而摄入磁铁的情况;④食物团块有完全食管阻塞的情况。

3)X线平片:通过正位和侧位X线平片,可以确定异物部位、大小、形状、数量,发现潜在的梗阻和穿孔等并发症。对摄取磁性异物的患儿应先考虑进行影像学检查,以确定异物的位置,确定其大小,并评估并发症的发生情况。在可能的情况下,即使在成像时只报告或看到一个磁铁,也应考虑磁铁吸附的情况,因为未检测到的磁铁或其他被摄取的金属物体与磁铁一起可能导致重大伤害。对于无症状的单个消化道磁性异物,要在垂直的 2 个平面上进行记录,如其放射线表现与吞入物相符,可回家观察,第 1、5 天复查 X 线检查。在疑似硬币摄入的情况下,必须清楚地区分硬币和纽扣电池,因为纽扣电池需要紧急取出,并通过平片上的"晕圈"双圈标志来区分。多数异物在 X 线平片上可见,但食物团块、木屑、塑料、玻璃、细金属等异物往往表现为阴性结果,此时需要进一步检查以明确诊断。

4)CT:CT 扫描不仅可以发现部分 X 线平片未能显示的异物,还可以辅助诊断是否存在相关并发症,可作为消化道异物扫描的重要影像学手段。对伴有腹膜炎、脓肿、瘘等患儿,增强 CT 诊断价值更高。对于靠近心脏及大血管处的食管内异物需要完善胸部高分辨率 CT 对食管、气管及心脏大血管三维重建,了解异物与周围血管组织关系。

5)超声:超声也可以观察异物的具体位置、黏膜损伤及与周围脏器关系,可作为儿童消化道异物的检查方法,但对技术人员个人技术与经验要求较高,故超声检查在消化道异物的诊断中推广较少。

(2)实验室检查:可疑存在并发症的上消化道异物患儿,必要时行实验室检查可以评估病情,如血常规可提示是否合并出血、感染等。

【治疗】

根据异物的类型、症状、吞食异物时间及异物的位置以明确诊断,评估风险,根据风险的高低决定治疗方式。对邻近重要器官及大血管的异物、易损伤黏膜或血管而导致穿孔等并发症的尖锐异物、腐蚀性异物、磁性异物,应高度重视,酌情拟定最佳治疗方式。对于食管异物,因为可能发生透壁性糜烂、瘘管等严重并发症,必须尽快取出,建议在任何情况下食管异物停留时间都不超过 24 小时。

1. 保守治疗 食管异物患儿暂无症状时,可观察 12~24 小时,如果 24 小时后异物仍在食管内,可内镜下取出异物,以防止并发症发生。对于直径较小(小于 2.5cm)的胃内或十二指肠内异物的保守观察时间,国内外存在争议,国外专家认为在无胃肠道损伤表现的前提下,可等待其自然排出,停留 3~4 周以上仍无法排出者,须内镜下取出。但考虑到异物长期滞留对患儿及家属造成的身心负担,我国内镜技术也已发展成熟,国内专家共识认为在符合内镜处理适应证的条件下,可行择期内镜下处理。在小肠同一位置滞留不超过 1 周的钝性物体,在没有症状的情况下也可保守观察。

2. 内镜治疗 与传统手术相比,内镜处理具有创伤小、并发症少、恢复快、费用低等优点,兼具诊断和治疗的双重价值。原则上,耐受内镜操作且无并发症的普通上消化道异物均适合内镜处理:口咽部食管入口上方的异物,应先用喉镜试取,失败者再行胃镜或硬质食管镜;食管中上段异物可在胃镜或硬质食管镜下处理;虽然某些胃内或十二指肠内异物可等待其自然排出,但存在排出失败、长期滞留于体内而造成并发症的风险,临床实践中,可酌情安排内镜干预,尝试取出。若患儿误吞尖锐异物伴消化道出血,应高度警惕异物刺入食管第二段狭窄主动脉的可能,不能盲目试取,因取出失败者严重可造成大血管破裂致死。

儿童消化道异物如有以下情况必须行急诊内镜下消化道异物取出(急诊内镜):①尖锐异物;②毒性或腐蚀性异物;③食管内异物停滞时间>24 小时;④多个磁性异物或磁性异物

合并金属;⑤大而不规则异物;⑥食管内异物导致出现吞咽困难、流涎等食管完全梗阻表现;⑦食管内异物导致出现呼吸困难、气促等气管受压合并梗阻表现;⑧胃或十二指肠内异物导致出现胃肠道梗阻表现;⑨食管异物嵌顿在第一段狭窄处。如存在以下情况可在24小时内尽早行内镜下消化道异物取出:①直径>2.5cm的异物;②长度>6cm的异物;③单个磁性异物;④可能自然排出的异物;⑤未达到急诊内镜指征的食管异物;⑥出现临床表现但未达到急诊内镜指征的胃或十二指肠内异物。

3. **手术治疗**　上消化道异物手术治疗的潜在指征包括内镜治疗失败、无法自行排出的异物、穿孔、靠近重要结构(主动脉弓)的消化道异物和其他并发症。高达1%~3%的患儿因并发症(穿孔、不可挽回的异物、纵隔炎、胸膜脓胸、瘘管、严重出血)而需要手术。食管穿孔伴广泛胸膜/纵隔污染的情况下,应立即行急诊手术。

下消化道如异物停留在某一固定位置7~10天仍无变化,或为细、长、尖、锐异物,或有腹痛、压痛、发热、白细胞计数升高等并发症表现,应行肠切开取出异物,一般不需行肠切除,但术前1天应再做X线检查,确定异物位置。若吞入多个磁体但无症状时,或磁体之间独立无吸附,可通过腹腔镜辅助探查或补救性内镜治疗防止潜在胃肠道并发症发生;如磁体吸附成一个整体,患儿入院后,需每6小时进行一次拍片和检查。如腹部症状发展,或未能通过X线片确定异物移动,可行腹腔镜辅助探查或内镜取出。

【预后】

消化道异物常见的并发症包括黏膜损伤、出血、感染、穿孔、脓肿形成等,异物造成穿孔的发生率小于1%,若及时发现可于内镜下修补,严重穿孔需急诊外科手术治疗。

第十二节　结肠、直肠息肉

【概述】

肠息肉是指消化道黏膜的肿块状突起,是小儿常见病,可发生在消化道的任何部位,以结肠和直肠最多见,是小儿慢性、小量便血的主要原因。男性多于女性,以3~6岁最多见。息肉多为单发,少数为多发,多发者可称为息肉病。

【病因】

小儿结肠、直肠息肉形成的原因尚无定论,一般认为肠黏膜炎性病变和慢性刺激是形成息肉的重要因素。少数病例是先天性腺瘤类良性肿物。

【病理】

小儿结肠、直肠息肉的病理大部分为错构性瘤,如幼年性息肉,少部分为腺瘤和炎症性息肉,均为良性病变,罕有发生恶变者。息肉为圆形或椭圆形肿物,大小不等,小者如米粒,大者直径可达2~3cm。表面光滑,色肉红。早期基底较宽,随病期延长肠蠕动及粪便的推动作用,附着的黏膜拉长形成细长蒂柄,活动度大。有时息肉可在蒂部自行折断而脱落。盲肠或回肠息肉偶可引起肠套叠。

小儿息肉90%发生在直肠和乙状结肠,多位于距肛门3~4cm与7~8cm处。

【临床表现】

慢性便血是主要症状。多发生于排便结束时,在粪便的表面可见一条状血迹,呈鲜红色,不与粪便相混,量较少,少数病例便后自肛门滴下数滴鲜血,由于息肉脱落引起大量出血者罕见。息肉表面有继发感染时可伴有少量黏液。患儿排便时一般无任何痛苦。低位、长蒂的息肉在排便时可脱出肛门外,肛门处可见一红色球状物,如不及时将息肉送回,可引起嵌顿、脱落和出血,有条件可立即结扎切除,或及时将息肉送回直肠内。

【诊断及鉴别诊断】

1. 诊断

(1)临床表现:慢性、少量便血,血色鲜红,或见红色球块状物脱出肛门;直肠指检触及肠壁上球形、可滑动的肿块。

(2)辅助检查:对直肠指检时手指不能触及的息肉可行:①气钡双重灌肠造影:显示结肠内圆形或半圆形的充盈缺损。②腹部彩超检查:诊断小儿肠息肉的无创检查方法,可以判断息肉的大小和位置。检查前需空腹和排空肠道。幼年性息肉表现为肠腔内低回声团块,内伴散在的圆形小液性区,团块与肠壁之间有细蒂相连,彩色多普勒可见蒂内有丰富血流,延伸到息肉内呈现树枝状分布。③纤维结肠镜检:可直接看到息肉,并可同时经内镜切除息肉。

2. 鉴别诊断

(1)家族性结肠息肉病:有家族遗传性病史,在直肠及结肠内布满息肉,大小不等。由于长期出血,有不同程度的贫血。直肠有息肉者,指检可摸到。作钡剂灌肠或结肠镜检并结合息肉病理即可明确诊断。

(2)色素沉着-多发性胃肠道息肉病(Peutz-Jeghers 综合征):可有家族遗传病史,以小肠息肉伴口唇周围皮肤黏膜色素沉着为特点,血液与粪便混杂,多为潜血便。直肠指诊多为阴性,做钡剂胃肠透视和胶囊内镜可确定诊断。

(3)肛裂:多有便秘史,排便时肛门有痛感,粪便表面有血迹,色鲜红,不与粪便相混杂,有时便后自肛门滴血,量不多。用手指按压肛门两侧,使肛门外翻,在肛门正中线前后方可见裂缝存在。

(4)痔:在小儿较少见,主要表现为便后出血,量少,鲜红色,一般排便时不痛,排便时可见肛周暗紫色块状物隆起,排便后缩小,直肠指检无改变。如用手指压迫肛门两侧使其外翻,或用肛门镜检查可发现痔静脉扩张。

(5)溃疡性结肠炎:一般多发生于年长儿。排便次数增多,粪便稀薄,除有血便外尚有大量黏液和脓,并有里急后重感。直肠指检偶尔可摸到多处息肉样隆起。乙状结肠镜或纤维结肠镜检查可见黏膜充血及散在的溃疡面。

(6)痢疾:排便次数增多,粪便内除血块外混有大量黏液,并有里急后重症状,便常规检查及培养即可确诊。

【治疗方案及原则】

应根据息肉的部位、数量、大小和形态采用不同的治疗方法。

1. 经肛门切除 直肠下段息肉可经肛门切除。骶麻后扩张肛门,用组织钳将息肉拉出,结扎及缝扎蒂部,切除息肉。

2. 无痛结肠镜下电切 对于高位直肠或结肠息肉,静吸复合麻醉下的无痛肠镜是首选的检查和治疗方法,发现息肉后用电凝摘除器圈套,套在息肉的中段或近息肉处,并轻轻牵拉息肉,使息肉悬在肠腔中再行电凝。主要并发症为肠道出血和穿孔。

3. 剖腹息肉切除术 内镜无法摘除的息肉可行剖腹手术,进行息肉摘除术或肠切除术。

【预后】

本病多属良性病变,息肉摘除后临床症状即消失,复发率约为5%,一般无恶变潜能。腺瘤样息肉术后易复发,甚至有恶变的可能,需定期结肠镜复查,有便血应随时复查。

第十三节 获得性直肠前庭瘘

【概述】

获得性直肠前庭瘘又称感染性直肠前庭瘘、后天性直肠前庭瘘、直肠舟状窝瘘或女婴肛瘘。患儿具有发育正常的肛门,在生后不久,大多数在2~3个月内因腹泻引起肛窦炎或肛腺炎,炎症向周围扩散,出现会阴部红肿,继而自前庭部破溃、流脓,炎症消退后留有瘘管,即为获得性直肠前庭瘘。有的自大阴唇破溃而形成直肠大阴唇瘘,是本病的又一表现。本病均需手术治疗。

【病因】

本病病因主要是直肠炎症引起的肛窦炎或肛腺炎向周围扩散,溃破形成的女婴肛瘘。患儿发病前多有腹泻的病史。女婴肛管前壁与前庭间组织疏松,更易受炎症侵袭,脓肿破溃后引流不畅产生窦道,易形成感染性直肠前庭瘘。

研究认为,婴儿期到幼儿早期肛门直肠黏膜局部免疫结构未成熟,直肠黏液中IgA低值是导致婴儿肛周感染及肛瘘的主要因素。也有人认为肛瘘的形成含先天性发育异常因素。有些肛腺呈囊性扩张,肛腺具分泌功能,异常肛腺继发感染。

【病理】

本病的病理早期表现为炎症过程。外阴部红肿,直肠肛管黏膜水肿、充血,肛窦糜烂形成溃疡。穿破后自会阴或前庭部排出脓液,外阴部红肿减轻或消退,最终直肠黏膜长入破口,覆盖瘘管,形成永久性瘘管。

肛瘘由内口、瘘管、支管及外口四个部分组成。按肛瘘的形状分为完全瘘、不完全瘘及不完全内瘘。按肛瘘与括约肌的关系可分为括约肌瘘、经括约肌瘘及括约肌外瘘。按原发病灶的部位则分为皮下瘘、坐骨直肠窝陷凹瘘及黏膜下瘘等。按瘘管有无分支,分简单瘘及复杂瘘。小儿多为低位简单肛瘘,即由内外瘘口和瘘管构成,瘘管多呈直线状,仅少数病例向深部蔓延形成复杂瘘,但多为完全性瘘,内口大部分在齿状线以上的肛管和直肠。

【临床表现】

患儿大多为2~3个月的婴儿,超过6个月者少见。病前多有腹泻的病史,在腹泻的过程中出现外阴包括前庭部红肿,可伴有发热、白细胞增多、食欲不振等全身中毒表现。发病1周左右自前庭部红肿部破溃流脓,也可从肛门流出脓液。此时大便及气体多从瘘口排出。破溃后炎症逐渐消退,瘘口逐渐缩小。最终遗留直径大小不等的直肠前庭瘘,大者排便时稀便自瘘口溢出,平时经常有污粪;小者仅自瘘口排气,但自愈者罕见。有的脓肿自两侧大阴唇破溃,形成直肠大阴唇瘘,并造成局部皮肤缺损。

急性期直肠内镜检查可见直肠黏膜红肿,以前壁为重,并可见肛窦糜烂有溃疡形成。脓肿破溃后探针可自外部瘘口直通直肠。形成瘘管后,指肛检查肛门前壁可触及凹窝,瘘口直径大者自前庭可见肛门内指套。

【诊断及鉴别诊断】

1. 本病主要发生在小婴儿,具有正常肛门。

2. 有腹泻、外阴部红肿史,破溃后形成瘘管,有气、大便自瘘口排出。

3. 根据肛门周围脓肿等感染病史及瘘道,即可初步确立诊断。

进一步需要检查瘘管的走向及内口位置,以选择合适的治疗方法。常用检查:①直肠指诊:可触及小硬块,硬块的中央凹陷即为内口,多位于肛门前正中线或稍偏一侧。②肛门镜检查:常能发现内口,多位于隐窝或黏膜与皮肤交界处。③探针检查:完全瘘容易找到内口。探针经外口插入,示指在肛管内,触到探针尖处,即为内口的位置。复杂瘘的行径弯曲或瘘道太细者,不宜用探针检查,以防形成假道。④注射 5% 亚甲蓝溶液 1~5ml 入瘘管,直肠内放一块纱布,如纱布沾染蓝色,表示存在内口。但瘘管弯曲,通过括约肌各部之间,括约肌收缩时亚甲蓝溶液不能通过内口进入直肠,故若纱布未染蓝色,也不能否定内口的存在。

【治疗方案及原则】

1. 婴儿腹泻者应积极治疗,以防引起肛窦炎,引发肛瘘形成。

2. 急性外阴部红肿期应给予全身广谱抗生素以控制感染。局部可用温湿敷或理疗,以促使炎症局限。

3. 脓肿破溃后应用 1:5 000 高锰酸钾溶液等清洗坐浴。

4. 保守抗炎治疗无效者,应选择手术治疗。手术最好在感染控制 6 个月以后进行。至少在 1 岁以后可考虑行经肛门直肠前庭瘘修补术。

5. 感染性直肠前庭瘘的手术主要有前会阴和经直肠入路两种手术方式,但无论何种手术入路,切忌瘘管切开和挂线手术。由于感染性直肠前庭瘘外瘘口位于前庭处,内瘘口在直肠前壁齿状线水平以上,紧邻肛门括约肌近端。而且前庭部组织薄弱,仅有肛门括约肌而缺乏其他肌肉和皮下组织。一旦行瘘管切开或挂线手术,将造成内括约肌损伤和外括约肌断裂回缩,使切口裂开难以愈合,失去正常女阴外观,并导致术后排便控制障碍,造成患儿不同程度的大便失禁,严重影响患儿远期生活质量。

(1)直肠内修补术:在瘘管内口的黏膜处作弧形切口,切口两侧缘弯向齿状线,切口长度占肛瘘周径的 1/3~1/2,从齿状线到弧形切口间的黏膜全部剔除。向上分离直肠黏膜 2~3cm,使之无张力地下移。间断缝合瘘管内口上、下缘的内括约肌,再平行第二层缝合内括约肌,此为手术成功的关键。闭合内口后,用潜行分离的直肠黏膜覆盖已闭合的内口,与肛管的切缘在无张力下对位缝合。

(2)前会阴入路手术:明确瘘口后,用针形电刀单纯游离瘘管,即从瘘管外口游离至内口,不分离直肠阴道间隔。瘘管长度一般 6mm 左右,与周围组织界限清楚。游离近直肠壁时,可清楚看到白粉色的直肠壁。当瘘口较大时,内、外口几乎重叠,没有明确的管型结构,仅仅是一个环形缺损,但也需要完整剔除内、外口之间的组织,才能满意修补瘘口。缝扎瘘管时,如果瘘管直径<3mm,可紧贴直肠壁缝扎并切除瘘管;瘘管直径>3mm,基底部较宽广,若结扎或缝扎瘘管,其基底部形成的皱褶较多,且有一定的张力。此时,以切除瘘管后直肠壁缺损行黏膜外间断或连续缝合为妥。肠壁的黏膜下层是肠壁各层最坚韧的结构,不缝黏膜,仅缝合肌层和黏膜下层,可保证肠壁断面边缘既不内翻亦不外翻,整齐对合,相当于解剖复位,利于切口愈合。

【预后】

本病形成瘘管后经直肠内前庭瘘修补术,90%以上可获痊愈。术后瘘口感染复发者,因手术完整切除瘘管,再次愈合的可能性较大,一半的复发患儿经坐浴等对症处理,可自行愈合。若不能自行愈合需再次手术时,最好与首次手术间隔6个月以上。

第十四节　肛周脓肿

肛周脓肿是指肛管直肠组织或肛门直肠旁间隙内的感染形成的脓肿。该脓肿自行溃破或切开引流后常经久不愈形成瘘管,即肛瘘。肛瘘实为肛周脓肿的后果。本病的发生是由于肛窦炎或肛腺炎为原发病灶。原发感染向周围蔓延或穿过肠壁及肛门内、外括约肌到肛门直肠周围间隙。由于该间隙内为疏松的结缔组织与脂肪组织,感染很容易扩散,形成脓肿后向不同方向穿破,形成不同部位的瘘管。本病多见于小婴儿,尤其是满月前后的新生儿。病原菌以金黄色葡萄球菌为主。

【病因】

小婴儿肛周皮肤和直肠黏膜娇嫩,局部防御能力薄弱是引起肛周脓肿的主要因素。同时该年龄阶段较常发生腹泻,易被尿便浸渍损伤。此外,一过性的雄激素分泌增高,导致肛门腺分泌增多,若腺管阻塞易出现感染。随着小儿年龄的增长,局部防御能力增强,肛周感染发生率显著下降。肛门周围脓肿也可继发于肛裂、痔及直肠炎症等。

有报告肛门周围脓肿与免疫功能低下有密切关系,新生儿和小婴儿感染的防御机制尚未发育健全,直肠黏膜尚无浆细胞,白细胞吞噬能力及免疫球蛋白的生成均较弱。血清中的免疫球蛋白 IgG 来自母体,生后 3~4 周黏膜固有层的浆细胞才产生 IgA。某些粒细胞减少性疾病如急性白血病、再生障碍性贫血、先天性家族性粒细胞缺乏症等,可合并肛门周围脓肿。

需要注意,肛周脓肿也可能是儿童炎症性肠病的肠外表现。

【病理】

小儿肛门周围脓肿常起源于肛门腺窝及肛门腺炎症。开始为肛门直肠周围组织反应性蜂窝织炎,后炎症局限形成脓肿。脓肿多在肛门附近的皮下及直肠黏膜下。如不及时治疗,可穿入直肠周围组织,如会阴、前庭、大阴唇和阴道,形成各种类型肛瘘。

【临床表现】

肛周脓肿初始表现为肛周红肿、硬结,触摸病变部位和排便时患儿哭闹。后中央变软,颜色暗红,出现波动,破溃后有脓汁排出。脓肿破溃或切开引流后,50%以上患儿形成肛瘘。年长儿可诉肛门周围痛,走路或排便时加重,不愿取坐位或用一侧臀部坐,喜卧于健侧,屈腿,以减轻疼痛。

【诊断】

肛周脓肿诊断并不困难,但临床上多数就诊较晚,有的脓肿已经破溃才来就诊。应注意早期发现,以便及时治疗。

【治疗】

1. 有腹泻者应积极治疗以防引起肛窦炎继而扩散引起肛周脓肿。

2. 急性炎症期应选用广谱抗生素,同时应用理疗等措施以控制炎症发展。为保持局部清洁,可用 1:5 000 高锰酸钾溶液或中药液等坐浴。

3. 如脓肿形成应行脓肿切开引流术。

第十五节 直肠脱垂

【概述】

直肠脱垂是指肛管、直肠或结肠向外翻出而脱垂于肛门外,是婴幼儿常见病,好发于 4 岁以内,1 岁以内者罕见,随年龄增长多可自愈。少数患儿需行手术治疗。

【病因】

1. 解剖因素 婴幼儿骶骨弯曲尚未形成,直肠与肛门位于一条直线上,腹压增加时直接作用到肛管。此外年龄越小 Douglas 窝越深,以及直肠周围支持组织发育不良等都是发生直肠脱垂的解剖因素。

2. 后天因素 腹压长期增加,如长期咳嗽、便秘、排尿不畅、长时间坐盆排便不良习惯等都是诱发直肠脱垂的常见原因。

【病理】

许多学者证实直肠脱垂患儿多合并有肛门括约肌功能不全,排便功能障碍。根据其脱垂程度可分三型:Ⅰ型,直肠黏膜脱出;Ⅱ型,直肠全层脱出;Ⅲ型,肛管、直肠全层或部分乙状结肠脱出。

【临床表现】

早期排便时有肿块从肛门脱出,便后肿块回缩至肛门内。反复发作后,便后肿块不能回缩,必须用手帮助托回,以后只要咳嗽、跑跳、哭闹等轻微腹部用力后即从肛门脱出。由于直肠经常脱垂,黏膜受摩擦刺激,黏液分泌增多,黏膜出现充血、水肿、出血、溃疡,甚至发生坏死。发生绞窄时伴有剧烈疼痛。直肠完全脱垂时,可感下腹部胀痛、肛门下坠感及尿频。

【诊断及鉴别诊断】

1. 诊断

(1)根据病史及临床表现即可确诊。

(2)检查

1)局部检查:嘱患儿蹲位或侧卧位用力屏气后观察。只有直肠黏膜层脱出,为不完全脱垂或部分脱垂,可见脱垂黏膜表面有纵行皱襞;直肠壁各层同时脱出,即直肠从肛门套叠脱出,为完全脱垂,可见脱出的直肠较长,黏膜折叠呈同心圆皱襞。如脱垂后长时间未能复位,则发生充血水肿、溃疡和出血。

2)直肠指检:常可发现肛门括约肌松弛。

2. 鉴别诊断 个别病例需与直肠息肉和晚期肠套叠鉴别。

【治疗方案及原则】

1. 保守治疗

(1)解除诱发因素,改善患儿生活习惯,增加营养,有便秘者给予缓泻剂。训练定时排便习惯,切忌坐便盆时间过长。

(2)排便后直肠脱出,应立即手法复位。经常容易脱出者,于复位后用胶布将两臀部拉紧固定,并卧床休息。

(3)直肠脱垂不能复位但无肠坏死者,用45~50℃生理盐水湿敷20~30分钟,待水肿减轻后再试行复位。复位时用凡士林涂抹在手套上,小心地用手指从肠腔开口中央开始逐步将肠段推入。

2. 注射疗法　多数患儿经过保守治疗均能治愈,少数未愈患儿可采取硬化治疗,该疗法主要适用于5岁以上严重脱垂者,或5岁以下经保守治疗未愈者。可选用的硬化剂较多,如含0.5%~1%普鲁卡因的75%酒精、5%明矾甘油合剂、含0.25%~1%普鲁卡因的50%葡萄糖液、5%石炭酸甘油、5%鱼肝油酸钠及30%盐水溶液等,其作用机制是使直肠黏膜与肌层发生粘连,或使直肠周围形成瘢痕,以增强其支持作用。

3. 手术疗法　经保守治疗、硬化剂注射治疗无效者,可选用肛门周围箍绕术或直肠悬吊术。无法回纳的绞窄性直肠脱垂则需切除。

【预后】

直肠脱垂患儿去除腹压增加因素、加强营养后,多可自行痊愈。严重脱垂患儿经注射疗法或行直肠悬吊者痊愈后很少复发。

第十六节　门静脉高压症

【概述】

门静脉高压症是由于门静脉系统压力持续性增高所引起的一组临床综合征。主要表现为胃底食管静脉曲张伴消化道出血、腹水、脾大和脾功能亢进。

儿童临床表现与成人病例相似,但病因有别。成人病例绝大多数属肝内型,而小儿病例肝内型者约占50%,一般小儿肝外型者发病早于肝内型者。本病诊断多无困难,治疗主要采用手术治疗,以解除脾功能亢进和防治食管静脉曲张引起的消化道出血。对肝内型者还需长期保肝治疗。

【病因】

门静脉高压症的两个基本原因是门静脉阻力升高和门静脉血流量增加,在大多数情况下,门静脉阻力升高是起始原因。根据门静脉血流受阻的部位,分为肝前型、肝内型和肝后型。

1. 肝前型　常见病因是肝外门静脉血栓形成(新生儿脐炎、脐静脉插管治疗和腹腔内感染等)、先天性畸形(闭锁、狭窄或海绵样变性等)和外在压迫(转移癌、胰腺炎等)。

2. 肝内型　儿童期胆道闭锁是主要原因之一,先天性肝纤维化病少见,罕见病因还包括 α_1-抗胰蛋白酶缺乏症、局灶胆管硬化、慢性活动性肝病和放化疗后并发症。

3. 肝后型　也叫肝上型,主要有布-加综合征、心源性疾病等。

【病理】

1. 侧支循环开放　门静脉压力升高导致门静脉主干和属支迂曲、扩张,与腔静脉系统之间的侧支循环开放。食管下段和胃底静脉曲张常见,是门静脉高压症出血的重要原因。

2. 高动力循环状态　理论上当机体形成上述侧支循环后,门静脉阻力应减小,但临床上此时门静脉常维持在高压状态。内脏的高动力循环表现为肝动脉血流量增加,脾脏动脉增粗、血流增加,脾静脉血氧饱和度升高。

3. 脾大、脾功能亢进　研究显示,脾大并非单纯由被动性充血所致,肿大程度与门静脉压力的高低或肝硬化程度不成正比,仅与脾动脉的血流量密切相关。

4. 门静脉高压性胃病　门静脉高压引起胃底静脉曲张后,胃底黏膜处于充血、水肿状态,黏液层形成减少,壁细胞数目和胃酸分泌下降,胃黏膜屏障遭到破坏,导致门静脉高压性胃病的发生。

5. 腹水　腹水出自胃肠道的浆膜表面,窦后和肝后静脉回流阻塞时亦出自肝脏表面,是淋巴液的生成超过其吸收的结果。

【临床表现】

1. 症状

(1)脾大、脾功能亢进:1/4 门静脉高压患儿因脾大就医。由于脾功能亢进患儿有不同程度的外周血细胞减少,最常见的是白细胞和血小板减少,患儿多出现贫血,皮肤瘀斑、鼻出血、齿龈出血等出血倾向。

(2)消化道出血:食管胃底曲张静脉破裂出血是门静脉高压最常见、最严重的并发症,约占住院病例的 60%。患儿表现为呕血或便血,有的作为首要症状就诊。出血常突然发生,表现为大量呕血,有的出血量大来院时已处于休克状态,甚至来不及抢救而死亡,有时出血较隐匿,以黑便为首发症状。

(3)腹水:腹水是由于门静脉压力增高,肝内淋巴液流通受阻,肝硬化时血清白蛋白低,血液的胶体渗透压低而发生腹水。

(4)其他症状:可有食欲不振、消化不良、体重减轻、乏力,个别患儿有黄疸等。

2. 体征　腹部饱满,可见腹壁静脉扩张,甚至以脐部为中心向周围延伸。脾大在左肋缘下可触及不同程度胀大,但在急性出血时脾脏可以缩小,甚至肋缘下触不到。肝内型门静脉高压症结节性肝硬化者其肝脏可缩小,叩诊肝浊音区缩小。有腹水者叩诊可发现移动性浊音。

【诊断及鉴别诊断】

1. 诊断

(1)临床表现:脾大和脾功能亢进、呕血或便血、腹水。

(2)实验室检查:①血常规:血细胞计数减少,以白细胞和血小板减少最为明显;有出血、营养不良等,可有贫血改变。②肝功能:白蛋白降低而球蛋白升高,白球蛋白比例倒置;可有凝血酶原时间延长和肝脏酶学改变。

(3)食管吞钡造影:可以发现不同程度的食管、胃底静脉曲张。在食管钡剂充盈时,曲张的静脉使食管的轮廓呈虫蚀状改变;排空时,曲张的静脉表现为蚯蚓样或串珠状负影,内镜检查时更为明显。

(4)腹部超声检查:可以显示腹水、肝密度及质地异常、门静脉扩张。多普勒超声是目前无创性检测门静脉系统解剖和血流动力学的主要方法,在肝前型者中可以发现门静脉海绵窦样改变,并可以测定门静脉、脾静脉的直径血流速度、流量等。

(5)血管造影:为影像学诊断的"金标准",可直观显示门静脉系统的空间结构和侧支循环情况,并同时进行血流动力学研究,对手术方式的选择和手术疗效的评估有重要意义。但此项检查属有创性,有过敏风险和出血并发症,宜慎重选用,不能列为常规。

(6)磁共振血管成像技术:具有无创性、无放射性、无过敏反应等优点,可构建出完整、清晰、直观的空间图像。

(7)内镜检查:可以观察静脉曲张的程度,还可以测定食管曲张静脉的压力。合并消化道出血时,可明确出血部位。

2. 鉴别诊断

(1)血液病脾肿大多有周围血细胞的成分改变,骨髓检查可以确定诊断。

(2)有消化道出血者应与其他原因所致出血加以鉴别,如消化性溃疡、梅克尔憩室、直肠结肠息肉等。这些疾病多无脾大、脾功能亢进,且出血性质与门静脉高压症出血有别。结合钡餐、B超检查的发现可以鉴别。

【治疗方案及原则】

门静脉高压症患儿出现食管静脉曲张破裂出血、脾大、脾功能亢进或腹水时,应根据具体病情采取各种方法进行防治。治疗存在争议,但对于以下情况的处理已达成共识:①控制急性出血:可选用药物治疗、内镜治疗和气囊填塞治疗,均无效后采用外科干预。②预防再出血:先采用药物和内镜治疗,治疗无效或患儿已具备适合的血管条件时,应及时采用外科手术治疗。

1. 非手术治疗

(1)支持疗法:包括稳定血流动力学、保持呼吸道通畅和保护肝功能。保持安静,绝对卧床;开通静脉通路,吸氧,监测生命体征;保持呼吸道通畅,避免呕吐物堵塞气道;留置胃管、尿管,补液、输血、防止休克等。

(2)药物治疗:治疗食管静脉曲张破裂出血,目的在于通过减少门静脉的血流量以降低门静脉压力。常用药物为升压素,首剂 0.3U/kg,20 分钟内静脉滴注;后 0.3U/(kg·h)持续静脉滴注。特利升压素,药理作用与升压素相似,但不良反应较轻;首剂 0.04mg/kg,维持量为 0.02~0.04mg/kg,每 4 小时静脉缓注 1 次,持续使用 24~36 小时,直至出血得到控制。生长抑素,可抑制胃酸、促胃液素和胃蛋白酶的分泌,还可选择性作用于肠系膜血管平滑肌减少胰高血糖素的分泌,达到减少内脏血流量的疗效。

(3)气囊填塞:三腔气囊管压迫止血是一种迅速有效的止血方法,适用于血管升压素无效或内镜治疗无效的急性出血者。

(4)消化内镜治疗:对于药物无法控制的急性消化道出血,消化内镜治疗(硬化治疗、套扎治疗)可获得满意的短期止血效果。但只针对食管静脉曲张出血而不能用于治疗胃底静脉曲张出血。

1)内镜下食管曲张静脉注射硬化剂治疗:可迅速止血,用于治疗急性食管静脉曲张出血。但副作用也非常明显,如食管溃疡、狭窄、缺血、穿孔等并发症。不作为预防出血的首选治疗。且硬化剂治疗可导致门脉系统血管栓塞(脾静脉、肠系膜上静脉、肠系膜下静脉等),为以后分流手术带来困难。

2)内镜下食管静脉套扎术:可用于急性消化道出血,也可用于治疗及预防食管静脉曲张再出血。

(5)经颈静脉肝内门体分流:是一种新的介入治疗技术。一般在药物和内镜止血无效时选用,或作为肝移植前的过渡手段,不适用于肝外型门静脉高压。分流后栓塞的发生率高,尤其在儿童。

2. 手术治疗 手术目的是降低门静脉压力,阻断门奇静脉之间的反常血流,达到止血的目的。急性出血期一般不考虑手术止血。手术术式的选择目前也有争议,有人提倡断流术,有人提倡分流术,有人建议分流加断流联合手术。

(1)门体静脉断流术:该类手术旨在阻断门、奇静脉间的异常血流,达到预防或止住门静脉高压引起的食管、胃底静脉曲张破裂出血的目的。常用的术式包括贲门周围血管离断术、贲门周围血管离断食管下端横断术。缺点:出血易复发,断流后加重门静脉高压性胃病。

(2)门体分流术:手术后早期效果好,止血疗效显著,可达85%～100%。缺点:术后肝性脑病、肝功能障碍、肝肺综合征的发生率较高,术后易发生血栓,增加日后肝移植的难度等。该术式分为3种类型:①完全性分流:典型的有门腔静脉端侧吻合术;②部分性分流:包括肠系膜上静脉下腔静脉分流术、近端脾肾和脾腔静脉分流术等;③选择性分流:典型的Warren术(远端脾肾静脉分流术)、远端脾腔静脉分流、胃冠状静脉下腔静脉架桥术等。

(3)分流加断流联合手术:联合手术中的断流术多采用贲门周围血管离断术,分流手术多用脾肾分流术,也可用肠腔静脉侧侧分流术。

(4)Rex分流术(肠系膜上静脉门静脉左支架桥吻合术):适用于肝外型门静脉高压症和肝移植术后出现门静脉血栓形成患儿。术后患儿肝脏的发育及功能均有明显改善,脾功能亢进也得到很好的控制,故国外专家建议在选择术式时首选Rex分流术,如术中发现无法行Rex分流术则行Warren术。但术后狭窄或堵塞而需再次手术的情况较其他门体分流术多见。

(5)肝移植:属根治性手术,仅用于终末期肝病患儿,不适用于肝外型门静脉高压患儿。

【预后】

预后与门静脉高压症的分型、有无肝功能衰竭、手术术式的选择等关系密切。

第十七节　先天性胆总管囊肿

【概述】

先天性胆总管囊肿又称先天性胆管扩张症。在婴幼儿及童年时期发现者约占80%,其余见于成人,男与女的比例大约为1:4。本病一经确诊应进行手术治疗,否则可造成肝损害;部分患儿可发生恶变,造成致死性后果。

【病因】

本病的病因尚未确定,有很多学说,如先天性胆道发育不良学说,胆总管下端狭窄、梗阻学说,先天性胰胆管合流异常学说,病毒感染学说等。目前倾向于先天性胰胆合流异常为本病的主要病因。

【病理】

胆总管扩张症常见为囊形和梭形,大小不等,大者可容2 000～3 000ml。囊肿远端胆管逐渐变窄,囊肿大者其囊壁肥厚,结缔组织增生,常有炎细胞浸润,上皮细胞破坏,管壁内膜不光滑,可见小溃疡及纤维钙化灶,有时有小脓肿形成。囊肿内潴留绿色感染性胆汁,多数囊内液胰淀粉酶增高。

本病的胆管扩张病变可发生在肝内外的任何部位,根据其部位、形态等分为5型:①囊性扩张型,可为球状或梭状,少数为圆柱状;②憩室型;③胆总管口囊性脱垂;④混合型,胆总管囊性扩张伴肝内胆管球状或圆柱状扩张;⑤单纯肝内的胆管扩张,称为Caroli病。除胆管扩张外,患儿的肝脏可有程度不等的硬化,胰腺可有急性或慢性炎症。由于胆管受长期慢性炎症刺激,少数病例成年后可诱发胆囊癌或胆管癌。

【临床表现】

腹痛、腹部肿块和黄疸为本病的基本症状,呈间歇性发作。并非所有患儿均具有这 3 个症状,临床上 3 个症状同时存在者仅占 20%～30%。

1. 腹痛　发生在中上腹,疼痛性质和程度不一。有时为绞痛,患儿常取屈膝俯卧位,有时仅为轻度的胀痛。急性发作时常伴恶心和呕吐,可有发热。部分患儿无疼痛感觉。

2. 肿块　位于右上腹的肋缘下,肿块球形,光滑,有囊性感。如囊肿较小或为梭形,则不易扪及。肿块在腹痛急性发作时增大,症状缓解后可略为缩小。

3. 黄疸　症状轻者临床上可无黄疸,部分患儿在腹痛发作后可出现不同程度的黄疸。

【诊断及鉴别诊断】

1. 诊断

(1)临床表现:从婴儿期开始出现的腹痛、肿块和黄疸等症状。

(2)生化检查:血、尿淀粉酶升高,可提示伴发胰腺炎。总胆红素、结合胆红素、碱性磷酸酶和转氨酶值均升高,在症状缓解后恢复正常。

(3)影像学检查

1)B 超:可显示胆管扩张的大小和范围,诊断的准确率可达 95% 以上,是首选和常规的诊断方法。

2)磁共振胰胆管显像:显示胆管扩张的大小和范围,并可显示部分病例的胰胆管连接异常。

3)肝脏 CT:可显示肝脏的病变、有无硬化等,可明确胆总管扩张的程度、位置,胆总管远端狭窄的程度以及有无肝内胆管扩张等,同时可以显示扩张胆总管与门静脉、肝动脉等的关系。

4)内镜逆行胰胆管造影:可显示扩张胆管及胰胆管连接异常。经皮肝穿刺胆管造影对诊断肝内胆管扩张有一定价值。术中穿刺胆管造影简便易行,可满意显示胆管扩张的大小和范围,以及胰胆管连接异常。

2. 鉴别诊断

(1)胆道闭锁:对出生 2～3 个月内出现黄疸、大便发白和肝大的婴儿,首先应考虑到胆道闭锁或新生儿肝炎。两者与胆总管囊肿的表现非常相似,仔细探摸肝下有无肿块,结合辅助检查,有助于鉴别。

(2)肝包虫囊肿:肝包虫囊肿位于肝脏内部,局部可有轻度疼痛与不适,合并感染时也可出现黄疸。所不同者,肝包虫囊肿多见于畜牧区,病程缓慢,囊肿呈进行性增大。包虫囊液皮内试验和血清补体结合试验可确定诊断。

(3)肝囊肿:肝脏较大,无触痛。肝功能检查一般正常,无黄疸,超声、CT 及磁共振胰胆管显像检查可以明确显示囊肿位于肝内而肝外胆道正常。

(4)腹膜后囊性肿物:包括囊性畸胎瘤、淋巴管瘤、右肾盂积水等。从症状和体征上很难与无黄疸的胆总管囊肿相鉴别,超声、腹部 CT 及磁共振胰胆管显像检查可以明确诊断。

【治疗方案及原则】

1. 症状发作期的治疗　禁食水,以减少胆汁和胰液的分泌,应用解痉剂缓解疼痛,静脉应用抗生素,注意保持水电解质和酸碱平衡。有黄疸者应补充维生素 K,纠正凝血功能障碍。待症状缓解后,择期手术治疗。

2. **手术治疗** 当本病诊断确立后,原则上应及时手术,手术的目的是去除病灶和胰胆液分流,以减少并发症的发生。手术包括:

(1)囊肿切除、胆道重建术:为根治性手术。囊肿切除、肝总管空肠 Roux-Y 吻合术是目前公认的首选术式。多数医疗机构已经常规开展腹腔镜辅助下囊肿切除、肝总管空肠 Roux-Y 吻合术。

(2)囊肿外引流术:仅适用于严重胆道感染或胆道穿孔所致严重胆汁性腹膜炎,中毒症状重,一般状态较差的患儿,是一种过渡性的应急手术,一般在术后 1~3 个月,待炎症消退一般状态好转后,可择期进行根治性囊肿切除胆道重建术。

【预后】

本病首选术式为囊肿切除胆道重建术,多数患儿术后预后良好,少数患儿术后出现肝管肠吻合口狭窄、反复胆管炎等需要再次手术治疗。

第三章　小儿泌尿外科疾病

第一节　肾盂输尿管连接部梗阻

【概述】

肾盂输尿管连接部梗阻是小儿先天性肾积水的常见病因。肾盂输尿管连接部梗阻引起肾积水可导致肾实质萎缩,肾功能损害,甚至丧失。

【病因】

梗阻的原因:①输尿管近端狭窄;②迷走血管压迫;③输尿管迂曲;④输尿管开口于肾盂高位;⑤输尿管内瓣膜;⑥输尿管内息肉;⑦动力性梗阻。

【病理】

小儿肾盂容量因年龄而异,5岁以内为1~5ml,5岁以上者为5~7ml。肾积水可造成肾髓质血管的伸长和肾实质受压缺血,引起肾脏功能受损,严重者不可逆。

【临床表现】

1. 腹部肿块　新生儿及婴儿约半数以上以腹部无症状肿块就诊,也有表现为腹大膨隆者。常可在患侧腹部触到肿块,多为表面光滑的无压痛的囊性包块。腹痛发作时肿块增大,大量排尿后肿块可减小。

2. 腰腹部间歇性疼痛　除婴幼儿外,绝大多数患儿以上腹痛或脐周痛就诊,年龄较大的患儿可指出疼痛来自患侧腰部。疼痛可伴恶心、呕吐等消化道症状。

3. 血尿　发生率在10%~30%。

4. 尿路感染　发生率低于5%,一旦出现常伴高热、寒战等全身症状。

5. 高血压　可能因扩张的肾集合系统压迫肾内血管,引起肾缺血,产生肾素所致。

6. 肾破裂　表现为急腹症,腹腔内有大量尿液,是由于患儿受直接暴力或跌倒导致肾破裂。

7. 肾功能不全　双侧肾积水或孤立肾并发肾积水可有肾功能不全,表现为生长发育迟缓、食欲不振等症状。

【诊断及鉴别诊断】

1. 超声检查　产前即可检出肾积水,其中大部分为肾盂输尿管连接部梗阻。超声作为初步影像检查,可见肾盂肾盏扩张,再结合未见扩张的输尿管,可疑诊为肾盂输尿管连接部梗阻,并且可测量肾实质厚度,作为随访的对比。

2. X线检查

(1)平片:了解有无并发泌尿系结石。

(2)静脉尿路造影:了解肾脏形态及功能。可见肾盂肾盏扩张,造影剂突然终止于肾盂输尿管连接部。

(3)逆行肾盂造影及经皮肾穿刺造影:可了解梗阻部位,为有创检查只在必要时应用。

3. 肾核素扫描 了解分肾功能,评估是否存在梗阻,以及作为随访的对比之用。

4. 磁共振成像 是了解肾、输尿管梗阻部位及形态较满意的一种检查手段,价格较高,如不用造影剂则不能了解肾功能。

5. 鉴别诊断 主要与腹膜后肿物鉴别,腹膜后常见肿物如肾母细胞瘤、畸胎瘤及神经母细胞瘤,均主要为实质性病变,经静脉尿路造影、CT、超声等检查可明确诊断。

【治疗方案及原则】

对于围产期超声发现的肾积水应于产后复查超声及肾核素扫描,了解肾脏功能及形态,并定期作超声随诊监测。肾盂输尿管连接部梗阻的手术指征:存在肾积水相关临床症状(疼痛、尿路感染);初次评价肾积水分肾功能小于 35%~40%、并且 $T_{1/2}>20$ 分钟;梗阻性肾图且分肾功能大于 40%者,行系列超声随访,如积水加重或积水持续并伴有肾实质变薄,或复查肾核素显像分肾功能下降大于 5%~10%,严重双侧肾积水或孤立肾严重肾积水,需要更积极治疗。手术方法为离断性肾盂成形术,即 Anderson-Hynes 术式。双侧离断性肾盂成形术视手术进程中患儿的情况及医生技术水平可考虑一期完成。经皮肾造瘘只适用于单肾或双肾肾积水并发尿毒症、严重感染者。肾切除只适用于对侧肾脏正常而患肾经引流后肾功能不足 10%者。

【预后】

肾盂成形术的成功率较高,可达 95%。手术后只要患儿症状消失,积水程度缓解,肾功能好转即属治愈。术后影像学检查肾脏形态恢复正常者不足 10%。这一点必须向家长交代清楚。

第二节 先天性巨输尿管症

巨输尿管是指输尿管的直径超过 7mm,合并或不合并肾积水。分为:①输尿管反流而无梗阻;②输尿管梗阻而无反流;③输尿管既有反流又有梗阻;④输尿管既无反流又无梗阻。

一、膀胱输尿管反流

【概述】

膀胱输尿管反流是指尿液经输尿管向上逆流,导致上尿路扩张、感染,肾实质受损,肾瘢痕形成,最终导致肾功能衰竭、高血压。分为原发性及继发性。

【病因】

正常的膀胱输尿管连接部只允许尿液从输尿管进入膀胱,阻止尿液倒流。由于各种原因使这种活瓣功能受损,尿液倒流入输尿管或肾脏。继发于后尿道瓣膜、尿道狭窄、神经性膀胱功能障碍等下尿路病变的反流为继发性,无下尿路梗阻的膀胱输尿管反流为原发性。

【病理】

尿液倒流入输尿管或肾脏后导致上尿路扩张、感染,肾实质受损,肾瘢痕形成,最终导致肾功能衰竭、高血压。

膀胱输尿管反流的国际分度

Ⅰ度:尿液反流到输尿管。

Ⅱ度:尿液反流到肾盂肾盏,但无扩张。

Ⅲ度:输尿管、肾盂轻度扩张,无或轻度穹窿变钝。

Ⅳ度:输尿管中度扩张或迂曲,肾盂肾盏中度扩张,穹窿消失,多数肾盏保持乳头形态。

Ⅴ度:输尿管重度扩张或迂曲,肾盂肾盏扩张,多数肾盏失去乳头形态。

【临床表现】

1. 尿路感染 由于排尿后部分尿液反流,细菌随之上行并潴留于肾内,表现为反复发作的肾盂肾炎症状,如发热、尿急、尿频、脓尿、血尿。

2. 腰部疼痛 年龄大的患儿可诉反流侧腰腹部胀痛。

3. 生长发育迟滞 婴幼儿由于反复尿路感染、厌食、呕吐,影响生长发育。

4. 高血压 进行性肾内反流、肾瘢痕形成,导致高血压。

5. 肾功能不全。

【诊断及鉴别诊断】

1. 尿液检查 如并发尿路感染时,尿中白细胞升高,尿培养可阳性。

2. 超声检查 作为初步筛查,可见肾、输尿管积水。

3. 排尿性膀胱尿道造影 是诊断膀胱输尿管反流的必要检查。可了解有无下尿路梗阻、尿道形态、膀胱排空情况及膀胱输尿管反流程度,并进行分度。

4. 静脉尿路造影 可进一步了解肾功能、上尿路形态,以及是否存在肾盂输尿管交界部梗阻。

5. 肾核素扫描 可了解分肾功能及反流造成的肾瘢痕情况。

6. 尿流动力学检查 如小儿同时有排尿功能异常,有条件时应做此项检查。

7. 鉴别诊断 本病需要与梗阻性及非梗阻非反流巨输尿管相鉴别,只要做排尿性膀胱尿道造影即可明确诊断膀胱输尿管反流。

【治疗方案及原则】

首先需要区分原发与继发性膀胱输尿管反流。继发性膀胱输尿管反流需要积极治疗原发病。本病有自愈倾向,首选保守治疗并定期随访。保守治疗方法:等待观察、连续抗生素预防、包皮环切、膀胱和肠道功能障碍患儿膀胱功能锻炼。

1. 药物治疗 1岁以内患儿如有发热性泌尿系病史或筛查发现高级别反流,推荐连续抗生素预防治疗。低级别反流可以等待观察或连续抗生素预防。1岁以上患儿如果伴发膀胱和肠道功能障碍,推荐使用连续抗生素预防。至少在完成如厕训练后同时不合并膀胱和肠道功能障碍情况下才考虑停药。每个患儿均须定期复查(每年)反流消失情况。预防感染药物,每天睡前一次口服,一般为治疗量的1/2或1/3。常用药有复方新诺明、呋喃妥因,小婴儿可用阿莫西林、头孢拉定或头孢克洛。发作时,可应用静脉、口服全量抗生素。感染控制后改用治疗量的1/2或1/3。

2. 手术治疗 连续抗生素预防治疗过程中出现突破性泌尿系感染,随访过程中发现肾发育延迟,反流持续存在及 DMSA 发现肾功能不全,产生新发瘢痕时,可选择手术治疗。手术方法有多种,常用者是经膀胱横向推进黏膜下隧道输尿管膀胱再吻合术(Cohen 术)和经膀胱外途径的 Lich-Gregoir 术,可采用开放手术或腔镜手术。另有经内镜注射生物胶防反流技术,但效果有待观察。小婴儿如有 Ⅳ、Ⅴ 度反流,药物不能控制尿路感染时应做膀胱造口术。

【预后】

轻度原发膀胱输尿管反流经过保守治疗,50% 左右可自愈。重度原发膀胱输尿管反流的手术成功率也达 90% 以上。继发膀胱输尿管反流的预后与原发病治疗关系密切。治疗较晚的重度膀胱输尿管反流,远期可有高血压、肾功能受损。

二、输尿管膀胱交界部梗阻

【概述】

输尿管膀胱交界部梗阻是指输尿管远端狭窄或无解剖狭窄但尿液通过困难,造成其近端输尿管、肾脏积水。

【病因】

输尿管膀胱交界部解剖狭窄或功能性梗阻。

【病理】

扩张的输尿管由于管壁缺乏有效的蠕动功能及远端梗阻,造成上尿路尿液引流不畅,尿路感染、结石,最终损害肾实质,导致肾衰竭。

【临床表现】

1. 尿路感染 由于上尿路引流不畅,易并发感染。表现为发热、呕吐、脓尿。

2. 腹痛、腹部膨大 年长患儿有腹痛发作,输尿管极度扩张者腹部膨大,有时腹部可扪及囊性肿块。

3. 血尿 可因并发结石,出现血尿,做影像检查时发现有输尿管扩张。

【诊断及鉴别诊断】

除临床表现,包括辅助检查:

1. 尿液检查 尿常规检查可见白细胞升高,尿培养可有细菌生长。

2. 超声检查 探到扩张的输尿管或积水的肾盂肾盏。

3. 静脉尿路造影 显示输尿管扩张或肾盂肾盏积水,输尿管远端可呈鸟嘴状。肾功能严重受损时,肾、输尿管显影不清。

4. 肾核素扫描 可见扩张的输尿管及积水的肾盂肾盏。核素排出延缓。分肾功能可能受损。

5. 磁共振成像 可清楚了解输尿管梗阻部位,价格较高,如不用造影剂则不能了解肾功能。

6. 经皮肾穿刺造影 可清楚显示扩张的输尿管及其远端狭窄部位,为有创检查。

7. 鉴别诊断 本病需要与反流性及非梗阻非反流巨输尿管相鉴别,做排尿性膀胱尿道造影即可明确诊断输尿管反流,进一步做肾脏核素扫描可了解有无输尿管梗阻。

【治疗方案及原则】

做经膀胱内的横向推进黏膜下隧道输尿管膀胱再吻合术。如肾功能差,经过引流后分肾功能不及10%,对侧肾功能正常,可考虑行肾切除。

【预后】

膀胱输尿管再吻合术成功率达90%以上。治疗较晚的重度膀胱输尿管连接部梗阻肾功能受损,预后不佳。

第三节　输尿管膨出症

【概述】

输尿管膨出症是指膀胱内黏膜下输尿管末端的囊性扩张,是女婴最常见的下尿路梗阻病因,在男婴仅次于后尿道瓣膜症,居先天性下尿路梗阻病因的第二位。

【病因】

病因尚不十分清楚,有人推测输尿管膨出是因输尿管口狭窄引起,但临床上常见输尿管膨出开口并不狭窄的病例。有作者认为是远端异位输尿管与尿生殖窦同时膨出而形成,但并不是所有异位输尿管口均有膨出。也有理论推测是异位输尿管远端的输尿管芽空化延迟导致。

【病理】

输尿管膨出症是指膀胱内黏膜下输尿管末端的囊性扩张,其外层是膀胱黏膜、中间是输尿管肌层,内层是输尿管黏膜。根据输尿管膨出的位置分为膀胱内膨出和膀胱外膨出。膀胱内膨出是指输尿管膨出完全位于膀胱内,位于膀胱颈之上。膀胱外膨出即异位输尿管膨出,指输尿管膨出的一部分位于膀胱颈或尿道,输尿管开口可在膀胱内、膀胱颈或尿道。前者多源于单一输尿管,位于膀胱内正常输尿管口附近,一般来说膨出较小,影响也小。后者往往合并重肾双输尿管畸形,绝大多数膨出来自上肾部,输尿管膨出常较大。在下尿路梗阻的基础上易并发尿路感染,可导致上尿路损害。

【临床表现】

1. 排尿困难。

2. 尿路感染　可有发热、脓尿、血尿。

3. 尿道口有肿物脱出　女孩尿道短而宽,故排尿时可有部分输尿管膨出脱出尿道口,呈粉红色肿物。

4. 偶见尿失禁。

【诊断及鉴别诊断】

在发现临床症状后,应做以下辅助检查:

1. 超声检查　可检出膀胱底部有囊性肿物,一侧或双侧;有无重肾、双输尿管畸形,以及肾、输尿管积水。

2. 静脉尿路造影　单纯型者肾脏常显影良好,膀胱内可见呈蛇头样影与输尿管相连;异位型因多并发于重肾、双输尿管畸形,患侧上肾部积水或不显影,显影的下肾部向外下移位,于膀胱底部有圆形的光滑充盈缺损。

3. 排尿性膀胱尿道造影　低浓度造影剂缓慢注入膀胱可见膀胱内出现圆形或椭圆形

的充盈缺损影,部分病例可伴膀胱输尿管反流。

4. 肾核素显像检查 可检测肾脏及分肾功能。

5. 膀胱镜检查 能观察到会阴三角区附近有圆形隆起物,或见到膨出物有节律性充盈和萎缩。仔细检查女孩外阴,如有脱出物,应插导尿管排出来自阴道口的肿物。输尿管膨出多为粉红色球形,导尿管位于肿物一侧。如有嵌顿,则充血、糜烂、出血,不能回纳。如果是尿道黏膜脱垂,则导尿管位于肿物中央。

【治疗方案及原则】

1. 单纯型即原位型输尿管膨出 膨出较小无症状者不必治疗,出现症状经内镜于膨出底部多孔穿刺或电切,观察随访有无膀胱输尿管反流。复查静脉尿路造影了解肾功能恢复情况。如有输尿管反流或电切后肾功能恢复不佳可行输尿管膀胱再植术。

2. 重复肾输尿管膨出(异位输尿管膨出)

(1)对于重复肾合并输尿管末端囊肿患儿,如果无症状、无Ⅲ度以上反流、无下肾梗阻、无膀胱出口梗阻可行保守治疗。如果存在膀胱输尿管反流,可给予预防抗生素1.5年,直至反流缓解或完成排尿训练;对于持续反流可用至5岁。

(2)存在进行性积水加重、肾功能下降、膀胱出口梗阻、感染高风险因素的情况下,如果为新生儿期,可行经尿道输尿管囊肿电切或穿刺减压。非新生儿期(3~6个月以上),可以考虑根治性手术治疗。

(3)上尿路手术包括上半肾切除术、输尿管-输尿管吻合术、输尿管肾盂吻合术。上位肾无功能患儿适合行上半肾切除术。如无下肾反流,上肾有功能者可行输尿管-输尿管吻合术,如下肾肾盂足够大可行输尿管肾盂吻合术。

(4)膀胱水平手术包括输尿管囊肿切除、逼尿肌修补、输尿管膀胱移植(共鞘及非共鞘移植)。此术式可同时解除梗阻并纠正反流,但有损伤膀胱颈及阴道的风险。如果其他方法治疗后高度反流持续存在,需考虑该术式。

(5)上下尿路完全重建手术包括上半肾切除、输尿管囊肿切除、逼尿肌修补、下位肾输尿管膀胱移植术。此术式更适于有巨大输尿管囊肿、上肾无功能、下肾高度反流的大龄儿童。

【预后】

原位型输尿管膨出行内镜下输尿管末端膨出穿刺、电切或输尿管膀胱再植术效果满意;异位型输尿管膨出行上半肾及相应输尿管切除后,80%患儿可获治愈,另20%需要处理输尿管膨出。

第四节 异位输尿管口

【概述】

输尿管口不在膀胱三角区两侧的上侧角即称为异位输尿管口,可异位于尿道或生殖管道,女性的发病率高于男性。如输尿管口沿三角区至膀胱颈水平,则多无症状;如异位输尿管口位于膀胱颈的远侧,男性常因并发感染而有发热、脓尿、附睾炎,女性则多有尿失禁。异位输尿管也可能出现重度梗阻,导致严重的肾积水和输尿管积水,表现为腹部包块或通过产前超声检查被发现。

【病因】

如果输尿管芽发出位置高于正常,可导致输尿管口向正常位置远端迁移异位,输尿管口可异位于膀胱颈附近。如输尿管芽位置很高,则输尿管口可异位于尿道或中肾管的遗迹,在男性如附睾、精阜、输精管等,在女性可位于阴道、子宫、输卵管等。

【病理】

大部分病例并发于肾、输尿管重复畸形,以一侧重肾伴上肾部输尿管开口异位多见,常开口于膀胱颈远端的尿道、前庭和阴道等处。上半肾组织发育不良或异常,多数输尿管由于远端梗阻造成扩张。另外也有异位输尿管口并发于发育异常的小肾脏。不同性别,异位输尿管口的位置不同,症状也不尽相同。男性的异位输尿管口多位于尿道外括约肌上方,所以尿失禁少见。而女性的异位输尿管口多位于括约肌远端,除有正常排尿外还有滴尿症状。

【临床表现】

1. 尿滴沥　女性常表现为正常分次排尿之外持续滴尿,湿裤。

2. 尿路感染　因异位输尿管口常狭小,引流不畅,造成反复尿路感染。男性还可出现复发性附睾炎、精囊炎等症状。

3. 局部检查　女性外阴及大腿内侧因尿液浸渍潮红、尿疹及糜烂,仔细在外阴部寻找,有时可见尿液自外阴、阴道口间断溢出,或者明显观察到位于阴道前庭的异位开口。

【诊断与鉴别诊断】

根据临床表现及辅助检查可确诊。

1. B超检查　常能探到重肾或发育不良的异位小肾,或膀胱后扩张的输尿管。

2. 静脉尿路造影　由于与异位输尿管口相连的重肾上肾部或小肾发育差,浓缩力低,往往显影不良,下肾部向外下方移位或患侧肾不显影。

3. 逆行输尿管造影　若能找到异位输尿管口(通过观察外观,膀胱尿道镜或阴道镜检查),从开口插入导管做逆行造影,显示相应扩张的输尿管及发育不良的肾脏。

4. 磁共振成像　能够定位难以发现的小的发育不良的上肾及输尿管开口的位置。

5. ^{99m}Tc-DMSA肾脏同位素扫描　对异位输尿管合并的小的功能不良的肾脏或重复肾的上肾有较高的发现率。

如患儿从无分次排尿而是完全性尿失禁,且静脉尿路造影双侧肾显影,膀胱显影差,有可能是双侧单一输尿管口异位。

【治疗方案及原则】

手术治疗方式需根据临床表现及患肾功能而定。

1. 肾切除术　适用于单一输尿管开口异位伴肾功能严重受损,对侧肾脏功能良好者,行肾、输尿管切除术。如有条件可行腹腔镜肾切除术,定位准确、创伤小。

2. 重肾的上肾部及其输尿管切除术　并发一侧重肾、上半肾积水、功能严重受损,则行该上半肾、输尿管切除术。

3. 膀胱输尿管再植术　患肾功能尚好或受损不严重,或患肾为孤立肾,行抗反流性输尿管再植术。

4. 上输尿管与下肾盂或下输尿管吻合　适合于上肾有功能且下肾不合并膀胱输尿管反流的情况。

5. 输尿管再植及膀胱颈重建　双侧单一异位输尿管口做输尿管膀胱再植术的同时,行扩大膀胱及膀胱颈重建术。

6. 手术效果不满意仍有尿失禁者,可考虑行可控性尿流改道。

【预后】

大部分异位输尿管口患儿治疗效果满意。双侧单一异位输尿管口常因手术效果不满意仍有尿失禁。

第五节　膀胱外翻及尿道上裂

一、膀 胱 外 翻

【概述】

膀胱外翻或及尿道上裂是较少见的先天性畸形,涉及泌尿系统、生殖系统、肌肉骨骼系统等发育异常。病变部位包括腹壁、膀胱、外生殖器、骨盆、直肠和肛门。男性发病较女性多。

【病因】

一般认为本病的发生是由于胚胎发育中泄殖腔膜向前移位,下腹壁中胚层结构不发育所致。

【病理】

包括骨骼肌肉、泌尿生殖系统、肛门直肠畸形。主要有耻骨联合分离、腹壁缺损、膀胱前壁缺如、后壁外翻、尿道上裂等。

【临床表现】

1. 典型膀胱外翻从腹壁上可见外翻的膀胱黏膜和溢尿的输尿管口;膀胱外翻变异型具有典型膀胱外翻的腹壁缺损和耻骨联合分离,但是膀胱没有或者少量外露于腹壁外。

2. 男性表现为尿道背壁缺失,形成一浅沟。阴茎短而宽且向上背屈。

3. 女性表现为阴蒂对裂,小阴唇分离。

4. 脐位置低,常于外翻膀胱黏膜上缘形成瘢痕。

5. 肛门直肠异常表现为会阴短平,肛门前移。

【诊断及鉴别诊断】

根据临床表现可确诊,另需做泌尿系统超声检查和同位素了解肾脏功能及形态,盆腔立位片评估耻骨联合分离程度。

【治疗方案及原则】

膀胱外翻需要手术治疗。治疗目的:①保护肾功能;②达到尿流控制;③修复腹壁和重建有功能的外生殖器。经典的治疗方案包括以下两个:

1. 现代膀胱外翻分期修复手术　①在新生儿期采用骨盆截骨或髂骨截骨进行膀胱关闭、腹壁关闭、后尿道成形到阴茎。膀胱外翻功能性关闭的目标是将膀胱外翻先修复成尿道开口于阴茎后段或者中段的完全性尿道上裂,部分患儿可同时进行尿道上裂修复。尽管术后还是尿失禁,但膀胱出口阻力增加可以保护肾功能和刺激膀胱发育。②6~12个月时进行尿道上裂修复,期间可以用睾酮刺激阴茎生长。③4~5岁,当患儿膀胱容量足够大且可以进行术后膀胱训练时,行膀胱颈重建和输尿管抗反流术。④其后进行排尿训练。

2. 一期完全修复手术　手术包括标准的膀胱关闭、阴茎海绵体及尿道海绵体分离进行尿道上裂修复、腹壁和骨盆关闭。手术的目的是减少手术次数,减少费用。

二、尿道上裂

尿道上裂表现为尿道背壁部分或全部缺失,常与膀胱外翻并发,也可成为单独畸形。男性多见。

【诊断】

1. 男性尿道上裂　根据尿道口位置分为阴茎头型、阴茎体型和阴茎耻骨型。

(1)阴茎头型:尿道口位于阴茎头或冠状沟,自尿道口至阴茎头部间呈一浅沟,被覆黏膜,阴茎头扁平,阴茎体短而上翘。包皮悬垂于阴茎腹侧。无尿失禁。

(2)阴茎体型:尿道口位于阴茎体背侧。尿道口至阴茎头尖部形成槽沟,其他同前。根据膀胱括约肌发育程度,可有或无尿失禁。

(3)阴茎耻骨型:尿道口位于膀胱颈呈漏斗状,尿道全长均向背侧开放,膀胱括约肌缺损而呈完全性尿失禁。耻骨联合呈分离状态。

2. 女性尿道上裂　分为阴蒂型、耻骨联合下型和耻骨联合后型。

(1)阴蒂型:阴蒂对裂,位置上比尿道开口的位置低;尿道口背侧轻度扩大。

(2)耻骨联合下型:尿道全长裂开,膀胱括约肌完整,可见阴阜平坦,阴唇分离。

(3)耻骨联合后型:整个尿道前壁缺损,括约肌没有形成环形结构,伴有耻骨联合分离与完全性尿失禁。

【治疗方案及原则】

手术治疗以重建尿道、恢复近于正常的阴茎外观、控制排尿为目的。尿道上裂尿道成形的方法有很多,目前广泛使用且疗效显著的有:

1. 改良的 Cantwell-Ransley 术　手术将尿道板和阴茎海绵体游离,但保留尿道板与阴茎头的连接,以保证尿道板血供;在两侧阴茎海绵体背曲最严重处横行切开,各形成一个菱形创面,通过将阴茎海绵体内旋,两侧菱形切口对边缝合并拢的方式,纠正阴茎背曲;海绵体内旋时顺势将成形尿道转移至腹侧,纠正了阴茎体解剖结构异常;通过 IPGAM 方式,将尿道开口转移至偏阴茎头腹侧的尖端正位。

2. Mitchell and Bägli 术　手术类似 Cantwell-Ransley 术,但是术中将尿道板、双侧阴茎海绵体三者完全游离,然后将双侧阴茎海绵体内旋并拢,龟头并拢成形。再将尿道板卷管后移至成形的海绵体腹侧,按照处理尿道下裂的方式治疗。特别适用于因为尿道板原因造成阴茎严重背曲的病例。

【预后】

膀胱外翻术后膀胱容量和尿控效果的最可靠的预测因素是出生时膀胱基底的大小和最初关闭手术的成功与否。不管用何种手术方法,新生儿期腹壁、骨盆、膀胱和尿道(后尿道)的成功关闭是长期效果满意的基础。

膀胱外翻尿道上裂术后仍有严重尿失禁患儿,可在排尿训练后膀胱容量较大的情况下,行膀胱颈重建手术。

第六节 先天性膀胱憩室

【概述】

先天性膀胱憩室好发于 10 岁以下男童,通常为单发,位置靠近输尿管入膀胱开口处,表现为膀胱黏膜层向外突出,超出肌层及膀胱外壁形成一个固有的腔隙。

【病因】

先天性膀胱憩室的病因绝大多数是因为膀胱逼尿肌发育不全或较为薄弱,膀胱黏膜从此处突出所致。逼尿肌薄弱的部位多数位于输尿管膀胱连接部附近。目前认为该病与其他多种先天性异常综合征相关。

【病理】

由于憩室多数位于输尿管膀胱连接部附近,常导致输尿管开口异位或输尿管壁间段缺乏应有的膀胱逼尿肌包绕,从而引起膀胱输尿管反流。当憩室较大并向膀胱颈口延伸时,容易出现膀胱出口梗阻,继而引起神经源性排尿障碍。但与继发性或成人膀胱憩室不同,先天性膀胱憩室很少出现恶变的情况。

【临床表现】

最常见的临床表现是因慢性尿潴留引起的急性尿路感染。其他表现包括遗尿、肾盂肾炎、急性尿潴留及结石等。

【诊断与鉴别诊断】

绝大多数膀胱憩室是在出现非特异性下尿路症状、尿路感染与血尿时被发现。一旦怀疑存在膀胱憩室,需要全面采集病史及体检,必要时可行肛门指检查。

1. 尿常规及尿培养 尤其是保守治疗的患儿需要定期检测以评估疗效。

2. 排泄性膀胱尿路造影 是诊断膀胱憩室的重要手段。需要取前-后位、倾斜位及侧卧位等多个体位摄片,以确定憩室位置、大小及数量。并且需在排尿时观察有无膀胱输尿管反流,排尿结束后观察膀胱憩室内及膀胱内的残余尿量。

3. 其他影像学检查 包括超声、CT 及 MRI。

4. 尿流动力学检查 可了解膀胱出口有无梗阻、膀胱逼尿肌功能有无受损、残余尿多少等多项动力学指标,对手术指征及预后判断有帮助。

5. 膀胱镜检查 可直观地观察到憩室形态及有无其他合并病变。除非高度怀疑存在恶变,一般不推荐在膀胱镜下行黏膜活检。

6. 鉴别诊断 主要需与脐尿管囊肿相鉴别。后者多数位于膀胱顶端,通过一根较细的瘘管与膀胱相通,常出现囊内感染,并从脐部流出分泌物或脓液。通过造影及 CT 等影像学检查一般可明确鉴别。

【治疗方案及原则】

如膀胱憩室不伴有无法控制的并发症,膀胱出口不存在明显梗阻,可以选择观察等待,定期复查尿常规及膀胱造影。存在先天性多发憩室或合并染色体异常的患儿,因其膀胱发育本身不佳,一般不建议手术治疗。但需要严密随访上尿路功能,必要时给予 CIC 或膀胱造口等干预措施。

如膀胱憩室引起各种难以控制的并发症,则可以考虑手术治疗。开放手术与腔镜手术均可选择。

【预后】

无并发症者均预后良好,接受手术的患儿如无其他相应器官病变(如膀胱、输尿管及肾脏),一般均预后良好。

第七节 尿道瓣膜症

一、后尿道瓣膜症

【概述】

后尿道瓣膜症是男婴先天性下尿路梗阻的最常见原因。

【病因】

病因尚不清楚,有人认为是中肾管的发育异常或尿生殖窦发育不良,也可能是多因素的共同结果。中肾管从泄殖腔皱褶后方中部冠状面插入泄殖腔,最后中肾管的开口移至精阜。若中肾管进入泄殖腔比正常位置靠前,即形成了后尿道瓣膜。

【病理】

根据瓣膜的结构可分为三型:Ⅰ型最常见,一对帆型瓣膜于尿道下壁自精阜至膜部尿道前壁走行并于中央汇合,可附着于整个尿道管腔仅留一孔隙;Ⅱ型是黏膜皱襞从精阜向后尿道壁延伸至膀胱颈,一般不造成梗阻;Ⅲ型是隔膜样,位于精阜远侧可横跨尿道,近中央仅有一小孔。导致下尿路梗阻,梗阻端尿路受不同程度的影响,常并发膀胱输尿管反流及尿路感染,造成上尿路病变乃至严重肾功能损害。

【临床表现】

1. 排尿障碍 排尿费力、滴沥、排尿不成线。
2. 腹部肿块 膀胱扩张、肾盂及输尿管积水。
3. 尿路感染 表现为发热、脓尿。
4. 腹水 继发于尿路梗阻,多见于新生儿时期。
5. 其他 肺发育不良、肾功能不全、生长发育迟缓、嗜睡及厌食等。

【诊断】

根据临床表现及辅助检查可明确诊断。

1. 实验室检查 出生 48 小时后血清肌酐、尿素氮、电解质检查,避免母体干扰。
2. B 超检查 产前超声检查多见双肾及输尿管扩张,肾回声增强,膀胱壁增厚,膀胱扩张,前列腺部尿道扩张、延长,母体羊水量少。新生儿出生后需复查。
3. 排尿性膀胱尿道造影 膀胱壁增厚、小梁增生及膀胱憩室形成,膀胱颈抬高,前列腺部尿道扩张,远端尿道充盈较差;约 50% 的患儿并发膀胱输尿管反流。
4. 利尿性肾核素显像 反映肾功能与上尿路引流情况。

【治疗方案及原则】

1. 控制感染,纠正水电解质紊乱,营养支持,膀胱引流。

2. 手术治疗

（1）经尿道或经膀胱瓣膜切除：膀胱镜下冷刀、电切或激光切开瓣膜12点、5点及7点，术后留置导尿管。

（2）经皮肤膀胱造口术：适用于一般情况差的小婴儿、新生儿。待情况好转后行瓣膜切除。

3. 继续随访，进一步治疗膀胱输尿管反流及膀胱功能障碍。

二、前尿道瓣膜症

先天性前尿道瓣膜症可伴发或不伴发憩室。瓣膜位于阴茎根部腹侧，造成近端尿道扩张，严重时造成与后尿道瓣膜同样的损害。有憩室时可并发结石，其远侧唇可起瓣膜样作用而造成尿流排出梗阻，所以临床表现与后尿道瓣膜症相似。

治疗原则及围手术处理与后尿道瓣膜症相同。经尿道手术切除瓣膜及憩室，可用尿道镜下切开或开放尿道重建。造瘘适用于一般情况差的小婴儿、新生儿。

【预后】

随着对尿道瓣膜症认识的深入以及产前诊断、治疗技术的提高，后尿道瓣膜症患儿的死亡率已由原来的50%降至5%左右，其中新生儿死亡率在2%~3%。对后尿道瓣膜症应长期随诊，部分患儿是在青春期或成年早期发生肾衰竭。后尿道瓣膜合并的肾发育异常造成的肾功能不良很难恢复，血肌酐是观察预后的一个重要指标。1岁患儿血肌酐在88μmol/L以下者预后好。病情恶化表现为蛋白尿、高血压及持续血肌酐升高，这类患儿最终处理方法是血液透析或肾移植。

第八节　尿　道　下　裂

【概述】

尿道下裂是由于前尿道发育不全，胚胎发育过程中尿生殖沟没有自后向前在中线完全闭合，造成尿道口达不到正常位置的阴茎畸形。

【病因】

尿道下裂的发生是诸多因素共同作用的结果。目前已经证实的原因包括雄激素受体异常、遗传基因突变、内分泌失调、异常细胞间信息传递、表皮生长因子表达降低和环境因素等，但其具体发病机制仍不清楚。

【病理】

尿道下裂以尿道开口异常、阴茎下弯、包皮分布异常为特征。按尿道外口的位置分为阴茎头型、阴茎体型、阴茎阴囊型和会阴型。临床应用中，以阴茎下弯矫正后尿道口的位置分型更为准确。

【临床表现】

1. 尿道开口异常。

2. 阴茎下弯。

3. 帽状包皮、包皮系带缺如，即包皮堆积于阴茎背侧，腹侧呈V形缺如。

4. 阴茎阴囊型和会阴型尿道下裂,不能站立排尿。

【诊断及鉴别诊断】

除巨尿道口伴包皮完整型尿道下裂外,大多数尿道下裂出生时可被确诊。

1. 外生殖器检查　确定尿道口位置以作临床分型,检查双侧睾丸是否已下降至阴囊。

2. 重度尿道下裂并发隐睾的患儿需和性别畸形相鉴别。

3. 重度尿道下裂应做排尿性膀胱尿道造影以明确有无前列腺囊。

【治疗方案及原则】

尿道下裂治疗的三个标准:①正位尿道口;②阴茎下弯充分矫正;③阴茎外观接近正常,可站立排尿,成年后能有正常的性生活。

1. 手术年龄　国外首次手术年龄一般在 6~18 个月,由于小儿 3 岁之内阴茎增长幅度很小,而且早期治疗可减少患儿的心理负担,建议手术在 3 岁以内完成。

2. 手术方法　尿道下裂手术方法很多,可根据尿道下裂病变程度、术者的经验与条件而定。按有无阴茎下弯将手术方法分为两类:

(1)无或轻度阴茎下弯

1)尿道口前移、阴茎头成形术(MAGPI 法):适用于阴茎头型、少数冠状沟型且尿道海绵体发育好的病例,远端尿道为膜状尿道时慎用此术式。

2)加盖岛状皮瓣法:适用于尿道板发育好,尿道口位于阴茎体、阴茎根部的病例。术后尿道瘘、尿道狭窄、尿道憩室样扩张发生率低,术后阴茎外观好。

3)尿道板纵切卷管法(Snodgrass 或 TIP 法):主要特点是尿道板正中纵行切开,向两侧游离、扩展,加宽尿道板后,缝合成形尿道。适于尿道板发育较好的前型尿道下裂,简单易学,手术后尿道口呈裂隙状,使阴茎头和尿道口更美观。也适用于失败的尿道下裂修复、长段尿道瘘修补。不适用于近端型合并阴茎下弯的尿道下裂。

4)尿道口基底血管皮瓣法(Mathieu 或 flip-flap 法):适用于冠状沟下型及尿道口位于阴茎体前 1/3 的病例,要求阴茎头发育好,阴茎腹侧皮下组织充裕。由于术后阴茎外观不太令人满意,本术式基本被 TIP 法取代。

(2)合并阴茎下弯

1)一期尿道成形术:多选择横裁包皮岛状皮瓣管状尿道成形术即 Duckett 术式,Duckett 术式充分利用了阴茎皮肤的生理解剖特点,手术步骤设计合理巧妙,术后阴茎外观漂亮。该手术的缺点是操作复杂,手术技巧要求高,术式并发症较高。也有医生选择用 Koyanagi 术式。

2)分期尿道成形术:包括 Byars 皮瓣手术、Bracka 手术、Ⅰ期部分尿道成形术即分期 Duckett 术式。

【预后】

尿道下裂手术在解决功能和解剖修复的同时注重阴茎外观。尿道下裂绝大部分患儿可以和正常人一样有正常性生活及生育。

第九节　包茎、嵌顿包茎与包皮过长

【概述】

包茎指包皮不能完全上翻显露阴茎头。包皮与阴茎头间有生理性粘连,在婴儿期属正常现象,随着年龄的增长,阴茎的发育,粘连逐渐分离吸收,包皮可自行向上退缩。17岁以后仅有不足1%的青年有包茎。分为先天性、后天性包茎。包皮过长指包皮覆盖阴茎头,但能上翻使阴茎头外露,在小儿也是正常现象。嵌顿包茎指包皮被翻至阴茎头上部后,包皮环紧扼于冠状沟部,导致静脉和淋巴回流障碍,引起阴茎头水肿,使包皮不能复原。

【病因】

先天性包茎是由于包皮口的生理性狭窄造成。后天性包茎多继发于阴茎头包皮炎及包皮和阴茎头的损伤。

【病理】

先天性包茎的包皮口狭窄,包皮与阴茎头间有生理性粘连。后天性包茎包皮口有瘢痕而失去弹性,包皮口有瘢痕性挛缩,失去皮肤的弹性和扩张能力,包皮不能向上退缩,并常伴有尿道口狭窄。这种包茎不会自愈。

【临床表现】

1. 包皮口狭小,呈针孔样,可引起不同程度的排尿困难,尿流缓慢、细小,排尿时包皮膨起。

2. 包皮下积聚由皮脂腺分泌物和上皮脱屑组成的包皮垢,呈白色小肿块。包皮垢可引起阴茎头包皮炎,急性炎症时包皮口红肿,有脓性分泌物。

3. 嵌顿包茎疼痛剧烈,包皮水肿,水肿的包皮翻在阴茎头的冠状沟部,在其上缘可见到狭窄环,阴茎头水肿呈暗紫色。有排尿困难,时间过长嵌顿包皮可发生坏死。

4. 观察包皮口大小,将包皮试行上翻,便可作出判断。包茎应与包皮过长鉴别。检查后应及时将上翻的包皮复位,以免嵌顿。

【诊断及鉴别诊断】

根据临床表现可明确诊断。

【治疗方案及原则】

1. 包茎

(1)对5岁以下无排尿困难、无感染的包茎不必处理。

(2)有症状者可先试行手法扩大包皮口。可将包皮反复试行上翻,使包皮口扩大。显露阴茎头,清除包皮垢,涂抗生素软膏或液状石蜡使其润滑,然后将包皮复原。大多数小儿经此治疗,随年龄增长均可治愈。

(3)包皮环切术适用于:①包皮口有纤维性狭窄环的瘢痕性包茎;②反复发作阴茎头包皮炎;③5岁以后包皮口重度狭窄,包皮不能退缩而显露阴茎头。

(4)阴茎头包皮炎:急性期应用抗生素,局部每天用温水或3%硼酸液浸泡数次。待炎症消退后,先试行手法分离包皮,局部清洁治疗,无效时做包皮环切术。

2. 嵌顿包茎　用手法复位,在阴茎冠状沟处涂液状石蜡后,紧握阴茎头并逐渐加压,用两个拇指压挤阴茎头,两手的示指和中指将包皮退下来,使之复位。可加用粗针头多处穿刺包皮,挤出水肿渗液,有助于复位。复位后择期行包皮环切术。如复位失败,急诊行包皮背侧切开术。

3. 包皮过长　若包皮口宽大易于上翻,要经常上翻清洗,保持局部清洁,儿童无须手术。

【预后】

只要正确治疗,预后满意。

第十节　隐匿性阴茎

【概述】

隐匿阴茎指正常的阴茎体隐匿于皮下,多见于肥胖儿。

【病因】

包皮与阴茎体不附着。很多隐匿阴茎是继发于肥胖儿下腹部,尤其是耻骨前脂肪堆积。

【病理】

阴茎外观短小,包皮口与阴茎根距离短。包皮背侧短、腹侧长,内板多、外板少。阴茎体正常。

【临床表现】

1. 阴茎外观短小,常伴有包皮口狭窄。

2. 包皮如鸟嘴般包住阴茎,与阴茎体不附着。如果用手将阴茎周围皮肤后推可显示正常的阴茎体。

【诊断及鉴别诊断】

根据临床表现可确诊。如果查体时于阴茎头背侧触及一浅沟,应注意可能并发尿道上裂。

【治疗方案与原则】

隐匿阴茎的治疗方式及手术年龄有很大争论。肥胖儿隐匿阴茎经减肥可明显改善。而其他绝大部分隐匿阴茎患儿随年龄增长均能自愈,在成年人中罕见隐匿阴茎。如不合并包茎,能上翻包皮显露阴茎头,可不必手术。

【预后】

绝大部分隐匿阴茎患儿随年龄增长均能自愈。手术治疗隐匿阴茎的主要目的也是扩大包皮口。预后良好。

第十一节　隐　　睾

【概述】

隐睾是指睾丸未能按正常发育过程从腰部腹膜后下降到阴囊底部,而停留在腹腔、腹股沟区、阴囊入口处或其他部位,是常见的先天性泌尿生殖系统畸形。隐睾包括睾丸下降不全、睾丸异位、睾丸缺如。

【病因】

隐睾虽然常见,但对其病因的研究还不够深入。目前认为可能与内分泌失调、睾丸本身或附睾发育缺陷或睾丸下降途径中有某些机械性障碍有关。

【病理】

1. 大体病理 睾丸常有不同程度的发育不全,体积明显小于健侧,质地松软。部分病例伴有睾丸、附睾发育异常,如睾丸与附睾分离,附睾头或输精管缺如。

2. 组织学改变 主要是曲细精管病变,如曲细精管较小,精原细胞减少。在出生后隐睾即有明显病理改变。睾丸位置越高,组织发育越差。隐睾的间质细胞受累较轻。

【临床表现】

患儿多无自觉症状,主要表现为患侧阴囊发育不良,阴囊内空虚无睾丸。

【诊断及鉴别诊断】

1. 查体

(1)因寒冷刺激、紧张可使提睾肌收缩造成睾丸未降的假象。故要求检查室和检查者双手保持温暖,患儿取立位、卧位、下蹲等不同体位检查,明确睾丸位置及大小。

(2)睾丸回缩是由于提睾肌过度收缩所致,睾丸在一定时间内,停留于阴囊上方或腹股沟管内,体检时用手轻柔地向下推移睾丸可进入阴囊,并停留无回缩。一般不需要治疗,待至青春期睾丸可自行降入阴囊,不再回缩。

(3)睾丸异位是睾丸下降经腹股沟管后,离开正常的径路,而停留于腹股沟管的浅层皮下、大腿上方、会阴部或阴茎根部等异常部位。体检时可触及,需手术治疗。

2. B超或CT、MRI检查 对未触及的睾丸进行定位,但检查结果不确切。

3. 腹腔镜检查 用于未触及睾丸的检查,诊断准确率达95%以上。

4. 绒毛膜促性腺激素试验 主要用于双侧不能触及的睾丸。先检测血浆睾酮基础值及FSH、LH,肌内注射绒毛膜促性腺激素后复查睾酮,如浓度上升,提示存在功能性睾丸,再做定位检查。因腹腔镜探查效果确切,目前临床已经很少采用此方法。

【治疗方案及原则】

1. 激素治疗 出生后6个月仍为隐睾者,可以开始激素治疗,目的是促进睾丸发育及下降。但是由于缺乏有力证据支持激素治疗的有效性,因此,目前不建议应用激素治疗隐睾。

(1)绒毛膜促性腺激素疗法:剂量根据年龄及体重为500~1 000U,每周肌注两次,共10次,总量为5 000~10 000U。

(2)黄体生成素释放激素疗法:黄体生成素释放激素鼻黏膜喷雾给药,剂量1.2mg/d,可分为3次,连用4周。

2. 手术治疗

(1)睾丸固定术:足月婴儿6个月后睾丸仍未下降至阴囊底,建议手术治疗,手术年龄不要超过1.5岁,对于可触及睾丸可采用传统经腹股沟切口睾丸固定术。

(2)对于腹腔型隐睾,建议采用腹腔镜辅助睾丸一次固定,或切断精索的Fowler-Stephen手术,一期或分期固定,或睾丸自体移植。

【预后】

治疗效果与就诊年龄、睾丸位置及发育情况相关。

第十二节 睾丸扭转

【概述】

睾丸沿精索纵轴扭转引起精索血管扭转绞窄,使睾丸、附睾发生缺血性病变。

【病因】

睾丸扭转的原因为先天性精索过长,附睾、睾丸连接不全及引带发育不良等。

【病理】

睾丸扭转分两种类型:鞘膜内型和鞘膜外型。儿童时期多数在鞘膜内发生精索扭转及睾丸、附睾扭转,应及时手术。一般睾丸扭转2~24小时即可发生睾丸、附睾坏死。如缺血时间超过8小时,睾丸萎缩概率极高。

【临床表现】

1. 急性发病,睾丸肿痛。在阴囊或腹股沟管内的睾丸明显肿大,并伴持续性疼痛。

2. 阴囊或腹股沟皮肤红肿。

3. 常有隐睾病史。

4. 阴囊及腹股沟部肿块,压痛明显,不能扪及正常睾丸,提睾反射较对侧减弱或完全消失。

【诊断及鉴别诊断】

根据临床表现只能诊断阴囊急症,要确诊睾丸扭转需做下述检查,与附睾炎区分。

1. 彩色多普勒检查 两侧比较检查,患侧睾丸明显肿胀,动脉血供消失。如果是附睾炎则病变侧睾丸、附睾血液循环丰富。

2. 核素扫描 表现为血管期减低,实质期减退或消失,并出现"炸圈征"。因检查耗时,不利于尽早完成手术探查,临床上不作为常规检查。

【治疗方案及原则】

1. 手术探查见鞘膜腔内常有血性渗液。睾丸、附睾与精索交界处精索血管扭转变细。按扭转时间及缺血程度睾丸呈淡红色、苍白色、蓝色或黑色。在发病2小时内的睾丸几乎全部能保留。24小时后的睾丸几乎全部坏死。扭转复位后观察睾丸血供,可用温热生理盐水湿敷数分钟,同时可用针尖在睾丸对附睾侧刺小孔数个,排出淤血以利血供恢复并检查睾丸血供情况。如为附件扭转可行切除。

2. 睾丸固定术 睾丸血供良好,可行睾丸固定术。

3. 睾丸切除 睾丸呈黑色,确定睾丸已缺血坏死,应做睾丸切除术。

【预后】

预后与睾丸扭转的发病时间和扭转程度有关。扭转2小时内的睾丸几乎全部能保留;扭转360°,24小时后睾丸几乎全部坏死;扭转90°,持续7天睾丸才坏死;扭转720°,2小时即发生睾丸梗死。

第十三节　急性附睾炎

【概述】

急性附睾炎罕见于学龄前小儿,随着年龄增长,发病率逐渐增多。小儿附睾炎多为非特异性感染,致病菌主要是大肠埃希菌。

【病因】

病因与下列因素有关:①全身性感染经血行播散,或盆腔脏器感染逆行经淋巴系统扩散;②外伤直接带入;③导尿管留置时间过久或不洁导尿,由外界带入细菌;④尿道精管反流,如继发于尿道瓣膜、尿道狭窄、前列腺囊。结核性感染多为肺结核播散的局部表现,须注意有无伴发肾结核。

【病理】

致病菌经以上途径进入附睾,引起充血、水肿,甚至更重的炎症。

【临床表现】

阴囊红肿、疼痛,以患侧为著,可波及对侧,可有发热及尿道刺激症状,如尿频、尿急,甚至排尿困难。

早期病例当阴囊尚未明显红肿时,可摸到肿大的附睾,并有压痛,抬高阴囊时疼痛稍可缓解。

【诊断及鉴别诊断】

根据临床表现只能诊断阴囊急症,须与睾丸扭转鉴别。要确诊附睾炎需做阴囊核素扫描、彩色超声,可显示患侧附睾血流量增加,而睾丸扭转的血流量减少或消失。

【治疗方案及原则】

卧床休息,抬高阴囊,用抗感染药物,如在发病24小时以内,不能与睾丸扭转鉴别时,须考虑手术探查。

【预后】

经过治疗,并解除原发病变后,一般7~10天症状消失,4周左右睾丸附睾恢复正常。

第十四节　青少年精索静脉曲张

【概述】

精索静脉曲张是指精索的蔓状静脉扩张和迂曲。青少年精索静脉曲张的发病率可高达19%~26%,多见于左侧。因不育就诊的男性中40%有精索静脉曲张。临床上被检出的年龄是10~15岁,一旦出现不会自行消失。如青少年期没有精索静脉曲张,成年后一般也不会出现精索静脉曲张。有精索静脉曲张的成人中约85%是有生育力的,但如果等待成人后因不育再去处理精索静脉曲张,患者似乎仍然不育。

【病因】

约95%发生在左侧。主要原因是精索静脉缺少瓣膜及左精索内静脉较长,几乎呈直角进入肾静脉。

【病理】

精索静脉本身延长、扩张、迂曲,睾丸曲细精管增厚、间质细胞增生、生殖细胞发育停滞等。这些病变是进行性的。

【临床表现】

1. 青少年精索静脉曲张可表现为患侧阴囊有下坠感,而多数无症状,常因体检被检出。

2. 分级

(1) Ⅰ度:触诊不明显,屏气增加腹压时才能摸到曲张静脉。

(2) Ⅱ度:触诊即可摸到曲张静脉,但外观正常。

(3) Ⅲ度:曲张静脉如成团蚯蚓,视诊及触诊均显而易见。

3. 精索静脉曲张在平卧时可完全消失,如不消失应考虑为症状性或继发性病变。

【诊断及鉴别诊断】

通过以上临床表现可明确诊断。超声检查测量双侧睾丸体积,以确定是否需要手术干预。需要注意的是,有的精索静脉曲张是由于腹部疾病使腹内压增高所致,如果怀疑时应做超声等检查以鉴别。

【治疗方案及原则】

大多数青少年精索静脉曲张建议保守观察。手术指征:左侧精索静脉曲张睾丸体积比右侧缩小 20%,或双侧精索静脉曲张睾丸萎缩,或者合并睾丸疼痛。治疗方法有精索内静脉栓塞术和精索血管结扎术,以后者为好。

【预后】

精索静脉曲张得到正确治疗后预后良好。

第十五节　鞘膜积液

【概述】

鞘膜积液是儿童常见疾病,分为精索鞘膜积液、睾丸鞘膜积液。小儿出生后鞘突管继续发生闭塞,少量液体可自行吸收而自愈。

【病因】

因腹腔液体经未闭的鞘突管进入鞘膜内积留过多而形成。

【病理】

未闭的鞘突管直径在 0.2~0.5cm,多数很细小,从腹腔至精索或睾丸。

【临床表现】

1. 腹股沟部或阴囊一侧或两侧出现肿块,增长较慢,不引起疼痛。

2. 如果未闭鞘突管口径较粗,平卧或睡眠后肿块可缩小。

3. 肿块呈囊性,边界清楚,透光试验阳性。精索鞘膜积液的肿块位于精索部位,体积较小,呈卵圆形,在肿块下方可扪及睾丸。

【诊断及鉴别诊断】

根据以上临床表现,可明确诊断。有些病例需要和腹股沟斜疝鉴别。后者肿物较软,可很快自行还纳入腹腔,透光试验阴性。对于睾丸鞘膜积液较大,张力高,睾丸扪不清者建议超声检查确定睾丸是否正常。

【治疗方案及原则】

1 岁以内鞘膜积液张力低者有自愈可能,应随诊观察。观察至 1 岁鞘膜积液未自愈或观察过程中持续增大应行鞘状突高位结扎术。新生儿期鞘膜积液自愈,青春期或青春期后又出现的睾丸鞘膜积液多为非交通性鞘膜积液,需行鞘膜部分切除或鞘膜翻转手术。

【预后】

个别病例由于手术时辨认鞘突管困难,有复发,绝大部分治疗效果满意。

第十六节　女性肾上腺皮质增生症及卵睾性分化异常

性别异常常见的有染色体异常致异常性腺分化如卵睾性分化异常、混合性腺发育不全等。本节主要介绍最常见的女性肾上腺皮质增生症和卵睾性分化异常。

一、女性肾上腺皮质增生症

【概述】

女性肾上腺皮质增生症是最常见的性别畸形。

【病因】

由于皮质激素合成过程中一种或几种酶(包括 21-羟化酶、11β-羟化酶和 3β-羟类固醇脱氢酶)的先天性缺陷,导致皮质醇合成障碍,反馈引起垂体分泌 ACTH 增加,最终导致雄激素产生过多,使女性患儿发生男性化。

【病理】

双侧性腺为卵巢,肌肉发达,外阴见阴蒂肥大如尿道下裂的阴茎,部分合并尿生殖窦残留。

【临床表现】

1. 由于 21-羟化酶缺乏所致的肾上腺性征异常,即女性男化占 95%。表现为外表粗壮、说话嗓音粗哑。失盐型患儿有严重皮质醇功能不全表现,如厌食、呕吐、脱水,如不处理则出现循环障碍。

2. 11β-羟化酶缺乏可引起水潴留及高血压。

3. 3β-羟类固醇脱氢酶缺乏可引起失盐及钾潴留。

4. 查体可见患儿肌肉发达,外阴见阴蒂肥大如阴茎,部分合并尿生殖窦残留。

【诊断及鉴别诊断】

根据以上临床表现结合辅助检查可确诊:

1. 超声检查　可见子宫及附件。

2. 染色体核型分析　46,XX。

3. X 线检查　骨骼摄片可见骨龄增大,对尿生殖窦畸形者可行尿生殖窦造影。

4. 内镜检查　尿生殖窦畸形可做膀胱镜检查以确定有无阴道、尿道开口。

5. 内分泌检查　新生儿模糊外生殖器出生后立即行血清学检测排除失盐型 CAH,早期检测血清电解质、睾酮及双氢睾酮 DHT(雄激素水平出生后会很快下降)、雄烯二酮、促性腺激素水平(包括 ACTH、皮质醇、FSH、LH)。出生 3~4 天后检测血清 17-羟孕酮(出生应激可导致生后 1~2 天类固醇前体生理性升高),尿 17-酮类固醇增高。

6. 鉴别诊断　需要和卵睾性分化异常鉴别。

（1）染色体核型分析:46,XX、46,XY 或嵌合体。

（2）超声检查:多数有一个或半个子宫。

（3）内分泌检查:无典型女性肾上腺皮质增生症表现,如皮质醇降低、ACTH 及睾酮升高。HCG 刺激实验阳性。

（4）真两性畸形有睾丸组织。

【治疗原则】

1. 尽早补充所缺乏的皮质醇,抑制 ACTH 的分泌,制止肾上腺皮质增生,减少雄激素的过量分泌,以解除或缓解男性化征。

2. 对失盐型可适当加大剂量,并矫正电解质失衡。治疗过程中定期监测尿内类固醇值。

3. 手术做阴蒂整形术及尿生殖窦、阴道成形术。

【预后】

只要及时诊断,经过手术矫正外阴异常,术后长期服用皮质醇,预后良好。可以结婚、生育。

二、卵睾性分化异常

【概述】

卵睾性分化异常是人体内有两种性别的性腺,包括有功能的睾丸组织及卵巢组织,但外生殖器非男非女。

【病因】

尚不明确。

【病理】

可有 3 种类型:①双侧型:双侧均为卵睾(睾丸及卵巢在同一性腺内);②单侧型:一侧是卵睾,另一侧是睾丸或卵巢;③偏侧型:一侧是卵巢,另一侧是睾丸。

【临床表现】

外生殖器可有从男到女的各种表现。3/4 的患儿有足够的男性化表现,为尿道下裂合并双侧隐睾,也有单侧隐睾。卵巢通常在正常位置,但睾丸或卵睾可位于睾丸下降途径中任何部位,常并发腹股沟斜疝,卵睾也可下降进入阴唇阴囊皱襞内。查体卵睾触摸表面不光滑,质地不均。

【诊断及鉴别诊断】

根据临床表现结合辅助检查可作出诊断。

1. 染色体核型分析　46,XX、46,XY 或嵌合体。

2. 超声检查　多数有一个或半个子宫。

3. 排尿性膀胱尿道造影或内镜检查　检查有无阴道及子宫颈。

4. 鉴别诊断　很多病例需要经过手术探察性腺方能确诊。主要与肾上腺皮质增生鉴别。

【治疗原则】

1. 依据表型(阴茎大小)、HCG 刺激试验结果,常选择女性。如果阴茎可做重建手术,功能性腺组织主要为睾丸,可选择男性。

2. 如做男性,切除卵巢部分,保留睾丸,按尿道下裂做尿道成形术。

3. 如做女性,切除睾丸部分,保留卵巢,做阴蒂成形术。待有条件做尿生殖窦、阴道成形术。

无论选择哪种性别,青春期根据残余性腺组织的功能确定是否需要激素替代治疗。

【预后】

多数患者在决定性别、手术整形后,可有第二性征。如果内生殖器正常,按女性抚养有生育可能;按男性抚养,通过取精和细胞内精子注射技术有成功生育的报道。

第十七节　阴茎及尿道外口囊肿

多位于阴茎头尿道外口边缘及包皮系带处,也有的位于冠状沟和阴囊中线。肿物呈小囊泡样,小如粟粒,大如豌豆。囊壁很薄,内含胶冻样或水样液体。多无症状,大的囊肿可影响排尿;如继发感染则表面充血红肿,严重者可形成脓肿或瘘孔。小的囊肿不必处理,较大的囊肿行囊肿去顶或手术切除。

第十八节　女性外阴畸形

一、阴唇粘连

小阴唇粘连在门诊经常见到,家长多以外阴畸形就诊。多见于 2 岁以下婴儿,可以是先天性的,也可因炎症刺激而致粘连。检查外阴时,可见两侧小阴唇在中线粘连成膜状。膜薄、灰色透明,在膜的前端近阴蒂处留有一孔,尿即由此排出,表现为排尿时分叉。治疗简单,可将探针或小弯钳从前端小孔插入,逐渐向后移动,将粘连分开,分离后的小阴唇粗糙面可涂少量液状石蜡或油质软膏。

二、尿道黏膜脱垂

女性尿道黏膜及黏膜下组织从尿道外口脱出,称为尿道黏膜脱垂,多见于 5～10 岁儿童。

柔软的红色肿物位于外阴部,其中心即为尿道口,有时因静脉血流障碍,则脱垂的尿道黏膜呈暗红色甚至青紫色。触之易出血,也可发生绞窄坏死或感染。

自觉症状有局部灼痛或压痛,重者可有排尿困难,甚至尿潴留、尿路感染。

【诊断】

如考虑到本症,将导尿管自肿物中心插入膀胱,即可显示尿道黏膜呈环形脱垂。

【治疗】

单纯复位易再发,可于脱垂黏膜的基部用电刀切除或行切除缝合,术后留置导尿管数天。

三、无孔处女膜

无孔处女膜一般在青春期前多无症状而不被发现,至青春期,闭锁的处女膜阻塞了经血排出,而致全腹性绞痛,但无恶心、呕吐。因尿道受积血的阴道压迫常伴有排尿不适或排尿困难。腹部检查可发现下腹部耻骨上正中肿物,甚至可达脐水平。导尿后肿物不消失。会阴部检查可见无孔处女膜向外膨出,经用针穿刺证实诊断后,将处女膜做十字切开瘀斑,排出积血,即可治愈。

四、尿道旁囊肿

白色小囊肿将尿道口从中线推向一侧,一般体检不易见到,如从阴道向前压迫尿道时,可见有分泌物从尿道排出。多无症状,可自行破溃,引流自愈。

第四章　小儿矫形外科疾病

第一节　先天性肌性斜颈

【概述】

先天性肌性斜颈是小儿斜颈最常见的原因,由于一侧胸锁乳突肌挛缩所致,形成颈部歪斜,头偏向患侧,而下颌转向健侧,随年龄增长畸形逐渐加重。1 岁内宜保守治疗;保守治疗无效,超过 1 岁且症状明显者,则应手术治疗。

【病因】

原因不清,但与胎位异常有关,如臀位产新生儿斜颈高达 50%,另外难产或产伤也可发生,多认为是胸锁乳突肌缺血肌肉纤维化结果。

【病理】

从手术切除的纤维化肌肉中从未见到含铁血黄素,故不支持肌肉内出血的原因。

【临床表现】

一般因生后到 2 周左右颈部一侧出现包块而就诊,位于胸锁乳突肌中下段,质硬,呈圆形或椭圆形,可左右轻微活动,局部皮肤颜色正常,无压痛,于数月逐渐缩小,以致全部消失。少数出现胸锁乳突肌挛缩,相继出现头部歪向患侧,下颌转向健侧,随着年龄增长出现面部不对称,患侧短而扁,健侧长而圆,甚至双眼也不在同一平面上。

【诊断及鉴别诊断】

1. 约 30%~40%有难产或臀位产史。

2. 生后 2 周左右颈部出现无痛性、硬性包块,1~2 年后肿块消退,有的出现胸锁乳突肌挛缩。

3. 头向患侧偏斜,下颌向健侧,颈部活动受限,随年龄增长出现面部不对称。眼外眦到同侧口角的距离健侧大于患侧。

4. 摄颈椎正侧位 X 线片,除外颈椎畸形;眼科会诊,除外斜视导致的斜颈。

5. 鉴别诊断　应与无胸锁乳突肌挛缩的斜颈(习惯斜颈),或因视力障碍所致的症状性斜颈相鉴别。还应与暂时性斜颈、寰枢椎半脱位相鉴别,可疑应做颈椎断层或 CT 检查。

【治疗方案及原则】

1. 年龄在 1 岁以下,尤其 6 个月以下婴儿,宜采用按摩康复等保守疗法。

2. 1 岁以上,保守治疗无效的宜手术治疗,可选用胸锁乳突肌切断术或延长术。

3. 为防止复发,术后可带颈托 2~4 周。

【预后】

保守治疗的婴幼儿能恢复正常。手术松解的患儿因病变重和术后粘连,少数可能有复发。

第二节　发育性髋关节脱位

【概述】

发育性髋关节发育不良(developmental dysplasia of the hip,DDH),这个名词意在强调如能及早发现、治疗,多可防止畸形发展成为髋脱位。并希望借此而唤起医生对本病的关注。

【病因】

本病是多因素的遗传,常见于臀位产的新生儿,女孩多见。可能与常染色体显性遗传有关,关节囊松弛也是发病因素,生后的襁褓伸髋体位和种族均是发病因素。

【病理】

1. 髋臼变浅;臼内纤维组织增生;臼底横韧带升高;盂唇肥大;圆韧带拉长,肥厚或消失。

2. 关节囊拉长、变形、肥厚。

3. 关节周围肌肉短缩。

4. 股骨头发育不规则;股骨颈前倾角、颈干角增大。

【临床表现】

1. 新生儿大腿皮纹不对称;髋关节稳定性差,髋关节弹响。

2. 关节脱位者患侧髋关节外展受限、肢体短缩。

3. 双侧髋脱位呈鸭步,腰椎生理前突加大。

【诊断及鉴别诊断】

1. Barlow 法和 Ortolani 法检查髋关节。Barlow 法是将髋屈曲和内收后轻向外后压,视能否使股骨头脱出臼外。Ortolani 法是指反向操作股骨头在外展位即可复位并有弹响。Ortolani 是试验髋关节可否复位;而 Barlow 法是试验髋关节的易脱位性。

2. 超声检查　用于 6 个月内的患儿。

3. X 线检查　用于 6 个月以上的患儿。从患侧与健侧的髂骨下端画一水平线,再从髋臼外上缘沿臼画线与水平线相交描出髋臼指数,正常的小婴儿髋臼指数小于 30°,30°～40° 之间的则为可疑,超过 40°的则为不正常。髋关节半脱和全脱位时,股骨头外则移到经髋臼外缘的垂直线以外。

【治疗方案及原则】

1. 目标　①及早诊断,整复脱位;②预防股骨头骺发生缺血性坏死和关节僵硬;③矫正残留的发育不良。

2. 生后到 6 个月　是理想的治疗时间。最初宜使用外展支具,如 Pavlik 吊带。如 3～4 周仍不能复位应改用闭合或切开复位。

3. 6～18 个月　多可经闭合复位,然后石膏固定。

4. 18～30 个月　多需切开复位。

5. 切开复位的同时可加用 Salter 或 Pemberton 骨盆截骨术,增加复位后的关节稳定性。

(1)切开复位　需要充分显露。直视下使髋关节中心复位。影响复位的因素有肥大的圆韧带、臼内的纤维脂肪垫、肥厚的盂唇、卡压关节囊的髂腰肌腱和横韧带等,均应逐一解决。

(2)股骨截骨术:较大儿童常需行股骨短缩截骨,以便股骨头易于复位和减少复位后的股骨头压力;股骨近端内翻、旋转截骨可调整股骨头的方向以增加复位的稳定性。

（3）Salter 骨盆截骨术:适于 6 岁以下的轻、中度的髋臼发育不良,操作较简单,危险少,疗效好。

（4）Pemberton 关节囊周围截骨术:不影响骨盆的形状和稳定,矫正效果明显且有时不需要内固定。

（5）术后需髋"人"字石膏固定 6 周。

【预后】

越早诊治疗效越好,并发于畸胎型和多关节挛缩的病例预后差。

第三节　先天性胫骨假关节

【概述】

先天性胫骨假关节为胫骨下段骨内生长障碍和正常成骨缺陷的复杂畸形。局部骨的硬度减弱使胫骨向前外侧弯曲,最终形成病理性骨折。在骨折部位有错构组织形成,因无正常骨痂而产生假关节。初生时胫骨有假关节的极为少见。所以假关节并非真正的先天性。左侧稍多于右侧,双侧者罕见。

【病理】

神经纤维瘤病、骨纤维结构不良可能与本病有关,但直接原因尚不十分明了。可能软组织病变形成的缩窄环影响局部血液循环,造成假关节和不易连接。

电镜检查不能区分神经纤维瘤病和骨纤维异样增殖的结构,因此既不能证实本病的真正原因,也不能支持本病系由神经组织或血管组织分化而来,可能系多因素造成。一旦有假关节形成,则连接困难而需手术治疗。

【临床表现】

通常有发育不全型、囊性型和晚发型三种。

1. 发育不全型　胫骨中下段直径变窄、硬化以至髓腔部分或完全消失。此种变化有时也波及腓骨。胫骨前弯或向前外侧弯曲,大多数为走路后的 18 个月左右出现假关节。

2. 囊性型　开始在胫骨中下段为囊状骨质稀疏,胫骨可能并不弯曲,随后逐渐向前变弯,平均在出生 8 个月后发生骨折。

3. 晚发型　最初小腿较对侧稍短。多在 5 岁以后因轻微外伤而致骨折。

【诊断及鉴别诊断】

1. 患侧小腿向前、外侧弯曲变形,患儿多可走路而无明显疼痛。

2. 小腿弯曲部的顶点皮肤可稍增厚或见小凹陷。

3. 患足略小,小腿有不同程度短缩。

4. 患儿皮肤多有散在的大小不等的咖啡色素斑。

5. X 线检查可见胫骨和胫腓骨的病理骨折,无骨痂。

6. 胫骨向后弯曲畸形是另一种先天畸形,多不发生假关节,预后良好。

【治疗方案和原则】

治疗胫骨假关节是矫形外科的一个难题。治疗方法包括植骨、内固定、直流电和电磁场疗法、带血管蒂游离腓骨移植及 Ilizarov 加压技术等。

【预后】

手术取得假关节的愈合和长久保持不再骨折,需靠长期配戴小腿保护性支具。有时需多次手术,随之而来的问题是肢体短缩。虽然随着手术技术的发展,愈合率已大大提升,但截肢后配戴假肢仍不失为治疗方法之一。

第四节　先天性马蹄内翻足

【概述】

先天性马蹄内翻足是一种儿童较常见的先天性畸形,发病率约为1‰,严重影响儿童骨与关节的生长发育。男孩多于女孩,单侧多于双侧,可单独存在,也可伴有其他畸形。马蹄内翻足畸形复杂,包括前足旋前、中足内收、高弓、后足内翻、马蹄等畸形。

【病因】

病因是多方面的,包括韧带和肌腱内胶原纤维中过多成纤维细胞、先天性纤维类型比例失调,以及胎儿早期肢芽发育失常等。患者子代发病率是正常人群的30倍。马蹄内翻足可并发其他先天性畸形,如神经管缺陷、泌尿和消化系统的畸形,以及其他肌肉骨骼的畸形。

【病理】

足部的跗骨和距骨体积减小,距骨颈短,轴线偏向内侧和跖侧。由于距骨形态的畸形,舟状骨与距骨颈的内侧部分形成关节。中足向内侧移位,距骨内收且跖屈。不仅存在软骨与骨骼的畸形,其韧带也有增厚,肌肉有发育不良,表现为足的短小、小腿变细。

【临床表现】

出生后即发现单足或双足马蹄内翻畸形,畸形的节段性表现:①前足:旋前;②中足:内收;③后足:内翻;④踝关节:跖屈(马蹄)。

先天性马蹄内翻足通常合并胫骨内旋。畸形足可分为松软型与僵硬型两类。前者表现畸形较轻,很容易用手法矫正;后者表现重度畸形,足跟小,跖面可见一条深的横行皮肤皱褶,跟腱紧,手法矫正困难。随年龄增长而日趋严重,特别在负重后足背外侧缘常出现胼胝和滑囊。患侧小腿肌肉萎缩,单侧者患足发育小。注意足部的僵硬程度,与未受累侧足相比较,足的长度有明显差异的提示畸形严重。

【诊断及鉴别诊断】

马蹄内翻足的诊断并不困难,注意检查有无其他肌肉骨骼系统的问题,髋关节是否有髋发育不良、膝关节有无畸形。特发性马蹄内翻足可并发发育性髋关节发育不良或脊柱畸形。在评估马蹄内翻足时,可以应用X线、超声和MRI检查。积极的治疗多在早期进行,此时婴幼儿的骨化尚不完全,X线检查的价值是有限的。

1. 生后即可发现单足或双足呈现马蹄内翻畸形,如踝关节马蹄、跟骨内翻、前足内收及胫骨内旋畸形,且随年龄增长而日趋严重。

2. 患侧小腿均有明显肌肉萎缩,单侧者患足小,可合并其他畸形,如多发关节挛缩、多指、并指等。

3. 足部正侧位X线片测量距跟角,正位距跟角正常为30°~35°,而马蹄内翻足≤1°,常见为0~15°。侧位距跟角正常为30°,而马蹄内翻足≤5°~10°。

4. 需与脊膜膨出或脊髓栓系综合征所致马蹄足、脊髓及周围神经病变所致马蹄足,以及脑瘫所致马蹄足相鉴别,它们的共同特点是畸形均不在出生后即刻发现,足的运动功能呈现程度不同的障碍,都有原发病的历史。注意检查腰背部是否存在神经管闭合不全等。

【治疗方案及原则】

先天性马蹄内翻足出生后应尽早予以治疗。Ponseti 治疗法已成为标准的治疗方法。该法包括按照一定的顺序用手法和石膏来矫正畸形,通常还需要做经皮跟腱切断术以利于马蹄畸形的矫正。后期应用支具来防止畸形的复发。大龄患儿严重的畸形足治疗常需要结合肌腱延长、转位、截骨等多种手术方式,甚至需要关节融合手术治疗。也可应用 Ilizarov 外固定器矫正、牵伸软组织,以达到逐渐矫形的目的。

马蹄内翻足治疗的目的是矫正畸形,保留其活动度和肌力。足应恢复跖侧面落地行走并有正常的负重区;能穿正常的鞋,有满意的外观。

第五节　新生儿骨折

新生儿骨折多因胎儿位置不正、在分娩过程中头盆不对称、巨大胎儿等因素引起难产导致骨折。这种骨折多属完全性骨折,有移位,但预后良好。即使骨折端存在较重的移位,也能通过日后的生长发育塑形矫正。应避免粗暴复位和切开复位。新生儿骨折有时可伴有臂丛神经麻痹。

一、锁骨骨折

【临床表现】

患侧上肢常垂于胸前不活动,称"假性麻痹"。被动活动患肩与手臂时,患儿啼哭,拥抱反射表现为患侧手臂不动。有时,患侧锁骨上凹消失。青枝骨折的局部肿胀不明显,临床可致漏诊,直至骨折处骨痂形成,局部隆起,才被发现。

【诊断及鉴别诊断】

1. 患肢垂于胸前,不活动,呈假性麻痹,被动活动患肢时患儿哭闹。
2. 锁骨部位有肿胀、压痛,有时可触及骨擦音。锁骨上凹消失。
3. X 线检查见锁骨中段或中外 1/3 可见骨折及移位情况。
4. 应注意有无新生儿臂丛神经麻痹或二者并发。

【治疗方案及原则】

1. 青枝骨折　一般可不需固定或将患肢固定于胸部。
2. 完全性骨折　可用"8"字绷带或胸臂绷带固定,固定时间 2 周。

二、肱骨骨折

【病因】

新生儿肱骨骨折多发生在近端,可在产程中发生,也可见于虐婴。

【临床表现】

出生后发现患臂不能活动,局部肿胀。骨折部位有压痛并可触及骨擦音,有假关节活动。

【诊断及鉴别诊断】

1. 患臂不能活动,上臂肿胀、触痛。

2. 有假关节活动和骨擦音。

3. X 线检查可了解骨折部位和移位情况。

4. 注意有无肱骨近端骨骺损伤和分离,有无合并神经损伤。

【治疗方案及原则】

1. 无移位或移位不显著 肘关节屈曲位胸臂绷带制动,或骨折处硬板纸固定后再行胸臂绷带固定。

2. 严重移位时,轻柔手法复位后上臂小夹板固定,然后屈肘位将患肢固定于胸壁。即使未能整复移位,随患儿生长畸形也能逐渐矫正。

【预后】

肱骨近端塑形能力很强,日后多不发生畸形。

三、股骨干骨折

【临床表现】

骨折多发生在股骨中段,呈斜形或横断骨折,局部剧烈肿胀和疼痛,有的可出现贫血,个别可引起休克。

患肢不能活动,触之即哭闹,并可触及骨擦音,肢体出现缩短和成角畸形。

【诊断及鉴别诊断】

1. 患肢剧烈肿胀、缩短和成角畸形,呈假性瘫痪。

2. 明显触痛者不需要再做骨擦音检查,以免加重患儿痛苦。

3. 血红蛋白和红细胞有不同程度降低。

4. X 线检查可证实骨折的部位和移位情况。

【治疗方案及原则】

1. 新生儿可用患肢绷带固定(Crede 法),将患肢伸直后贴于胸腹前壁固定或穿 Palik 吊带行外展固定。

2. 3 岁以下幼儿可行下肢悬垂皮肤牵引(Bryant 牵引),须注意足趾血液循环和保暖。

3. 水平牵引或90°悬垂牵引,固定后注意观察足趾血液循环。

四、肱骨远端骨骺分离

【临床表现】

出生后患肢不能活动,移动患肢时患儿哭闹。患肢肘部肿胀、瘀斑、压痛、畸形。

【诊断及鉴别诊断】

1. 患肢不能活动,移动患肢患儿哭闹;注意脉搏、手指颜色和自主活动能力。

2. 患侧肘部肿胀、瘀斑、压痛、畸形,肘关节活动受限。

3. X 线检查 患肢正位片见肱骨中心轴线偏离尺骨,通过桡骨。正常时,该轴线应沿尺骨通过。2 周后可见骨骺分离的 X 线表现,即正位片在肱骨远端有骨膜下骨化,侧位片见尺桡骨向肘后方移位。肘关节的侧位和尺桡骨近端关系正常有利于诊断。

4. 肱骨远端骨骺在生后 6 个月出现,因而出生时很难明确诊断。

【治疗方案及原则】

手法整复后未不能成功者,可限期手术复位。屈肘位悬吊带支持或石膏托固定2~3周。

第六节 臂丛神经麻痹

【概述】

臂丛神经麻痹常见于新生儿,多因产妇在分娩时由于胎位不正、巨大胎儿、难产等导致臂丛根部部分或完全性损伤。受累神经支配的肌肉主动运动消失而致完全性或部分性肌肉瘫痪。剖宫产对预防本病有帮助。

【病理】

按解剖范围划分 $C_{5,6}$ 上臂型使肩外展、外旋、屈肘和伸腕无力, $C_{5~7}$ 型致伸肘无力和肩外展力弱,还有全臂丛麻痹的。另外,还可按损伤程度区分,即功能性麻痹可完全恢复,轴索断裂而四周组织毫无损伤,这有利于神经再生,预后良好;神经断裂指神经及其四周支持结构完全损伤,日后产生神经瘤,神经不能连续,故自然恢复无望。

【临床表现】

1. 上臂型瘫痪 此型最为常见,占60%~70%,主要是 $C_{5,6}$ 连接处神经受损。表现为三角肌、冈上肌、肱二头肌、肱肌、肱桡肌和旋后肌等发生麻痹。出现患侧上肢下垂、内旋、内收贴于身旁,肩不能外展呈内收,前臂旋前,肘关节伸直位不能主动屈曲,腕关节和手指活动尚好。

2. 前臂型瘫痪 较少见,约占10%,主要是 C_8、T_1 神经受损。表现为手内在肌、屈腕肌、屈指肌、尺侧伸腕肌等发生麻痹,肘上部不受影响。临床上,肩、肘关节活动尚好,手指屈伸活动消失,拇指不能对掌等。当第一胸神经中的交感神经纤维麻痹时,同侧出现霍纳综合征,即眼球下陷,瞳孔缩小和眼睑下垂,面部无汗。

3. 全臂型(混合型)瘫痪 严重而少见,约占20%,主要是 C_5~T_1 有不同程度损伤,多在脊髓膜处断裂,预后不佳。表现为肩部肌肉及全部上肢肌肉麻痹。临床上整个患肢呈现完全性迟缓性瘫痪,并有广泛感觉障碍,可合并锁骨或肱骨骨折。

【诊断及鉴别诊断】

1. 有难产史。

2. 生后患肢出现完全或部分瘫痪。

3. 有条件时可作肌电图及神经传导速度测定,有助于判断麻痹范围,以及神经麻痹是完全性还是部分性;也可作体感诱发电位和感觉神经动作电位测定,如果感觉神经动作电位存在,而体感诱发电位消失,提示为根性麻痹。

4. 新生儿锁骨骨折肱骨近端骨骺分离、肩关节化脓性关节炎,临床表现如臂丛麻痹,也可有假性麻痹,但病史和详细体检可以区分。

【治疗方案及原则】

由于多数新生儿臂丛神经麻痹可以部分或大部分恢复,因此在该时期多采用保守治疗。

1. 将患肢上臂固定于胸壁,被动活动其他关节,待神经自然愈合。

2. 应用神经营养药物。

3. 针刺治疗。

4. 保守治疗 3 个月无效或根性麻痹者有条件时应手术治疗。

【预后】

以臂丛神经损伤范围和程度而定,40%的患儿可有不同程度的恢复。

第七节　股骨头缺血性坏死

【概述】

因各种原因使股骨头发生部分或完全性缺血,导致该部位骨细胞、骨髓造血细胞及脂肪细胞坏死的病理过程。临床以受累关节持续疼痛、关节活动明显受限、行走困难等为主要表现。

【病因】

本病是因股骨头血液循环障碍导致股骨头骨骺不同程度的坏死,但确切病因未明。

【病理】

属自限性疾病,自然病程 2～3 年,待股骨头血液循环重建后可自愈。但可后遗髋关节半脱位、股骨头变形、头臼形态不匹配、巨髋症、大粗隆高位、肢体缩短等畸形。成年后可出现退行性关节炎。

【临床表现】

多见于 4～10 岁男孩,患儿较正常同龄儿童矮小、肥胖。起病缓慢,病程较长。患儿可有持续数周或数月的间歇性跛行与疼痛,疼痛最早见于髋部周围,以后在大转子附近。髋部由三条感觉神经支配,故患儿主诉疼痛可表现在髌上(股神经支配区)、大腿内侧(闭孔神经支配区)及臀部(坐骨神经支配区),疼痛可随活动而加重,休息后缓解。部分病例早期症状轻微或无症状,部分病例有外伤史,伤后可急性发作,疼痛跛行明显。晚期症状逐渐缓解、消失,关节活动正常或残留外展和内旋活动受限、大粗隆突出、肢体缩短等畸形。

【诊断及鉴别诊断】

1. 疼痛与跛行　间歇性,活动后加剧。疼痛部位常在髋关节前部、大腿内侧或膝部。晚期病例可出现短肢性跛行。

2. 髋关节活动受限　多方向活动均有不同程度受限,尤以外展内旋活动受限更明显。

3. 肌肉萎缩　患侧大腿和臀部肌肉萎缩,内收肌挛缩。

4. 鉴别诊断　许多疾病都可以引起股骨头缺血坏死,如血红蛋白病(如镰状细胞病,地中海贫血)、白血病、淋巴瘤、血小板减少性紫癜、血友病。详细询问病史和体格检查有助于鉴别。甲状腺功能减退表现为双侧对称性改变,股骨头呈进行性骨化,表现为假性碎裂,可引起扁平髋。如果有明确的家族史或表现为双侧病变,应除外是否为多发骨骺发育不良、脊柱骨骺发育不良。这些疾病表现为患儿身材矮小,股骨头对称性的扁平、碎裂、轻度硬化,没有干骺端的相应改变,其他骨骺也有异常改变,特别是股骨远端骨骺扁平增宽,通常双侧髋关节同时起病。而 Perthes 病则表现为股骨头不对称的受累,局部密度增加,有干骺端受累,双髋关节发病者为相继受累,一般间隔 1 年或更长时间。

【辅助检查】

1. X 线检查　常规摄骨盆正位及蛙式位片。

(1)早期:病变限于髋关节四周的软组织,表现为关节囊阴影胀大,软组织增厚,关节间隙增宽,邻近骺板下方的干骺部因充血而脱钙。

(2)缺血坏死期:股骨头骨化中心密度增厚,致密区内出现多个囊性变,头骺化骨,核变扁。

(3)再生修复期:股骨头骨化,核进一步变扁,有碎裂或透亮区。

(4)愈合期:股骨头外形或恢复正常,或呈扁平,有半脱位,股骨颈短而宽,即扁平髋,成年可出现退行性关节炎。

2. Catterall X 线分型 Catterall 根据病理改变结合 X 线片股骨头受累情况将股骨头坏死分为四型,指导治疗和判断预后。

Ⅰ型:病变局限于股骨头前方,无干骺端囊性变。

Ⅱ型:病变局限于股骨头前半部,前外侧区干骺端出现囊性变。

Ⅲ型:病变延伸至股骨头后部,前外侧区干骺端呈弥漫性囊性变,可见"头内头"征象,股骨颈增宽;Ⅱ、Ⅲ型预后较差。

Ⅳ型:病变扩展至整个股骨头,干骺端囊性变涉及中部或呈弥漫性,股骨颈短而宽,股骨头呈"蘑菇状"向前向后、向外侧突出。Ⅳ型预后不佳。

3. Herring 分型(外侧柱分型)

A 型:股骨头的外侧部有低密度改变但高度未变。预后良。

B 型:股骨头的外侧部分高度丢失,但丢失没有超过原来高度的 50%,仍可支撑中央部免于塌陷。预后尚可。

C 型:外侧柱塌陷超过原来高度的 50%,在塌陷的早期,外侧柱高度比中央部低。预后不良。

4. 核素骨扫描 条件许可时作核素扫描有助于早期诊断。在坏死早期,股骨头骨骺坏死部位显示同位素吸收明显减少,股骨头骺板和髋臼缘吸附增加。灵敏度达 95%~98%,比 X 线改变出现提前 3~6 个月。恢复期,同位素吸附增加。

5. 磁共振成像 有条件时可行,常分为四种模式:

(1)股骨头有均匀的低信号区,通常为边缘清楚并局限于股骨头最上部。

(2)较大片、不规则、不均匀的低信号区,常充满股骨头并向股骨颈延伸一段距离,在较大不规则区内可包含局限性高信号区。

(3)低信号带横行穿越股骨头,有时横越股骨颈。

(4)环形低信号带围绕着一个信号强度相对正常的中心。因为 MRI 测定的是骨髓信号强度的改变,因此,当股骨头血液循环中断 2~5 天,骨髓脂肪坏死,MRI 即可显示股骨头信号强度减弱,无假阳性,比核素扫描更敏感。

6. 关节造影 对各阶段股骨变形,特别关节软骨异常的诊断有益。

【治疗方案及原则】

由于本病病因与发病机制尚未明了,不同年龄患儿股骨头坏死的范围和程度差异很大,故对治疗方法的抉择往往很困难。

1. 非手术治疗

(1)原则:防止股骨头受压变形,维持髋臼对股骨头的包容,保持髋关节有一定的活动范围,有利于股骨头的生物塑形。

（2）方法：①初期卧床休息，患肢外展经皮牵引，有利于滑膜炎症消退，缓解肌肉痉挛和疼痛；②减少活动量，有的病例可用外展内旋位石膏固定；③外展内旋位行走支具固定。

2. 手术治疗

（1）原则：增加髋臼对股骨头的包容，恢复头臼同心圆，使坏死的股骨头在髋臼内磨合，生物塑形，为修复提供比较符合生理的条件。因此，不宜采用复杂而创伤大的手术。应明确手术治疗有一定并发症，也不能缩短自然病程。

（2）治疗方法：根据病变程度、畸形特点及术者经验可选择不同治疗方法。

1）改善股骨头包容、恢复头臼同心圆的手术方法：Salter 髂骨截骨、股骨近端内翻截骨术。

2）Chiari 骨盆截骨术：对缓解疼痛有益。

3）髋臼成形术：可用于股骨增大的巨髋症。

4）大粗隆下移术：可改善臀外展无力的跛行。

有研究结果显示，发病年龄≤8岁、骨盆正位片示为外侧柱分型的 A 型和 B 型，只需要给予消炎止痛药缓解疼痛，皮牵引 1~2 周改善髋关节功能，特别是旋转功能。手术与保守治疗、无治疗的结果无显著差异。发病年龄>8岁、外侧柱 B 或 B/C 型，手术包容的效果优于无治疗和保守治疗，Salter 骨盆截骨术与股骨近端内翻截骨术无明显差异。发病年龄>9岁的外侧柱 B 或 B/C 型，Salter 截骨术联合股骨近端内翻截骨可能效果更好，但远期结果有不可预料性。发病年龄>8岁、外侧柱 C 型者，手术与非手术治疗对远期结果均无显著效果，3/4 的患者在发育成熟时的评级为 Stulberg Ⅳ级。

【预后】

长期随访显示，股骨头缺血性坏死股骨头受累的程度、范围和发病年龄与远期退行性髋关节病密切相关。患儿生长发育停止时，股骨头轻度畸形，头臼呈同心圆关系，成年后仅发生轻度退行性关节病；若股骨头畸形严重，有扁平髋畸形，头臼不相称，通常在 50 岁之前发生严重的退行性关节病。发病年龄小于 6 岁，成年后几乎不发生髋关节退行性改变；6~9 岁发病的患儿，成年后约 40% 出现退行性关节病；而 10 岁以上发病者，成年后全部出现严重的退行性关节病。此外，预后与患儿的性别和病程长短有关。女孩的预后较男孩差，女孩患股骨头缺血性坏死时股骨头受累程度较男孩严重，这与女孩骨成熟年龄早、股骨头的再塑形潜力相对较低有关。病程长，发病至股骨头修复的时间越长，结局越差。

第八节　常见骨折

一、肱骨髁上骨折

【概述】

肱骨髁上骨折是小儿常见的骨折，占肘部骨折的 50%~60%，多发生于 5~8 岁儿童，分屈曲型和伸直型两型，伸直型占 95%，另外还分为尺偏型和桡偏型，前者易发生肘内翻。检查要重视有无血管及神经损伤，前者多应紧急手术探查，以防缺血性挛缩的发生，后者多经保守治疗而恢复，要根据骨折后移位的轻重，损伤后的时间来选择治疗方法，多数患儿经手法复位等保守治疗可以治愈。

【病因】

跌倒时伸直性骨折多为肘伸直时手部着地,作用力使肱骨远端髁上部位骨质最薄的部位折断。屈曲型系屈肘位,外力从肘后冲击造成骨折远端向前移位。

【病理】

肱骨髁上部后方鹰嘴窝局部变薄易折断。伸直型使肘过伸造成骨折,骨折远端向后移位,屈曲型外力从肘后冲击。远折段向前移,小儿极为罕见。

【临床表现】

有明显的上肢外伤历史,多因肘部伸展位手部着地受伤,伤后患肘肿胀、疼痛、运动明显受限,局部出现瘀斑,或出现肘部畸形。应检查桡动脉有无搏动,手部功能有无障碍,以判断有无合并血管、神经损伤。X 线检查即可了解骨折移位状态。

【诊断及鉴别诊断】

1. 有上肢外伤的历史

2. 肘部出现肿胀或有瘀斑,不敢活动、压痛明显,或出现肘部畸形,如肿胀较轻、就诊早可检查肘三角是正常的。

3. 应认真检查桡动脉有无搏动,手部功能情况以判断有无神经损伤。

4. X 线摄肘关节正侧位片以明确骨折的类型、移位情况,还可为复位提供依据。

5. 需与肱骨远端骨骺分离鉴别,肱骨小头未骨化以前很像肘关节脱位,但有骨擦音。

【治疗方案及原则】

1. 骨折无移位或轻微移位者,肘关节功能位石膏托固定。

2. 骨折移位明显但肿胀不重者,宜手法复位,复位后伸直型以过屈位石膏固定,但复位后 2~3 天及 1 周应复查复位情况,同时要注意局部肿胀加重而影响远端血液循环,主要表现为剧烈疼痛,手部苍白或发绀、发凉,桡动脉减弱或消失,如出现应立即解除固定,以防止缺血性挛缩的发生。

3. 骨折移位明显、肿胀不重、复位后又不稳定者,可在 X 线指引下,行肱骨外髁或在肱骨内、外髁经皮克氏针固定,以防骨折再移位,效果较好,术后以功能位石膏托固定。

4. 骨折粉碎严重者,缺乏麻醉条件或麻醉禁忌,可经尺骨鹰嘴横穿一克氏针,进行悬吊牵引或伸直位前臂皮牵引,待肿胀消退后可在床边 X 线协助下进行整复,一般在 2~3 周有纤维连接即可去掉牵引,逐渐开始练习肘部活动。有时仍需功能位石膏托保护。

5. 合并有神经损伤者,常为桡神经损伤,约 80% 以上 8~12 周可自行恢复,如超过 3 个月后仍不恢复者可手术探查。

6. 手术适应证为经手法复位失败、开放性骨折、肱动脉损伤、陈旧性移位骨折,以及合并神经损伤经观察无恢复者。

7. 选用小夹板固定者,固定要松紧适宜,并留院观察,密切观察末梢血液循环,严防缺血性挛缩的发生。

8. 根据年龄的大小,石膏固定 3~5 周。

9. 肘内翻是肱骨髁上骨折常见的并发症,一般在肘内翻稳定后可行肱骨远端截骨矫形术。

10. 肘关节僵硬,少数手法复位者有时并发骨化性肌炎或有骨突形成影响,经过功能练习不能恢复者可行关节松解术,术后应用 CPM 协助功能练习。

【预后】

肱骨髁上骨折属关节内骨折,固定时间 3~5 周,关节僵硬是常见的并发症,宜及早进行康复训练。

二、肱骨外髁骨折

【概述】

肱骨外髁骨折较为常见,属儿童骨骺Ⅳ型损伤,是关节内骨折,好发于 4~10 岁儿童。

【病因】

跌倒时,伸肘、手着地,桡骨头冲击肱骨小头而发生肱骨外髁骨折。

【病理】

根据移位情况分为三度:Ⅰ度无移位;Ⅱ度向外移位;Ⅲ度翻转移位。

【临床表现】

肘部外伤后肘部疼痛,肘关节处于微屈位,运动明显受限,肘外方肿胀,有明显压痛,可扪到骨擦音和移位的骨块,肘三角外形破坏。

【诊断及鉴别诊断】

1. 有肘部外伤史。

2. 肘部以外侧为主的肿胀、压痛及运动障碍。

3. 肘关节 X 线正侧位片,可见骨折及其移位情况。

【治疗方案及原则】

1. Ⅰ度无移位,可行前臂旋后位,肘功能位石膏托固定。

2. Ⅱ度轻度外移,可试行复位,如复位成功以石膏固定,如复位困难宜行闭合或切开复位。

3. Ⅲ度应切开复位克氏针固定。

4. 对陈旧性Ⅲ型骨折,超过 3 个月者则复位困难,宜适当松解伸肌腱才能复位,同样需克氏针固定。

【预后】

晚期患儿可发生骨迟延愈合或不愈合,骨块发生缺血性坏死,骨骺早闭,肘外翻畸形,以致发生迟发性尺神经炎。

三、股骨干骨折

【概述】

股骨干骨折是儿童常见骨折,约占骨折 10%~15%,多发生于股骨中段。治疗并不要求解剖复位,消除旋转对位力线比断端对位更为重要,年龄越小塑形能力越强,故以保守治疗为主。

【病因】

常见原因是跌伤和车祸。

【病理】

由于发生部位不同,移位方向也不同。上 1/3 骨折近端因髂腰肌和臀肌作用而呈屈曲、外展、外旋移位;中 1/3 骨折多重叠成角畸形;下 1/3 骨折远端向后移位且有损伤血管、神经的危险。

【临床表现】

有明显的外伤史,一侧大腿肿胀,变形运动障碍,疼痛剧烈,可见肢体短缩,注意检查足部运动及足背动脉搏动情况,经 X 线检查即可了解骨折类型及移位情况。

【诊断及鉴别诊断】

1. 有外伤史。

2. 伤后大腿肿胀、剧烈疼痛、压痛、运动受限、肢体短缩。

3. 检查足部运动功能、足趾血液循环及足背脉搏动。

4. X 线检查可确定骨折位置、骨折类型及移位情况。

【治疗方案及原则】

1. 3 岁以下婴幼儿均用悬吊皮牵引(Bryant 牵引)治疗,新生儿可用 Pavlik 吊带制动。

2. 3~6 岁儿童用托马架水平位皮牵引,大于 7 岁宜行骨牵引,并根据骨折部位,以远折端对近折端原则,调整牵引方向。

3. 手术治疗的适应证包括大年龄儿童、开放性骨折、合并股动脉损伤的下 1/3 骨折、陈旧性有移位骨折及经保守治疗无效者。

4. 根据年龄大小外固定时间为 4~10 周。

【预后】

新生儿可于伤后 2 周时愈合,幼儿 4 周愈合,儿童可在 6 周愈合。骨折部位与前方肌肉粘连者,可能妨碍屈膝活动。

第九节　桡骨头半脱位

【概述】

桡骨头半脱位好发于 2~5 岁小儿,伤后则哭闹,患肢下垂、不敢持物而就诊,经手法复位而愈。

【病因】

常是由上楼梯或穿、脱衣服时被成年人猛然用力牵拉所致。

【病理】

小儿桡骨头不像成人呈漏斗状而成桶形,因而易从环状韧带部分拉出,此时局部滑膜可嵌夹在半脱位的关节间隙中。

【临床表现】

随着牵拉动作,小儿立即哭闹并拒绝用患肢活动持物,牵拉者有时可在牵拉时听到肘部弹响。患儿用健手托着患肢,肘关节半屈位,前臂旋前位,运动明显受限。

【诊断及鉴别诊断】

1. 有明显牵拉前臂史。

2. 患儿哭啼,患肢不能持物、运动明显受限。

3. 肘部无肿胀,呈轻度屈曲状,前臂内旋位。

4. 肘部 X 线检查正常。

【治疗方案及原则】

1. 屈肘旋后前臂的手法复位后患肢立即能持物。

2. 嘱家长注意避免牵拉前臂的动作。

【预后】

无不良影响,但伤后如不注意保护有可能复发。

第十节　急性血源性骨髓炎

【概述】

骨髓炎指骨组织的炎症,任何年龄的小儿均可发病。男性较女性多3~4倍。

【病因】

一般为血源性感染,偶见由于体外刺入或因开放性骨折所致。病原菌以金黄色葡萄球菌为最多,偶为肺炎球菌、沙门杆菌或其他化脓菌。原发感染可来自皮肤脓疱疹、齿龈脓肿或上呼吸道感染。

【病理】

血源性骨髓炎多由干骺端的营养血管处起病。此处血流速度减慢,因致病菌繁殖和停留而发病。

骨髓炎有血管怒张、水肿、细胞浸润,形成脓肿。初期炎症部位的骨组织有不规则的脱钙,为骨的破坏吸收、继发萎缩和失用所致。另一典型所见为干骺端的化脓性渗出和坏死。因渗出增多而致骨内压力升高,感染通过哈弗系统和伏克曼管扩散并有血栓形成,导致局部骨的血液循环障碍。骺板限制了炎症向骨骺扩散。

骨髓炎通过伏克曼管到骨膜下,推开骨膜。若感染仍未控制,脓液可穿破骨膜而进入软组织,或环绕骨面上下扩散。若干骺端位于关节内,如股骨颈部,脓液可破入关节而导致化脓性关节炎。

小儿骨髓炎可在血管内形成血栓或从骨外膜剥脱使裸露的皮质骨及其下方的海绵骨血液循环断绝而成为大块死骨。在死骨四周形成肉芽组织与正常骨组织分开。这种肉芽组织包围的死骨称为死骨片。死骨形成后,骨外膜的修复过程表现为在死骨四周形成新生骨。骨包壳系指包绕死骨的新形成一层正常骨组织。最后骨包壳可产生窦道以引流脓性分泌物。骨包壳形成无效腔,其中除死骨外还充以肉芽组织和寄生的细菌。

【临床表现】

1. 股骨远端和胫骨近端的干骺端是最多见的发病部位,其次是股骨近端、肱骨和桡骨远端。但任何骨都可受累。急性血源性骨髓炎可因病情严重程度、部位、感染的范围,患者年龄和患者的抵抗能力等不同使症状和体征各异造成诊断困难。

2. 有败血症的全身中毒症状,如高热、发冷和呕吐。

3. 新生儿和小婴儿一般很少有全身症状。新生儿发病后可不发热,但表现有烦躁不安、拒食和体重不增。

4. 患部疼痛剧烈呈持续性,轻微活动疼痛加重,疼痛是由于渗出使骨内压增高。患肢极少活动(假性麻痹)可误诊为麻痹性神经肌肉疾病。

5. 下肢发病时,患儿拒绝负重或有避痛性跛行。

6. 随病程发展,脓液穿破局部骨外膜,张力得到缓解,疼痛减轻。

【诊断及鉴别诊断】

1. 有败血症的全身中毒症状,如高热、发冷等,体温常高于 38.5℃。在患肢的干骺部轻触诊有压痛。检查时小儿持续哭闹,当手指轻触患处则哭闹突然加剧有助于定位。局部温度增高和患肢的环周肿胀。邻近关节的肌群常有保护性痉挛,使关节处于较舒适的位置。多数关节保持屈曲位的被动体位。

2. 白细胞计数增高,且中性粒细胞比例增多,核左移。危重的病例白细胞检查可能正常。C-反应蛋白结果敏感,在感染早期即可显著升高,当采取有效治疗后,其结果下降较快。红细胞沉降率数值升高慢,持续,即使给予及时有效治疗,体温下降,指标仍然可能持续上升,可作为长期观察指标。降钙素原水平结果敏感,目前逐步应用于临床。发热高峰时,血培养可能阳性。血沉快,一般作为疾病仍处于活动期的标志。

3. GeneXpert 实时荧光定量快速检测　是一种基于聚合酶链式反应(PCR)的检测方法,用于检测耐甲氧西林金黄色葡萄球菌和甲氧西林敏感金黄色葡萄球菌,其检测过程方便快捷,可以在大约 60 分钟之内完成,并且检测得到的结果准确度高。

4. 第二代基因测序技术　不依赖培养结果,可直接从样本中获得病原体的核酸序列信息,检测已知病原体的基因组,并从头组装未知微生物的基因组,对新发病原体感染鉴定发挥重要作用,可更好地了解细菌的基因编码毒力,提高对易患重病儿童的早期认识,指导制订精准治疗策略。

5. X 线检查　早期多无阳性表现,开始数日只见局部深层软组织肿胀,2 周后可见骨膜下新骨形成,干骺端局部渐有髓腔模糊,不规则脱钙和骨破坏。脓肿蔓延到骨干部髓腔后产生透亮区并渐增大。最终可能出现死骨,表现为局部密度增高,其四周包绕的肉芽组织使死骨的界限分明。

6. 超声检查　可早期发现骨膜下脓肿,并协助定位穿刺抽脓,穿刺患骨如有脓液抽出即可明确诊断,可做细菌培养以利选用药物。

7. MRI 检查　是急性骨髓炎早期最敏感的影像学检查,也是早期诊断的主要依据。可观察到骨髓水肿、骨膜增厚、软组织水肿、局部积脓等表现。由于炎症性水肿是急性感染的标志,T_1 加权序列的骨髓信号强度降低,脂肪抑制的 T_2 加权序列的信号强度增加。

8. 核素扫描　骨髓炎在发病 24~48 小时即能借助骨扫描协助诊断,可较普通 X 线检查提早 10~14 天。骨扫描显示核素的浓聚增加。对新生儿有时不可靠。

9. CT 检查　必要时行 CT 检查,可协助了解骨破坏情况。

10. 鉴别诊断　需鉴别的疾病有急性风湿热、化脓性关节炎、急性类风湿性关节炎、急性白血病、脊髓灰质炎、婴儿骨皮质增生症、维生素 A 中毒及骨的恶性肿瘤。仔细检查特别重要。如压痛部位、关节活动、肿胀部位和范围。

【治疗方案及原则】

影响急性骨髓炎的治疗有两个重要因素:一是病程所处阶段;二是年龄。

1. 抗生素治疗　治疗急性骨髓炎主要靠抗生素治疗。一旦明确致病细菌就要尽快选用敏感抗生素。应尽可能用杀菌性抗生素。杀菌性抗生素较抑菌性者为好。各种青霉素和各代头孢霉素均可。静脉给药可确保病变部位的有效浓度。抗生素治疗时间要够长,平均应连续静脉给药 21 天,否则易致感染复发或形成慢性感染。

急性骨髓炎的致病菌种与年龄组有关。在未得知致病菌的情况下开始要选用广谱抗生素以求能对不同菌种均有效。

(1)新生儿期:致病菌多为 B 组溶血性链球菌和大肠埃希菌。开始可用对青霉素酶稳定的青霉素类,如新青霉素Ⅲ等,另外,头孢噻肟、头孢三嗪等也可供选择。

(2)2 个月~3 岁的患儿:本年龄组骨髓炎的致病菌多为金黄色葡萄球菌、表皮葡萄球菌和溶血性链球菌,流感杆菌较少。最好选用可透入脑脊液的抗生素,如头孢噻酮、头孢噻肟或头孢呋辛。另外,还可用新青霉素和氨苄青霉素联合应用。因二者可协同对抗耐氨苄青霉素的流感杆菌。

(3)3 岁以上的患儿:病原菌多与成年人相同,均为金黄色葡萄球菌,通常先用新青霉素为好。

(4)如果细菌培养结果提示为耐甲氧西林金黄色葡萄球菌,万古霉素为抗感染的首选药物,使用过程中注意观察耳毒性、肾毒性等并发症。利奈唑胺常应用于临床,其耳毒性、肾毒性均较万古霉素低,且有口服制剂,可作为万古霉素不耐受患儿的替代药物。

2. 外科治疗　患肢宜用厚垫支具或双瓣石膏板固定于功能位。病变位于肱骨上端或股骨上端的宜用牵引制动,使患儿舒适并预防病理骨折。全身性支持疗法包括退热静脉输液,贫血时可输新鲜血。尽可能用高蛋白饮食并补充多种维生素。

早期患儿或抵抗力好或细菌毒力低下,经抗生素治疗 24~48 小时内可明显见效,抗生素治疗持续应用 6 周,前 3 周可经静脉点滴,后 3 周改为口服。

如生素治疗 48~72 小时感染症状无改善,磁共振检查提示骨膜下、软组织脓肿和髓内化脓改变,早期局部骨开窗引流联合抗生素治疗为有效的治疗手段。如采用持续冲洗结合负压封闭引流等手术方式,可降低急性骨髓炎的复发率,取得满意的临床效果。

急性感染控制后可开始患肢的锻炼。从不负重活动到部分负重再根据 X 线检查显示病骨情况而定。同时注意关节活动范围和肌力的训练。

【预后】

1. 血源性骨髓炎的预后与下列因素有关　①患儿的年龄和健康状况;②治疗的早晚和是否充分;③致病菌的种类和毒性大小。本病的死亡率虽逐年降低,但早产婴和新生儿患暴发型败血症并发急性骨髓炎的仍可造成死亡。致死原因可以是肺部感染导致呼吸衰竭;心脏脓肿并发心力衰竭或死于脑脓肿。免疫力低下的患儿易患暴发型感染。

2. 最常见的并发症为化脓性关节炎。在穿刺骨病变时切勿将感染传播至关节,一旦查出并发化脓性关节炎应尽早穿刺引流。

3. 并发病理骨折的也不罕见。治疗过程中特别是手术后一定要对患肢做保护性制动(石膏或牵引),万一发生病理骨折宜采用保守治疗。

4. 骺板破坏日后可致患肢短缩或出现成角畸形,如膝内翻、膝外翻。婴幼儿的骺板破坏后,X 线片上可显示骨骺或干骺部消失,如股骨头、股骨颈、股骨上端部分缺失。有时经关节造影始能显示局部的解剖变化。肢体过长是由于患部血液循环增加的缘故,属于后遗症而不是并发病。双侧肢体不等长,如果超过 4cm,年龄小,生长潜力大的可做健侧骺固定术,年龄较大的儿童可行短肢的延长术。

第十一节　婴儿骨皮质增生症

【概述】

婴儿骨皮质增生症又称 Caffey 病,是婴儿时期发生于骨骼、肌肉及筋膜的疾病,表现为长管骨和扁平骨骨膜下有新生骨形成,并有肿胀和疼痛。本病属自愈性疾患,偶有复发。

【病因】

病因目前尚不清楚,可能与常染色体显性遗传有关,有报道为骨膜的小动脉先天性异常所致。因本病可用激素或调整饮食而缓解,考虑也可能与过敏有关,此外还考虑有病毒感染的因素。

【病理】

肢体局部变形,髓腔扩大,骨皮质变厚。此外还有与邻近骨融合、桡骨头脱位、下肢不等长、面部不对称、胸腔积液、眼球突出及横膈麻痹等并发症。

【临床表现】

1. 易激惹、烦躁易哭闹,局部软组织肿物及压痛,初期可有发热和贫血。

2. 骨皮质增厚的部位见于长管状骨和扁平骨,最多见于下颌骨,其次为尺骨、胫骨、锁骨、肩胛骨和肋骨,而肱骨、股骨和腓骨发病的较少。

3. 双侧受累者少见,多为不对称发病。

4. 发病年龄多局限于新生儿期到生后 5 个月以内,出生后即可见,到第 9 周后出现的较多。产前宫内发病的也有报告,偶见学龄儿童患病。

5. 肿物局部硬结且有压痛,但无局部发红和温度增高。

6. 血沉增快,碱性磷酸酶增高,伴贫血者也不少见。

【诊断及鉴别诊断】

1. 局部软组织肿胀,骨皮质增厚,患儿过度兴奋、易激惹。

2. X 线检查主要显示骨外膜有大量新生骨和骨的横径增粗。病变局限在骨干,早期新生骨表面粗糙,原骨皮质仍可见到,随病程进展,新骨的密度增加,与原骨皮质不可分,此时可见软组织肿胀,病变影的消散需数月乃至数年。

3. 软组织很少需要行病理活检。

4. 有时需与骨折后骨痂形成、维生素 C 缺乏、维生素 A 中毒、慢性骨髓炎和骨肿瘤等相鉴别,病史和 X 线检查对鉴别诊断有帮助。

【治疗方案及原则】

1. 尚无特效方法,本病属自愈性疾病,多于 6~9 个月内痊愈,无须特殊治疗。

2. 激素可缓解重症患儿的急性全身症状,但对骨病变无影响。

第十二节　注射性臀肌挛缩症

【概述】

臀肌挛缩多是由于臀部肌肉接受多次注射药物所致的臀大肌或臀中肌的部分肌肉及筋膜发生纤维瘢痕性挛缩,继而出现典型的临床症状。

【病因】

反复多次臀部肌内注射药物(主要为抗生素)而致,注射药物68.3%为青霉素,其次为青霉素、链霉素联合应用。

【病理】

主要病理变化是在臀大肌的上半部分肌肉组织及筋膜发生纤维瘢痕化,正常组织被纤维瘢痕组织所代替。注射后药物刺激肌肉的肌膜及筋膜肥厚、过度增生,同时引起肌肉组织变性坏死,导致胶原纤维玻璃样变、肌肉纤维瘢痕化。纤维挛缩带与正常肌肉之间的界限不清,参差不齐。纤维挛缩带的方向与臀大肌纤维走行方向完全一致。组织学观察为横纹肌变性,纤维瘢痕化有时可发现较多的巨噬细胞,病变组织中胶原蛋白(尤其是Ⅰ型和Ⅲ型)的含量明显升高。

【临床表现】

1. 步态异常,特别是跑步时,双下肢呈轻度外旋、外展状,呈"外八字"及摇摆步态。由于屈髋受限,步幅较小,犹如跳跃前进,称此为"跳步征"。

2. 站立时,双下肢不能完全靠拢,轻度外旋。由于臀大肌上部肌肉挛缩,肌肉容积缩小,相对显现出臀部尖削的外形,称此为"尖臀征"。

3. 坐位时,双膝分开,不能靠拢,不能跷"二郎腿"。

4. 蹲位时的体征有两种表现　一部分患儿表现为在下蹲过程中,当髋关节屈曲近90°时,屈髋受限,不能完全蹲下,此时双膝向外闪动,划一弧形后,双膝才能靠拢,完全蹲下。另一部分患儿则表现为下蹲时双髋呈外展、外旋位,双膝分开,症状如蛙屈曲之后肢,前一种体征称"划圈征",后者称为"蛙腿征"。这两种不同的临床表现是由于病变程度及范围不同所致。后者的病变往往较前者严重而广泛。

5. 髋部弹响,屈伸髋关节时,在股骨大粗隆表面有索带滑过并产生弹响。

6. 臀部可触及一条与臀大肌纤维走行方向一致的挛缩束带,当髋关节内旋、内收时更为明显,宽度大约为2~7cm。

7. 骨盆X线检查可见"假性双髋外翻",股骨颈干角大于130°,骨小粗隆明显可见。

8. 实验室检查,如肌酸、肌酐正常,均无肌肉病的表现。

【鉴别诊断】

1. 髋关节疾病　可表现为步态异常,关节活动障碍,与本病主要鉴别为通过X线检查所见加以区别。

2. 先天性髋关节外展肌肉挛缩症　多由于胎儿在宫内胎位异常所致,主要鉴别为该病累及单侧下肢且出生后即有表现,待年龄大走路后发现骨盆倾斜。

【治疗方案及原则】

如果臀肌挛缩已形成,可采用臀大肌挛缩带部分切断及切除术,臀大肌部分止点松解术。

手术方法:患儿取侧卧,沿臀大肌走行方向做斜切口,至股骨大粗隆顶端切口。显露挛缩带及股骨大粗隆下方一段髂胫束,分离挛缩带,在靠近髂胫束处切断挛缩带,并切除2~3cm一段。松解臀大肌上半部与髂胫束相连接的腱膜部分,达到部分延长臀大肌止点的目的。手术结束前,术者要被动活动患肢,证明屈髋自如,无弹响后即结束手术,否则应考虑行臀大肌骨性附着点处肌腱"Z"形延长术(切不可完全切断臀大肌肌腱)。在手术中,手术者操作范围必须在靠近臀大肌附着点这一区域内,切不能在臀大肌中间部分切断肌肉,否则将致出血,又极易损伤坐骨神经。如发现臀大肌挛缩范围广泛,在松解手术之前,先将坐骨神经暴露出来,再进行下一步操作,以避免损伤坐骨神经。对双侧臀肌挛缩的一般在一次麻醉下,完成双侧手术,在完成一侧手术后改变患儿体位重新消毒铺单。术中还应注意彻底止血,留置引流,因为臀部血液循环丰富,很容易形成血肿引起感染等并发症。术后双下肢并拢固定两周,即可开始功能活动。一般术后半年至一年完全恢复正常步态。

【预后】

应重视术后康复训练,即双腿并拢后练习下蹲动作。如无并发症,预后良好。

第十三节　发育性膝内翻与膝外翻畸形

【概述】

膝内翻和膝外翻是较常见的下肢畸形,致病原因很多,本节阐述内容以发育性膝内、外翻为主,即下肢站立负重后大腿维持关节的肌肉尚欠发达所产生的异常。此种畸形多累及双侧。

【病因】

大多数为发育性,即生理性改变,少数系婴幼儿期间患佝偻病所致,其他原因如先天性畸形、骨骺损伤、骨折畸形愈合、脊髓灰质炎后遗症等。

【临床表现】

膝外翻患儿平卧双下肢自然位伸直或双足着地站立,双膝内侧紧密靠拢,双踝内侧间距加大,步态不灵活,走路时双膝内侧相互摩擦,双足间距加大,故称"X"形腿。严重者可并发髌骨向外脱位。

膝内翻的临床表现与膝外翻相反,双足靠拢后双膝内侧间距加大,双下肢呈括弧状,也称"O"形腿。

X线片上测量正常男性股骨与胫骨轴线之间向外角度为4°~7°,女性5°~9°,大于此角为膝外翻,当股骨胫骨轴线为0并向外侧成角时为膝内翻。

【诊断及鉴别诊断】

1. 先天性胫内翻(Blount病)　为胫骨上端内侧骺板生长障碍,胫骨弯曲在近端骺板下方,角度明显且伴有胫骨向内旋转畸形。

2. 多发内生软骨瘤(Ollier病)　可致膝内外翻,但X线检查可见有明确病变。

3. 先天性腓骨缺损　也可致胫骨弯曲,此症多为单侧,同时并有踝关节畸形。

4. 先天性胫腓骨后内侧成角畸形　此症为先天性单侧发病,骨成角多位于胫骨中下1/3处,同时并有足跟内翻。

【治疗方案及原则】

如有活动性佝偻病(包括抗D型)应行内科治疗,待完全治愈后,根据患儿的不同年龄选择治疗方法。

1. 2~6岁患儿如畸形不严重,膝间距或踝间距在5cm以内的约95%的病例可自行矫正。如在随诊观察过程中畸形加重可采用下肢矫形支具控制其进展,膝外翻的可垫高内侧鞋跟。

2. 膝外翻双踝间距或膝内翻双膝间距超过10cm,应考虑手术治疗。手术方法:①股骨远端或胫骨近端单侧临时骨骺阻滞术(骺板钩钉植入);②股骨远端、胫骨近端楔形截骨术;③股骨远端、胫骨近端截骨后安装外固定器或伊氏外固定器,逐渐牵伸、压缩矫正畸形。

【预后】

如无并发症,一般良好,但有个别病例术后畸形复发。

第十四节　骨样骨瘤

【概述】

骨样骨瘤是骨内良性成骨性肿瘤,由其产生的骨样组织构成小的瘤巢,周围有成熟的反应骨。以疼痛特别是固定部位的夜间疼痛为主要症状,多见于长管状骨,10岁以上儿童和青年多见。

【病因】

病因尚不明确。

【病理】

病理特点为一小瘤巢,内含丰富血管性结缔组织基质,混以不等量的骨样组织和不规则的成熟骨小梁,经长期刺激,瘤体四周环以大小不等的硬化骨质,随着瘤巢逐渐成熟,有不同程度的钙化。

【临床表现】

疼痛是突出症状,夜间明显,下肢病变可伴有跛行,服用非甾体类药物可缓解症状,病变发生在脊柱附件的可继发脊柱侧凸。

【诊断及鉴别诊断】

根据患儿临床表现、X线、CT及MRI检查,可予以诊断。X线检查显示骨内有1~2cm的小透亮区,四周有硬化骨包围,瘤穴内有钙化点,骨扫描可见浓聚现象。

1. 骨感染、骨皮质脓肿　一般有发热,局部红、肿、热、痛,活动受限等感染表现,可有反复发作史,查血常规及血沉升高,抗感染治疗有效,无骨样骨瘤的规律性疼痛,骨质破坏区内无钙化或骨质,边缘不如骨样骨瘤规整。

2. 其他骨肿瘤病变　如成骨细胞瘤,也称良性骨母细胞瘤,主要看瘤巢的大小,直径大于2cm以上的考虑成骨细胞瘤,而骨样骨瘤直径常小于2cm。

【治疗方案及原则】

1. 口服非甾体类抗炎药物治疗。

2. 经皮X线透视下或CT引导下病灶射频消融手术,是目前最常用的方法。

3. 手术切除病灶,需手术切除瘤巢,而不是周围的硬化骨。

【预后】

骨样骨瘤是良性病变,不予治疗虽有可能自行控制,但自然转归尚不清楚,放射治疗无效。

第十五节　骨囊肿

【概述】

骨囊肿分为单房性骨囊肿和多房性骨囊肿,单房性骨囊肿多见,囊内为一单腔,内衬薄膜并含草黄色液体。

【病因】

目前病因不明,与骨生长旺盛时期干骺端发生局限性骨化不良有关,大部分研究倾向于闭合的囊腔内压力高于骨髓内压力,静脉回流受阻导致骨内滑膜囊肿,形成骨囊肿。

【病理】

1. 大体病理 多为单房,壁薄似蛋壳,囊壁为薄层纤维膜,内为透明或半透明淡黄色或血性液体,可有骨嵴突出囊腔,囊腔底部有时可见皮质骨碎片(落叶征),多房性骨囊肿可见分隔样表现。

2. 镜下表现 囊肿壁骨质正常,纤维囊壁为结缔组织,主要是成纤维细胞和多核巨细胞,合并病理骨折可见新骨形成。

【临床表现】

肢体疼痛、肿胀、病理性骨折常是主要就诊表现,单房性骨囊肿可无明显症状,查体可无明显异常,多为拍片意外发现囊肿,合并病理性骨折时可伴有疼痛、肿胀和肢体活动受限等表现。

【诊断及鉴别诊断】

常在肢体疼痛或发生病理性骨折时就诊得以诊断,X线检查显示病变多位于干骺端,呈膨胀性改变,边界清楚,可见不规则的囊腔,内可含不规则间隔,如无病理性骨折少有骨膜反应。

1. 动脉瘤样骨囊肿 病变为膨胀性生长,具有更强的侵袭性。

2. 内生性软骨瘤 好发于手足部位短骨,X线检查示病变内存在斑点状的钙化。

3. 纤维性骨皮质缺损或非骨化性纤维瘤 以皮质为主病变,较小的透亮缺损多为纤维性骨皮质缺损,干骺端偏心性的透亮缺损多为非骨化性纤维瘤。

【治疗方案及原则】

主要是保守治疗、经皮囊肿内注射和手术病灶刮除、髓内针内固定术。

1. 保守治疗 无症状的骨囊肿、囊肿较小或邻近骺板的骨囊肿建议保守治疗。病理性骨折移位不严重的患儿,如果诊断明确可考虑保守治疗,15%的患儿发生病理性骨折后骨囊肿可自愈。

2. 经皮囊肿内注射 可穿刺抽囊液,同时囊内注射甲泼尼龙 50~100mg,一般需定期多次注药(3 个月一次,约 3~6 次);也可经皮自体红骨髓注射移植促进骨囊肿愈合;近年应用人工骨粉制成的骨泥注入囊腔,利于骨囊肿愈合及加强骨硬度,注入骨粉前可同时行囊内刮取病理。

3. 骨囊肿囊腔髓内针或克氏针钻孔引流手术。

4. 病灶刮除植骨手术 穿刺治疗无效或保守治疗加重的患儿,可考虑囊肿病灶切开刮除囊壁、囊腔植骨手术治疗。

【预后】

活动性骨囊肿手术后容易复发,因此 10~12 岁以内无明显症状的骨囊肿不首选手术治疗;骨囊肿手术后可能出现骨骺早闭。

第十六节　骨软骨瘤

【概述】

骨软骨瘤是儿童期常见的良性骨肿瘤,常位于干骺端一侧骨皮质,向骨表面生长,也称外生骨疣,主要由软骨帽和骨侧面突出的骨组织组成,分为单发骨软骨瘤和多发骨软骨瘤。

【病因】

文献考虑可能是从靠近骨膜的小软骨岛长出,或来自于骺板的软骨。

【病理】

骨软骨瘤病变为丘状突起或带蒂的肿物,外覆有骨膜,骨膜下为软骨帽,表面可有滑囊。

【临床表现】

常是意外摸到肿物或 X 线检查发现异常突出的骨块,多无症状,肿物受碰撞或蒂部发生骨折会引起疼痛,肿瘤较大压迫神经可有相应的症状,如疼痛、肢体活动受限、肢体无力等。

【诊断及鉴别诊断】

根据临床表现及 X 线检查,即可诊断。

【治疗方案及原则】

1. 无症状的骨软骨瘤,可先观察。

2. 对于瘤体压迫神经、血管或影响关节活动,蒂部外伤发生骨折的患儿,可考虑手术切除。

3. 手术尽量从骨软骨瘤基底切除,软骨帽及骨膜一并切除,并防止损伤骺板。

4. 多发性骨软骨瘤不能全部切除,对于引起疼痛、功能障碍、生长畸形及可能恶变的单发病变,可考虑手术切除,肢体畸形的矫形手术可根据畸形复杂程度,与肿瘤切除术一期完成,或分期完成。

【预后】

骨软骨瘤发生恶变的比例不到 1%,随着孩子生长而生长,发育成熟骺板闭合后可停止生长。

第十七节　骨　肉　瘤

【概述】

骨肉瘤是骨最常见的恶性肿瘤,常发生于 10~20 岁,也有 10 岁以下孩子发病,肿瘤好发于长管状骨的干骺端,偶见于骨干,最多见于股骨下端和胫骨上端,其次为股骨和肱骨上端。

【病因】

病因不明确,可能与下肢负重骨对外界因素如病毒作用使细胞突变与骨肉瘤形成有关。

【病理】

肿瘤源于长管状骨干骺端髓腔,可穿破骨皮质而掀起骨外膜,骨膜穿孔后可在肌肉内出现软组织肿物。骺板常不受侵犯,有时可有跳跃性病灶。标本内含有大量肉瘤样基质,可有新生软骨及不典型的梭形细胞。病理分为四型:第一型主要是骨样组织;第二型骨样组织和骨组织并存;第三型没有骨样组织和骨组织,只有胶原纤维;第四型很少,没有细胞间质。

【临床表现】

活动后疼痛和可触及的肿块是早期常见症状。下肢肿瘤可有避痛性跛行,随病情发展,局部出现肿胀和皮温增高,表面可见静脉怒张,关节活动受限。全身状况一般较差,发热、体重减轻、贫血,甚至衰竭,可出现肺转移,可合并病理性骨折。

【诊断及鉴别诊断】

骨肉瘤多发于10~20岁,好发于膝部,疼痛及软组织肿块是早期症状,有的可表现为病理性骨折。X线检查可见典型的成骨表现,骨破坏兼有新骨形成,肿瘤侵蚀骨皮质,产生明显骨破坏和新生骨形成,骨外膜掀起后拉长的血管与骨干垂直,沿血管产生的新骨形成"日光放射"状阴影,掀起的骨膜与骨干间形成"Codman"三角。骨的三维 CT 和 MRI 检查有助于进一步了解骨肉瘤骨质病变及周围软组织情况。

【治疗方案及原则】

骨肉瘤的治疗是综合治疗,应用新辅助化疗方案,手术治疗包括骨瘤段截除假体植入保肢手术及截肢手术,出现肺转移需行化疗。

【预后】

骨肉瘤是原发骨肿瘤中恶性度最高的,预后差,随着目前新辅助化疗及手术技术的提高,大大提高了骨肉瘤患者的治愈率和生存率。

第十八节　特发性脊柱侧凸

【概述】

青少年特发性脊柱侧凸(adolescent idiopathic scoliosis,AIS)是 10 岁至骨骼发育成熟之间的青少年出现的病因尚不明确的脊柱侧凸,发病人数占结构性侧凸的 80%。该病的诊断需要建立在通过体格检查及辅助检查排除神经原因、综合征、先天性异常等其他病因的基础上。在轻度脊柱侧凸中(<10°)发病的男女比接近 1∶1,但在需要手术治疗的患者中,女性患者比例明显增加(7.2∶1)。

【病因】

AIS 的病因仍未明确,学者们提出了诸多理论,如遗传因素、激素学说、生长异常学说、生物力学学说及神经肌肉学说等。

1. 遗传因素　有家族史的人群发病率高于普通人群。研究报告,患有 AIS 的妇女所生育的女孩有 15°以上脊柱弯曲的发生率为 27%。虽然有越来越多的证据表明遗传学的病因,但是引起 AIS 确切的遗传方式、基因、基因产物仍不明确。

2. 激素学说　褪黑激素不足曾被认为是导致 AIS 的原因。研究发现,AIS 患儿夜间的褪黑激素分泌较正常儿童减少 35%,但证据尚不足。

3. 脊柱生长和生物力学理论　AIS 的发生和发展与青春期快速生长的时间有关。有研究者提出脊柱侧凸的发生和相关的胸椎前凸有关。脊柱前方生长速度超过后方,导致胸椎后凸减小,继之发生脊柱扭曲,产生脊柱侧弯的旋转畸形。

4. 组织异常理论　认为和脊柱有关的结构(肌肉、骨、韧带、椎间盘)异常可能导致脊柱侧凸。这种理论是以观察马方综合征(原纤维蛋白疾病)、Duchenne 肌肉营养不良(肌肉疾病),以及骨纤维发育不良等疾病都并发脊柱侧凸为依据。

5. 中枢神经系统异常理论　该理论是以 AIS 常发生于神经肌肉疾病为根据,而且,中枢神经系统的亚临床功能障碍也会引发脊柱侧凸。脊髓空洞症并发脊柱侧凸的发生率增加,其原因可能是继发于脊髓运动或与感觉通路的直接受压有关。Chiari 畸形和第四脑室扩张对脑干的不断刺激可能诱发脊柱侧凸。在 AIS 患者还发现存在姿势平衡和前庭-眼功能障碍的现象。

【病理】

1. 脊柱　椎体呈楔形改变,尤其靠近顶椎更为明显;椎体在凸侧增大,向凸侧旋转,同侧横突及椎板也随之隆凸,使胸腔的凸侧变狭窄。棘突偏向凹侧。脊髓因侧凸而向凹侧偏移,紧贴于凹侧椎弓根。

2. 椎间盘　椎间盘也发生楔形变,凸侧增厚,凹侧变薄。

3. 肋骨　随着椎体向凸侧旋转,凸侧肋骨也随之隆起,临床上称为隆凸,也称剃刀背。

4. 肌肉韧带　双侧椎旁肌没有明显的差异;凹侧的肌肉,包括肋间肌也无明显的改变。在显微镜下可能有肌肉变性、横纹消失、肌核变少、间隙纤维增生等。

5. 内脏　主要是心脏和肺脏,为胸腔变形压迫所致,对手术有重要的意义。因为多数畸形程度严重的患儿有心肺功能不全,特别是合并有后凸减少或胸前凸的病例。

【临床表现】

轻度脊柱侧凸者不引起任何症状,仅在家长为患儿洗澡或更换内衣时偶然发现。较明显的患儿表现为双肩不等高,脊柱偏离中线,肩胛骨一高一低,一侧胸部出现皱褶皮纹,前弯时双侧背部不对称,有剃刀背畸形。弯腰时可见双侧髂嵴不等高,双侧腰部皮肤褶皱不对称。

【诊断及鉴别诊断】

该病的诊断需要建立在通过体格检查及辅助检查排除神经原因、综合征、先天性异常等其他病因的基础上。

除了以上临床表现外,AIS 的诊断主要依靠 X 线检查。X 线平片应当包括站立位脊柱的后前位和侧位片。测量 Cobb 角,首先要确定端椎,端椎是弧度两端倾斜最大的椎体,分别称为上端椎和下端椎。一旦确定某一弧度的端椎,它也应当是相邻弧度的端椎。上端椎的上终板和下端椎的下终板是测量 Cobb 角的参照基准。Cobb 测量技术是分别沿这两个端椎的终板划线,再做这两条线的垂线,两条垂线的交角即为 Cobb 角。一旦确定主弧(Cobb 角最大的弧度),那么对另外弧度(次弧)要判定是否为结构性。

还要评估脊柱侧弯主弧的柔韧性,以及判定次弧是结构性还是非结构性。判断脊柱弧度柔韧性的常用方法:拍摄左右侧凸像,应当采取仰卧位,并且向左右两侧弯曲到最大程度。

此外,影像学检查方法还有脊髓造影、CT 脊髓造影、MRI 及骨扫描,这些方法对评估脊柱畸形也很有用,特别是怀疑存在椎管内或脊髓内病变,以及对先天性脊柱侧凸的评估。

【治疗方案及原则】

1. 支具治疗　胸腰骶支具是特发性脊柱侧凸有效的非手术疗法,并且有很多成功的病例。支具治疗适应证:如果侧凸弧度超过 25°,或者初次就诊时侧凸弧度就已经超过 30°,且患儿还处于继续生长发育阶段(Risser 征 0、1 或 2)。

支具通过包容躯干和脊柱,在生长发育期间提供持续的矫正力。每天穿戴时间应不少于 22 小时。研究表明患儿穿戴支具的时间越长,脊柱侧凸进展的可能性越小。

2. **手术治疗** 手术治疗(矫正器械植入加脊柱融合)是唯一能够持续矫正畸形的方法,但是会丧失一部分脊柱的活动度。手术治疗有两个目的:首先是预防脊柱侧凸的加重,其次是最大程度地安全矫正脊柱畸形。一般来说,骨骼未成熟的患儿,侧凸弧度超过 40°~50°,以及骨骼发育成熟的患儿,侧凸弧度超过 50°,都可以考虑手术治疗。

第十九节 早发性脊柱侧凸

【概述】

早发性脊柱侧凸是指发生在 10 岁以前的脊柱侧凸。不断进展的脊柱侧凸畸形会造成胸廓和肺受压,这会影响正常呼吸运动。更重要的是,由于幼儿及儿童期胸廓和肺处于关键发育期,脊柱侧凸会进一步影响胸廓和肺的发育,导致呼吸功能受限更加严重。成年后的治疗难以逆转胸廓和肺发育不良,因此在脊柱畸形进展的儿童期给予适当治疗十分必要。

【病因】

早发性脊柱侧凸依据病因分为四类:先天性脊柱侧凸、特发性脊柱侧凸、神经肌肉性脊柱侧凸及综合征性脊柱侧凸。先天性脊柱侧凸主要由于椎体发育畸形导致;神经肌肉性脊柱侧凸一般合并有神经畸形或肌肉异常;综合征性脊柱侧凸常存在多发畸形,并存在相应的基因异常。

【病理】

由于儿童期脊柱畸形加重,造成胸廓和肺受压,引起呼吸功能下降并影响其发育,造成呼吸功能进一步受限。这种病理状况也被定义为胸廓机能不全综合征,其诊断需要从病史、体格检查、实验室检查、肺功能检查、脊柱 X 线和 CT 检查等多方面进行评估。要通过合适的治疗避免胸廓机能不全综合征的出现。

【临床表现】

患儿生后脊柱畸形并不明显,大多于 1 岁后能站立时出现双肩不等高、腰背部突出、背部不平等外观异常。随着生长发育,这些异常逐渐加重。合并椎管神经系统畸形的患儿还可能存在背部异常毛发、色素沉着;神经肌肉病患儿有可能存在肌肉无力、行走不稳等症状。已经出现胸廓功能不全综合征者会出现呼吸急促、运动耐量下降等表现,并存在需要吸氧或者反复呼吸道感染病史。

【诊断及鉴别诊断】

1. 10 岁以内出现的脊柱侧凸。

2. 脊柱侧凸不断进展加重,并累及胸廓(侧凸进展的标准为每年 Cobb 角增加 10°以上)。

3. 脊柱 X 线及 CT 检查评估畸形严重程度及是否存在先天性脊柱侧凸;MRI 检查有助于诊断椎管内脊髓异常。

4. 肺功能检查有助于评估呼吸功能,但在 6 岁以内通常难以进行。

5. 怀疑综合征性脊柱侧凸者需要基因检测证实。

【治疗方案及原则】

不断进展的早发性脊柱侧凸需要恰当治疗,治疗方案要参考畸形范围和患儿年龄两个维度:

1. 如果畸形局限,如先天性脊柱侧凸半椎体畸形,可以早期(3岁后)进行半椎体切除,脊柱短节段融合固定手术。

2. 如果畸形范围较大,且年龄在5岁以下,应先考虑非手术治疗,包括脊柱矫正支具、脊柱石膏矫正及肌肉力量锻炼康复等。

3. 如果畸形范围大,且年龄在5岁以上,或者保守治疗无效,可以考虑生长棒手术等非融合手术,待患儿骨骼发育成熟再进行融合固定。

4. 对于部分骨质异常且进展快的早发性脊柱侧凸(如神经纤维瘤病),可以适当提前融合手术的时间,并考虑进行前后路联合手术加强固定。

5. 针对合并的神经系统畸形或者肌肉异常,需要神经外科或神经内科协助制订诊疗计划。

6. 针对已经出现胸廓机能不全综合征的患儿,需要呼吸内科协助提高肺功能,如果畸形严重可以考虑先进行牵引,再手术矫正。

【预后】

部分早发性脊柱侧凸经过保守治疗即可以恢复正常;保守治疗无效者,早期恰当有效的手术有助于控制畸形进展,同时可最大限度保留脊柱、胸廓和肺的发育,预后较好;但对于合并畸形多,初始侧凸重并存在后凸畸形的患儿,治疗通常有较大挑战。

第五章　小儿外科肿瘤疾病

第一节　血　管　瘤

【概述】

血管瘤是小儿最常见的良性病变,可发生于人体的各个部位,但以皮肤、皮下组织处最为多见,其次是黏膜、肌肉、骨骼及内脏。部分类型的血管瘤可以退化;部分可持续发展导致各种畸形和损伤;有些并发症可危及生命。

【病因】

血管瘤发病的原因和机制还不太明确。有多种细胞成分和分子可能参与婴幼儿血管瘤的发生。

【分类】

传统血管瘤的分类是以形态和病理特征来进行分类,如可以分为毛细血管瘤、海绵状血管瘤、蔓状血管瘤及混合性血管瘤。但是该分类不能很好指导临床治疗,很少使用。目前以血管内皮细胞是否增殖为特征,将该病分为血管瘤与血管畸形两大类。血管瘤指血管内皮细胞异常增殖,又分为增殖期、稳定期、消退期三期。血管畸形即无血管内皮增殖,不会消退,以血管扩张为特征。该分类较科学且对临床的指导意义很大,接受度较广。

【定义】

1. 血管瘤　是由胚胎期的血管组织增生而形成的,发生在皮肤和软组织的良性肿瘤,或者可以称为血管组织的错构瘤。错构瘤是正常组织形成过程中过度生长而形成的肿瘤。

2. 血管畸形　是以血管为主的脉管系统为基础的发育畸形,而血管内皮细胞是正常的,通常随着患儿身体体积的增大成比例地相应扩大。

【临床表现】

1. 血管瘤多在出生后数天至数周,皮肤或黏膜出现小红点样改变,迅速发展向外形成结节状并相互融合成块,形成圆形或椭圆形类似草莓样改变,局部温度变化不明显,多数可自行消退。

2. 血管畸形生后即有。传统分类法中的鲜红斑痣,即皮肤呈葡萄酒色斑块样改变,多不高出皮面,压之退色,称毛细血管畸形。另外有扩张迂曲增粗的血管样改变(蔓状血管瘤)或皮下肿物边界不清,触之较软,挤压后可变小,松开后又可增大,局部温度明显增高,可及震颤和血管杂音,称动静脉畸形。严重者破坏周围组织,导致肢体畸形、容貌破坏。不能自行消退。

3. 特殊类型血管瘤

(1)骨肥大性静脉曲张综合征(Klippel-Trenaunay 综合征):患肢有范围不等的血管痣和曲张的静脉,以组织肥大、肢体畸形为特征。

(2)血管瘤并发血小板减少综合征(Kasabach-Merritt 综合征):以较大范围或巨大的血管瘤、继发出血改变及血小板减少为其特征,可合并 DIC。

(3)脑颜面血管瘤综合征(Sturge-Weber 综合征):颜面部三叉神经分布区的毛细血管瘤改变及间歇性癫痫样发作。

4. 特殊部位血管瘤的表现

(1)肝血管瘤:多表现为肝大或上腹部包块,以及肿物压迫所出现的症状,易合并充血性心力衰竭。

(2)消化道血管瘤:以小肠血管瘤较为常见,主要表现为消化道出血及梗阻(继发肠套叠及扭转所致)。

(3)膀胱血管瘤:以血尿为主要表现。

(4)腮腺血管瘤:主要表现为局部出现肿块,逐渐肿大隆起,局部温度可增高。

(5)眼眶周围血管瘤:以眼球突出、眼运动受限、视力障碍为主,多属海绵状血管瘤。

(6)阴茎血管瘤:阴茎和龟头部呈紫蓝色结节状,阴茎较粗大,容易勃起,严重者发生溃疡、出血,多属海绵状血管瘤。

【诊断及鉴别诊断】

1. 病史 红斑和肿块出现的时间、部位、发展速度等。

2. 体征 局部皮肤改变,包块大小,挤压能否缩小,有无局部发热、震颤和血管杂音,肢体长度、周径的变化和功能检查等。

3. 实验室检查 注意血小板数量,必要时检查凝血功能情况。肝脏肿瘤查甲胎蛋白与恶性肝肿瘤鉴别。

4. 超声检查 彩色超声检查可以区分血管瘤和血管畸形,判定肿物血流情况和侧支情况及与正常血管的关系。腹部超声检查可用于诊断肝脏血管瘤,由于其无放射性及可重复性,可作为首选的影像学检查方法。

5. CT 检查 可以确定血管性疾病的空间关系,肿瘤的大小、范围、程度、血供、回流及分类等,尤其对于诊断动静脉血管异常更有价值。

6. MRI 检查 既能表现病变范围又能表现出血液流变学的特征,是区别血管瘤和血管畸形检查的金标准,对血管瘤的诊断有着非常重要的价值,有助于判断病变的大小、深度及其与周围组织的关系。

7. X 线检查 局部穿刺造影、静脉造影、动脉造影均有特异性改变。

8. 鉴别诊断 需与淋巴管瘤鉴别。血管瘤一般瘤体穿刺抽出可凝固的鲜血,而淋巴管瘤抽出淡黄色清亮液或不凝固的暗红色血性液。

【治疗】

1. 观察随诊 草莓状血管瘤自然消退者多,一般生后 3 个月为生长加速期,6 个月后为减速期,完全消退要 1~2 年,甚至更长。腮腺血管瘤多可自然消退。

2. 保守治疗

(1)局部注药:向血管瘤内直接注射药物使瘤腔闭合、瘤体消退。用于局限小血管瘤、头面部等不宜手术、增长迅速的血管瘤和术后复发的病例。常用药物:①类固醇皮质激素类药物,一般为长效和短效药物联合应用。②平阳霉素,多用于面部,如鼻尖、口唇和眼睑等部位。注意其肺毒性,用量不宜过大和时间过长。③注射用 A 群链球菌,注意局部炎症反应。④硬化剂,如聚桂醇、尿素、95%酒精等。

(2)局部加压:用弹力绷带包扎。用于四肢弥漫性生长、无法手术切除及局部注药的病例。白天包扎,夜间拆除休息。可以缓解症状,延缓病变的发展。

(3)普萘洛尔/类固醇皮质激素类药物口服或静脉用药:多用于新生儿和小婴儿肿瘤广泛、增长迅速、无法局部注药和不能手术者;静脉多用于合并血小板减少综合征者。

(4)对于肝脏血管瘤,考虑到其自限性,可定期做超声检查观察随诊,对有症状或无消退趋势的患儿,药物治疗常作为首选,包括普萘洛尔、糖皮质激素、长春新碱、干扰素等。

3. 手术切除 瘤体局限或保守治疗无效可以考虑手术切除。注意术后功能和美容问题。对于肝血管瘤,手术治疗适用于局灶性病变,血管瘤体>5cm,药物治疗无效或有明显症状者。

4. 介入疗法 对于大面积血管瘤、器官(如肝脏)血管瘤、动静脉瘘者可选择性动脉插管注射尿素、平阳霉素或采用栓堵的方法。

5. 鲜红斑痣用染料激光的方法,可以取得很好的疗效。其他如激光、同位素、冷冻、电化疗、中药等治疗方法。

【预后】

血管瘤是一种良性病变,多数有自愈倾向。如果肿瘤范围广不能切除但不影响功能,部分患者可终身带瘤。只有极少数病例合并严重的并发症,如血小板减少、溶血性贫血、血管内消耗凝血病和充血性心力衰竭等,造成严重后果。对需要治疗的病例,要权衡利弊,防止过度治疗而造成损害。

第二节 淋巴管瘤

【概述】

淋巴管瘤(lymphangioma)是胚胎淋巴组织发育异常所致的错构瘤,具有先天畸形及肿瘤双重特性。为儿童常见良性肿瘤,男性发病略多于女性。

【病因】

淋巴管瘤是胚胎发育过程中某些原始淋巴囊脱离了淋巴系统而异常发育所形成的良性错构瘤。

【病理】

由异常增生的淋巴管组成,淋巴管内常含有淋巴液和淋巴细胞,有些淋巴管瘤含有血管组织为淋巴血管瘤。根据淋巴管的增生和扩张程度,淋巴管瘤可分为:

1. 毛细淋巴管瘤 或称单纯性淋巴管瘤,由密集成群的微小的淋巴管组成。外观为多数疣状的透明小颗粒,挤破时流出淋巴液,病变位于皮肤和皮下。

2. 海绵状淋巴管瘤 由扩张的淋巴管组成,间质结缔组织增多,形成单房或多房性的腔隙组织。可位于全身各部位,主要侵犯皮下组织、颈部、胸腔上纵隔、腹腔大网膜、肠系膜及腹膜后。

3. 囊状淋巴管瘤(囊状水瘤) 是指管腔特别扩大的淋巴管瘤,呈单房或多房结构,囊内液稀薄清亮。部位同海绵状淋巴管瘤。

4. 弥漫性淋巴管瘤(淋巴管瘤性巨肢症) 是一种原发性淋巴水肿,是泛发型淋巴管畸形,病变范围大,常累及整个肢体。肿瘤可侵及皮肤、皮下、肌肉,造成肢体畸形。

【临床表现】

1. 单纯淋巴管瘤 由毛细淋巴管和小囊密集成球组成。多位于皮肤浅表层,突出皮肤表面,呈小泡状颗粒,由针尖大小到豆大不等,透明呈淡红色,压迫有黏性的透明淋巴液溢出,多发生在臀部、四肢、胸壁、会阴部、口腔、舌等处。

2. 海绵状淋巴管瘤 是最常见的淋巴管瘤,由较大的淋巴管和小的多房性淋巴腔组成。瘤体较大时表现为柔软的包块,多发生于四肢、颈部、腋部、面颊、口舌等处,使之面容改变,有巨舌、巨唇、肢体畸形等表现,并可产生相应部位的功能障碍,如侵犯口腔、舌及咽部可引起饮食、发音及呼吸困难。

3. 囊状淋巴管瘤 是新生儿期最常见的淋巴管瘤,肿瘤体积大,囊腔可见内皮细胞,可为单囊,多囊更常见,内容物为淋巴液,全身均可发生,常见于颈、腋、上纵隔或相互连接。一般表面皮肤正常,伴出血时可呈淡蓝色,质地柔软,有波动感,透光试验阳性。并发瘤内出血时瘤体可突然变大,严重者压迫气管影响呼吸,甚至造成窒息。继发感染时局部出现红、肿、热、痛,可伴全身症状。

4. 弥漫性淋巴管瘤 是由胚胎期原始淋巴管胚芽发育异常所致。主要发生于四肢。从肩部到手指,或从腹股沟区延伸至足趾。严重者累及肌肉组织,甚至深达骨膜,严重影响肢体外观及功能。

【诊断及鉴别诊断】

1. 临床表现和体征的特点 局部肿物、质地柔软,无压痛,挤压无缩小。

2. 局部穿刺 为淡黄色透明淋巴液,囊内出血时穿刺液为陈旧性不凝血性液。

3. B超检查 血液循环不丰富的单囊或多囊性肿物,注意病变深度,与周围大血管的关系。

4. X线或CT检查 颈部肿物应做X线或CT检查,明确胸腔纵隔内、锁骨下和腋窝是否同时存在肿瘤。应注意与血管瘤鉴别。

【治疗】

1. 急症处理 部分颈部淋巴管瘤患儿可因肿瘤压迫气管出现呼吸困难和窒息。应立即进行肿瘤穿刺放出囊液减压,必要时行气管插管手术切开引流,以挽救患儿生命。

2. 注射疗法 用于单囊和少囊淋巴管瘤。

(1)沙培林(OK-432):属一种溶血性链球菌制剂,可以引起瘤体内无菌性炎症,从而破坏瘤体内上皮细胞,治疗效果明显。使用前先做青霉素皮试,皮试阳性者禁用。局部注射时尽量抽净瘤体内液体再注入稀释药物,注射后局部反应大(重度肿胀),疗效好。必要时待肿消退后重复用药。新生儿和小婴儿颈部肿瘤慎用,以避免肿胀影响呼吸。用药后可以引起发热,注意对症处理。

(2)博来霉素或平阳霉素:瘤体穿刺抽液后注入囊内。一般1~2周后可再注入,也可用于术中或复发的病例。可引起发热,最严重并发症是肺纤维化。

(3)尿素:对囊性淋巴管瘤有效。抽液后囊内注入40%尿素2~5ml,每周两次,直至痊愈。注意可引起局部组织坏死。

(4)类固醇皮质激素类药物:长效与短效药物联合使用,抽净囊内液注入。多用于小婴儿。

3. 外科手术 颈部淋巴管瘤压迫气道导致呼吸困难经穿刺抽液减压无效时,需急诊手术引流或手术切除。淋巴管瘤在注射治疗效果不佳时或影响器官功能明显时,可以考虑手术治疗。对附着在主要血管神经的瘤体要妥善分离。有小部分囊壁剥离困难者,残留部分可用 0.5%碘酊及 95%酒精涂擦残壁处,以破坏其内皮细胞,防止复发。手术后瘤床一般建议放置引流管引流,直至无明显淋巴液渗出再拔除。肢体象皮肿样淋巴管瘤者可分次手术切除及植皮。

【预后】

淋巴管瘤是一种良性病变,基本上不会自行消退。但一般不会影响主要的生理功能,可以终身带瘤。如需治疗,则要避免过度治疗可能造成的危害。

第三节 畸 胎 瘤

【概述】

畸胎瘤通常是由三个胚叶的各种组织所构成的一种胚胎性肿瘤。含有未成熟到成熟的皮肤、牙齿、骨、软骨、神经、肌肉、脂肪、上皮等组织,肿瘤成分与部位无关。畸胎瘤的形态、大小和结构因发生部位及年龄的不同差别很大。恶性者多为实质性肿物及分化不良的组织。良性者多为囊性且分化良好的组织。良性畸胎瘤有恶变倾向,且随着小儿年龄的增长,恶变率也逐渐增高。畸胎瘤好发于身体的中线及其两侧,常见部位有卵巢、睾丸、骶尾部、纵隔、腹膜后和松果体。

【病因】

确切病因尚不清楚。曾有不同理论,其中被广泛接受的是原始生殖细胞学说。该学说认为畸胎瘤是由于胚胎发育过程中,生殖腺内或生殖腺外残留的多潜能干细胞逃逸机体的调节和监控出现分化异常而形成。

【病理】

根据细胞组织成熟程度分为成熟畸胎瘤、未成熟畸胎瘤,如果除畸胎瘤组织以外还有其他恶性生殖细胞成分,就是恶性混合生殖细胞肿瘤。

【临床表现】

1. 骶尾部畸胎瘤

Ⅰ型:瘤体基本上都突出于骶尾部,仅有极小部分位于骶前。该型容易被发现,诊治较早,良性者为多。

Ⅱ型:骶尾部包块大部分突出于骶尾部并有少部分伸向盆腔,但骶前部分未进入腹腔。

Ⅲ型:骶尾部包块少部分位于骶尾部,但有较大部分伸向腹腔,腹部可触及肿物。

Ⅳ型:肿物位于骶前盆腔内,骶尾部外观无明显肿物,但肛门指检可在骶前触及肿物。该型恶性者多。

Ⅰ、Ⅱ、Ⅲ型以骶尾部肿块为主要临床表现,Ⅳ型肿物巨大者多表现为排尿、排便困难。

2. 腹膜后畸胎瘤 早期可不引起任何症状。大多因无意中发现腹部肿物就诊:表现为腹部界限清楚、软硬不一、无压痛、不活动的包块。肿瘤巨大者有胃肠道受压症状,甚至影响呼吸。

3. 卵巢畸胎瘤 多发生在年龄较大的儿童。腹部一侧囊性或混合性肿物,可以活动。发生卵巢肿瘤扭转时,可以出现下腹反复性疼痛或突然剧痛,往往伴呕吐和发热,扭转严重者可发生卵巢坏死。

4. 睾丸畸胎瘤 1~2岁儿童睾丸肿瘤中,畸胎瘤占2/3。可以表现为单侧睾丸无痛性肿块,且逐渐长大,肿块质硬无明显触痛。

5. 纵隔畸胎瘤 主要位于前纵隔,可因喘憋就诊。胸片及CT检查示前上纵隔囊实性病变,有时可见钙化;气管受压移位。

【诊断及鉴别诊断】

1. 根据病史,仔细触诊及肛门指诊或双合诊确定肿物的大小、位置、质地。

2. X线检查 可有骨骼或牙齿影。如有脊柱或头颅骨影则为寄生胎。

3. 超声、CT及MRI检查 可了解肿物位置、大小、性质、钙化情况、与周围器官毗邻关系。应注意有无肺转移、肝转移和腹膜后淋巴结转移。

4. 肿瘤标志物检查 血清甲胎蛋白、绒毛膜促性腺激素定量检查,可以帮助判断肿瘤的良恶性并用于术后监测和随访。血清神经元特异性烯醇化酶、乳酸脱氢酶测定,可确定有无其他恶性生殖细胞瘤成分。

5. 鉴别诊断

(1)骶尾部畸胎瘤与脊膜膨出鉴别:脊膜膨出属先天中枢神经系统发育畸形,脊椎和骶椎有缺损,MRI检查可以帮助鉴别。

(2)腹膜后畸胎瘤与其他腹膜后肿物鉴别

1)神经母细胞瘤:肿物实性,大结节状;质硬、不活动;常伴肝转移、骨转移和骨髓转移;CT、B超检查示肿物包绕大血管生长,可有不规则的沙砾样钙化。

2)肾母细胞瘤:肾内实性肿物,并向肾外生长,肾盂肾盏拉长变形。有时可见蛋壳样钙化。

3)肾积水:肾内囊性肿物,CT、B超、IVP造影见肾盂肾盏扩张或不显影。

(3)卵巢畸胎瘤蒂扭转时与急腹症鉴别:B超、CT检查可见阑尾炎症情况。

(4)睾丸畸胎瘤与疝气、鞘膜积液相鉴别:疝气、鞘膜积液为阴囊内囊性肿物。

(5)纵隔畸胎瘤与淋巴管瘤、淋巴瘤相鉴别:淋巴管瘤为囊性病变;淋巴瘤病情进展快,实性肿物无大钙化影,可有骨髓转移。

【分期】

Ⅰ期:肿瘤完整切除,镜下无残留。

Ⅱ期:肿瘤完整切除,镜下有残留,淋巴结无转移。

Ⅲ期:肿瘤未能完整切除,肉眼残留,或仅取活检,或术前、术中肿瘤破溃,淋巴结有转移。

Ⅳ期:有远处转移。

【治疗】

1. 新生儿、小婴儿畸胎瘤一经确诊,应尽早手术切除,新生儿期畸胎瘤90%以上为良性,早期切除能获治愈,减少病死率。对有感染及破溃趋势者,不论年龄应紧急手术。骶尾部肿瘤手术必须切除尾骨,否则易复发和恶变。

2. 良性畸胎瘤、Ⅰ期卵巢未成熟畸胎瘤和Ⅰ期睾丸恶性生殖细胞肿瘤全部切净无转移者不需要化疗。术后密切监测甲胎蛋白及相应的肿瘤标志物。新生儿应随诊至1岁以上。若术后甲胎蛋白不能降至正常或呈上升趋势,则应化疗并排除复发或转移。

3. Ⅱ期恶性肿瘤术后需要化疗。经典的化疗方案为 BEP、JEP 等,常用药物为顺铂、卡铂、足叶乙甙、平阳霉素等。

4. Ⅲ期、Ⅳ期恶性肿瘤应术前化疗2~4个疗程,等转移灶吸收,原发瘤局限,可以全部切除时再行手术。术后仍需化疗,监测甲胎蛋白变化。卵巢恶性肿瘤应同时清扫大网膜。

【预后】

成熟性畸胎瘤、卵巢和睾丸的不成熟或恶性生殖细胞肿瘤全部切净无转移者预后好。恶性生殖细胞肿瘤对于化疗高度敏感,即使发生肺或肝转移也有治愈的可能。

第四节　神经母细胞瘤

【概述】

神经母细胞瘤是小儿颅外最常见的恶性实体瘤,也是婴幼儿最常见的恶性肿瘤。美国资料显示,在15岁以下儿童中,神经母细胞瘤发病率约为 10.54/1 000 000,中位发病年龄为19个月;约90%的患儿发病年龄小于5岁。神经母细胞瘤起源于肾上腺髓质或椎旁交感神经系统,属交感神经系统的肿瘤。约60%的神经母细胞瘤发生位于腹膜后,也可发生于其他部位,如纵隔、盆腔、颈部等。神经母细胞瘤在生物学行为上具有明显异质性,在发病年龄、发生部位、组织病理学表现及生物学特征等方面各不相同。有些肿瘤不经治疗便可自然消退,而另一些肿瘤即使经过强有力的综合性治疗仍可出现复发及转移。

【病因】

神经母细胞瘤来源于未分化的交感神经节细胞,是胚胎期神经嵴发育过程的停顿和异化。根据神经节细胞分化程度分为未分化的神经母细胞瘤、未分化与分化成熟并存的节细胞性神经母细胞瘤,以及分化成熟的神经节细胞瘤。由于此发育过程可以逆转,该肿瘤有自行退化和成熟分化的特征,尤其是出生后6个月以内的婴儿。临床上家族性病例很少。遗传学研究发现,最常见的染色体变化是1号染色体短臂染色体异常、DNA 指数、*N-myc* 基因扩增等。

【病理】

神经母细胞瘤细胞表现为分化低下的小圆形细胞,细胞的排列常呈玫瑰花结形。根据神经型细胞与施万细胞的构成比例将外周神经源性肿瘤分为神经母细胞瘤、节细胞性神经母细胞瘤及节细胞性神经瘤三大类。将细胞学形态与预后结合,有不同的病理分类方法,最著名的是 Shimada 分类法。该系统根据神经母细胞的分化程度、施万细胞基质含量、细胞分裂频率(即有丝分裂核碎裂指数)和发病年龄,将肿瘤分类为组织预后良好型和组织预后不良型。

【临床表现】

可因原发瘤及转移瘤发生部位不同而出现不同的症状。

1. 腹部肿块　是腹膜后神经母细胞瘤的首发症状,病初往往无腹痛。迅速增大,坚硬,多数是结节状,很快超过中线。新生儿期可出现膈肌抬升、呼吸困难等。

2. 盆腔肿块　肿瘤巨大时可能压迫直肠或膀胱出现大便困难、尿潴留等。

3. 后纵隔肿块　压迫气管引起咳嗽、呼吸困难,胸部叩诊呈浊音,呼吸音降低,易诱发肺部感染。

4. 头颈部肿块　压迫颈交感神经产生神经麻痹(同侧面部半边无汗、眼睑下垂、眼球下陷和瞳孔缩小)症状。

5. 椎旁肿块　可以经过椎间孔进入椎管压迫脊髓,引起背部局部疼痛、下肢无力、跛行、肌张力减低、大小便失禁等。

6. 全身情况　如低热、乏困无力、消瘦、贫血、体重下降、易激惹等。

7. 转移瘤引起症状　如颅骨眼眶发生转移,局部隆起,眼球突出。颅内转移出现颅压增高表现。骨髓转移表现为贫血、发热、熊猫眼。骨转移引起骨痛、病理性骨折。肿瘤可侵犯破坏椎骨进入椎管内压迫脊髓引起截瘫。肝转移表现为肝大,肝内多发病灶。锁骨下及腋下淋巴结转移等。

8. 副肿瘤综合征　部分神经母细胞瘤患儿会出现副肿瘤综合征,甚至以此为首发症状就诊。

(1)眼震颤-肌阵挛综合征:约2%的神经母细胞瘤患儿会伴发眼震颤-肌阵挛综合征,而大约一半的眼震颤-肌阵挛综合征病例可能合并神经母细胞瘤。眼震颤-肌阵挛综合征表现为神经系统功能倒退和不稳定,包括性格变化、语言能力退化、快速眼球运动、肌肉震颤和共济失调。

(2)顽固性腹泻:少部分肿瘤可分泌肠激肽类物质如血管活性肠肽,表现为顽固性难治性腹泻,从而引起严重电解质紊乱和营养不良。

【诊断及鉴别诊断】

1. 病史和体征　重视全身检查。注意大部分患儿以转移症状就诊。

2. 影像学检查

(1)B超、CT、MRI:确定肿物位置、大小、性状及相邻关系。肿物常有细沙砾样钙化,包绕周围大血管并侵犯周围脏器及淋巴结;其中,MRI检查对侵犯椎管的哑铃形神经母细胞瘤有特殊的诊断价值。

(2)功能成像:[123]I-MIBG核素扫描在神经母细胞瘤中的阳性率约为90%,建议所有神经母细胞瘤患儿均要进行[123]I-MIBG核素扫描,以了解原发灶及转移情况,对于伴有软组织及骨转移的患儿,要常规利用国际儿童肿瘤学会欧洲神经母细胞瘤或Curie评分系统进行MIBG半定量评分,并在治疗过程中及治疗结束后随访中用于疗效评价及病情监测。对于MIBG检查阴性患儿,要进行[18]F-FDG、PET/CT检查。

3. 实验室检查

(1)血常规:中度至重度贫血常预示有骨髓转移。

(2)血清学检查:血清神经元烯醇化酶、血清乳酸脱氢酶和铁蛋白为非特异性的肿瘤标记物,在大部分神经母细胞瘤患儿中可明显升高。

(3)尿筛查:尿香草扁桃酸和高香草酸是神经母细胞瘤较为特异性的肿瘤标记物。

(4)骨髓穿刺:有骨髓转移者可查到肿瘤细胞。

4. 组织病理学检查　推荐对于所有神经母细胞瘤初诊患儿,都要获取治疗前的肿瘤组织标本,常用手术切开活检和粗针穿刺活检两种方法。肿瘤组织要常规进行分子生物学检查,主要包括 *MYCN* 基因、DNA 倍性、染色体片段异常(1p、11q 等)。

5. 鉴别诊断　本病注意与下列疾病鉴别

(1)风湿热:发热、游走性关节肿和皮肤红斑,抗风湿治疗有效。

(2)淋巴瘤:肿物位于纵隔或腹腔,骨髓转移时骨髓穿刺检查有助于鉴别。

(3)其他腹膜后肿物:肾母细胞瘤及肾积水为肾内实性和囊性肿物。腹膜后畸胎瘤常为包膜完整包块,有大块钙化或囊腔。

【分期】

主要有手术后进行的 INSS 国际分期和手术前进行的 INRGSS 危险因素分期(表 5-1~表 5-3)。

表 5-1　神经母细胞瘤 INSS 分期系统

分期	定义
1	肿瘤局限,完整切除,伴/不伴有镜下残留;原发肿瘤同侧淋巴结阴性(如紧贴原发病灶、一并切除者,淋巴结可为阳性)
2A	肿瘤局限,肉眼无法完全切除,同侧淋巴结阴性
2B	肿瘤局限,完全/不完全切除,同侧淋巴结阳性,对侧淋巴结阴性
3	单侧肿瘤跨越中线,无法切除,伴/不伴有区域淋巴结侵犯;或者单侧肿瘤,对侧淋巴结侵犯;中线区域肿瘤,通过直接侵犯(不可切除)或淋巴结转移方式向两侧播散
4	原发肿瘤伴有远处淋巴结、骨、骨髓、肝脏、皮肤和/或其他脏器转移,4S 期除外
4S	肿瘤局限,为 1、2A 或 2B 期,伴有皮肤、肝脏和/或骨髓转移,年龄<1 岁。骨髓转移少于 10%

表 5-2　神经母细胞瘤影像学危险因子(IDRFs)

单侧病变延伸到两个间室:颈部-胸腔、胸腔-腹腔、腹腔-盆腔。	
颈部	肿瘤包绕颈动脉、和/或椎动脉、和/或颈内静脉; 肿瘤延伸到颅底; 肿瘤压迫气管。
颈胸连接处	肿瘤包绕臂丛神经根; 肿瘤包绕锁骨下血管、和/或椎动脉、和/或颈动脉; 肿瘤压迫气管。
胸部	肿瘤包绕胸主动脉和/或主要分支; 肿瘤压迫气管和/或主支气管; 低位后纵隔肿瘤,侵犯到 $T_{9\sim12}$ 之间肋椎连接处
胸腹连接处	肿瘤包绕主动脉和/或腔静脉。
腹部/盆腔	肿瘤侵犯肝门和/或肝十二指肠韧带; 肿瘤在肠系膜根部包绕肠系膜上动脉分支; 肿瘤包绕腹腔干和/或肠系膜上动脉的起始部; 肿瘤侵犯一侧或双侧肾蒂; 肿瘤包绕腹主动脉和/或下腔静脉; 肿瘤包绕髂血管; 盆腔肿瘤越过坐骨切迹

续表

椎管内延伸	轴向平面超过 1/3 的椎管被肿瘤侵入、和/或环脊髓软脑膜间隙消失、和/或脊髓信号异常
邻近器官/组织受累	心包、横膈、肾脏、肝脏、胰-十二指肠和肠系膜
下列情况应当记录， 但不作为 IDRFs	多发原发病灶； 胸水伴有/无恶性细胞； 腹水伴有/无恶性细胞

表 5-3 神经母细胞瘤 INRGSS 分期系统

分期	定义
L_1	肿瘤局限，未侵犯重要脏器，无影像学危险因子
L_2	肿瘤局限，存在一个或多个影像学危险因子
M	远处转移性疾病（MS 除外）
MS	转移性疾病，年龄<18 个月，转移病灶局限于皮肤，肝脏和/或骨髓（骨髓浸润<10%，同时 MIBG 扫描下骨和骨髓均无转移）

【危险度分组】

神经母细胞瘤的治疗是基于危险度分组的分层治疗。目前，国际上主要使用的是儿童肿瘤学组（Children's Oncology Group, COG）危险度分组系统，根据 INSS 分期、发病年龄、*MYCN* 基因、DNA 倍性、INPC 病理预后分型，将患儿分为低、中、高危三组（表 5-4）。

表 5-4 COG 危险度分组

危险度分组	INSS 分期	年龄（月）	*MYCN*	INPC 病理预后分型	DNA 倍性
低危	1	任何	任何	任何	任何
	2A/2B	<12	任何	任何	任何
		>12	NA	任何	—
		>12	Amp	FH	—
	4S	<12	NA	FH	>1
中危	3	<12	NA	任何	任何
		>12	NA	FH	—
	4	<18	NA	任何	任何
	4S	<12	NA	任何	= 1
		<12	NA	UH	任何

续表

危险度分组	INSS 分期	年龄（月）	*MYCN*	INPC 病理预后分型	DNA 倍性
高危	2A/2B	>12	Amp	UH	－
	3	<12	Amp	任何	任何
		>12	NA	UH	
		>12	Amp	任何	－
	4	<12	Amp	任何	任何
		>18	任何	任何	－
	4S	<12	Amp	任何	任何

注：NA，*MYCN* 基因未扩增；Amp，*MYCN* 基因扩增；FH，预后良好型；UH，预后不良型

【治疗】

神经母细胞瘤的治疗是基于危险度分组的分层治疗，目前依据的主要是 COG 危险度分组，其总体治疗原则见表 5-5。神经母细胞瘤主要治疗模式包括化疗、手术、清髓治疗及造血干细胞移植、放疗、诱导分化治疗及免疫治疗等。

表 5-5　神经母细胞瘤总体治疗原则

COG 危险度分组	治疗策略
低危组	手术+观察； 化疗伴/不伴手术（适用于有症状患儿或无法切除的进展期患儿）； 观察，无须活检（围产期患儿，体积较小的肾上腺肿瘤）； 放疗（仅用于紧急治疗）
中危组	化疗伴/不伴手术； 手术+观察（婴儿）； 放疗（仅用于紧急治疗）
高危组	诱导治疗（化疗+手术）+巩固治疗（清髓治疗+自体干细胞移植+放疗）+维持治疗（抗GD2 靶向药 dinutuximab+白介素-2/+粒细胞-巨噬细胞集落刺激因子+异维 A 酸）

【预后】

经过数十年的努力，低危及中危神经母细胞瘤预后明显提升，大部分患儿能够长期生存；但高危患儿即使经过综合性治疗，预后仍然很差，长期生存率仍低于 50%。预后取决于就诊时年龄、肿瘤原发部位、疾病分期、组织病理学特征、肿瘤的生物学特征等。预后较好的因素：年龄小于 18 个月，临床分期 1、2 期或 4s 期，Shimada 组织病理学分类预后良好型，DNA 指数为超二倍体，原发于纵隔或肾上腺以外肿瘤较肾上腺肿瘤为好。

第五节　肾母细胞瘤

【概述】

肾母细胞瘤又称 Wilms 瘤，是小儿最多见的肾脏恶性肿瘤。在所有儿童恶性肿瘤中约

占6%。可以遗传或非遗传形式出现。散发性,多为单侧,单侧肾母细胞瘤患儿中,男女比例为0.92:1,平均诊断年龄为44个月。若属遗传形式,则肿瘤发生的更早,更易为双侧及多中心形成。肾母细胞瘤约1%~2%有家族史,大约10%伴有先天发育畸形,如虹膜缺如、单侧肢体肥大、头颅颌面畸形、马蹄肾、尿道下裂、假两性畸形、隐睾、神经纤维瘤病等。

【病因】

病因尚未完全阐明。可能起源于后肾胚基,为发生于残留未成熟肾源组织的胚胎性肿瘤。肿瘤发生可能涉及 *WT1*、*WT2*、*p53* 等多个基因,部分可能与先天性遗传因素有关。

【病理】

肿瘤由胚芽、间质、上皮三种组织成分构成。按细胞数及所占比例,分为上皮为主型、间质为主型、胚芽为主型和混合型,在各型中检出肿瘤细胞具有间变者为间变型。根据组织分型与预后的关系,将肾母细胞瘤分为两种类型:

1. 组织良好型 无间变表现的上皮为主型、间质为主型、胚芽为主型和混合型。

2. 组织不良型 间变型。

【临床表现】

1. 腹部肿块 多为无意中发现,位于上腹部,向季肋部突出,表面光滑,实质性,较固定,少数可超越腹部中线,多无疼痛。

2. 腹痛 40%患儿出现腹痛,程度从局部不适、轻微疼痛到剧烈疼痛。

3. 血尿 18%患儿因肉眼血尿就诊,血尿为间歇性,24%为镜下血尿。

4. 其他 早期多不伴有其他症状。肿瘤较大时,可出现剧烈腹痛、发热、高血压、贫血等症状,应警惕肿瘤包膜下出血或肿瘤破裂。合并下腔静脉瘤栓可出现肝大或腹水,如侵犯至右心房可致充血性心力衰竭。

【诊断及鉴别诊断】

1. 病史和体征的特点 腹部无痛性包块、肉眼或镜下血尿、腹痛腹胀。

2. 实验室检查 血常规检查;尿常规检查;生化检查包括肝肾功、电解质、乳酸脱氢酶等。

3. 影像学检查

(1)B超、CT或MRI检查:可明确肿瘤来源于肾脏,应同时注意有无腹膜后淋巴结肿大、肾静脉和下腔静脉瘤栓。胸部平片及CT检查可提示有无肺转移。

(2)静脉尿路造影:可了解肾脏的形态及功能。肾盂肾盏拉长变形;若肾脏破坏严重,则隐约显影或不显影;偶有散在或线状钙化影。同时可判断对侧肾脏功能与病变。

4. 组织病理检查 如果临床上考虑为肾母细胞瘤1期或2期,根据北美地区COG经验,术前穿刺活检会提升肿瘤分期,因此不推荐常规穿刺活检,可直接手术切除;以欧洲为主的SIOP推荐行术前化疗,虽然认为穿刺活检并不会影响肿瘤分期,但也不作为常规操作,对于一些临床上难以确定的病变可以行穿刺活检。

5. 鉴别诊断

(1)神经母细胞瘤:肿瘤位于肾外,常包绕大血管生长,易发生肝脏、骨髓、骨转移,血清神经元烯醇化酶、尿香草扁桃酸和高香草酸检查和骨髓穿刺可协助鉴别。

(2)腹膜后畸胎瘤:肾外肿物,常见钙化和骨骼影。

(3)肾积水:肾内囊性肿物。

【分期】

1. COG 分期

(1) Ⅰ期:肿瘤局限于肾内,完整切除,肾包膜完整,术前或术中未破溃,切除边缘无肿瘤残留。

(2) Ⅱ期:肿瘤扩散到肾外,完整切除;有局限性扩散,如肿瘤浸润肾包膜达肾周软组织,肾外血管有瘤栓或已被浸润,曾作过活检,或术中有瘤组织逸出,但限于肾窝,切除边缘无肿瘤残留。

(3) Ⅲ期:腹部有非血源性肿瘤残留;肾门或主动脉旁淋巴结转移;弥漫性腹腔播散;腹膜有肿瘤种植;肉眼或镜检有肿瘤残留;局部浸润至重要脏器,未能完全切除。

(4) Ⅳ期:血源性肿瘤转移,如肺、肝、骨、脑。

(5) Ⅴ期:双侧肾母细胞瘤,每侧按上述标准分期。

2. SIOP 分期

(1) Ⅰ期:肿瘤局限在肾脏或肾周纤维假包膜内,未侵犯外膜,可完整切除,切缘阴性;肿瘤组织可突入肾盂系统,但周围管壁未受累;肾窦血管未受累;肾内血管可受累;经皮穿刺活检;肾周脂肪/肾窦可出现坏死。

(2) Ⅱ期:肿瘤延伸至肾脏或肾周纤维假包膜外,侵犯肾周脂肪,可完整切除,切缘阴性;肿瘤侵犯肾窦血管、淋巴管,可完整切除;肿瘤侵犯邻近脏器或下腔静脉,但可完整切除;可穿刺活检。

(3) Ⅲ期:肿瘤无法完整切除,切缘残留(肉眼或镜下残留);腹部淋巴结受累;术前肿瘤破裂;肿瘤侵犯腹膜组织;腹膜种植转移;血管或输尿管切缘有瘤栓残留,分块切除;术前活检手术;如果化疗后淋巴结或切缘为坏死,认定为Ⅲ期。

(4) Ⅳ期:血行转移(肺、肝、骨、脑);腹盆腔外淋巴结转移。

(5) Ⅴ期:双侧肾母细胞瘤;每侧肾母细胞瘤应单独进行分期。

【治疗】

肾母细胞瘤的治疗主要包括手术、化疗和放疗相结合的综合治疗,但手术切除是整体治疗的基石。治疗方案的选择需要结合临床分期和病理分型,目前最广泛和最常采用的是 COG 和 SIOP 为肾母细胞瘤治疗研究制定的标准。

1. COG 方案 推荐直接手术切除,但对于特殊类型肾母细胞瘤推荐术前化疗,如孤立肾肾母细胞瘤、下腔静脉瘤栓位置高于肝静脉水平、肿瘤侵犯周围脏器、无法手术的肾母细胞瘤、弥漫肺转移、双侧肾母细胞瘤。术后根据分期和病理分型,采取进一步治疗措施,如化疗及放疗等;双侧肾母细胞瘤治疗上以单侧最高分期为准。患儿初始就诊时如可直接手术,术后应结合分期、病理、1p/16q 杂合性缺失情况等综合考虑,参照 COG 标准进行规范化治疗。

2. SIOP 方案 临床诊断为肾母细胞瘤后,可根据分期进行术前化疗。虽然穿刺活检并不会提升分期,但不作为常规应用。化疗 4 周/6 周后评估手术,术后根据分期及病理分型,采取进一步治疗方案;双侧肾母细胞瘤治疗以单侧最高分期为准。由于术后镜下所见为化疗后组织类型,故病理结果报告应严格按照 SIOP 推荐的肾母细胞瘤亚型的组织学标准进行分类,同时结合分期进行危险度分组,针对性进行治疗。

基于 COG 和 SIOP 的治疗原则和细则有所不同,每个患儿应酌情选择 COG 或 SIOP 一种方案进行系统治疗。我国 CCCG 参照国际经验,推荐的肾母细胞瘤治疗顺序依次为:对于能手术切除的病例,手术+化疗+伴或不伴放疗;对于不能手术切除的病例,术前化疗+手术+放疗和化疗;对于Ⅳ期和 V 期的病例,应给予个体化治疗。

【预后】

决定预后的主要因素:①规范治疗;②病理类型;③肿瘤分期,有淋巴结、血行转移者预后不良;④年龄及肿瘤体积,年龄小于 2 岁及肿瘤体积小者预后好。

第六节　横纹肌肉瘤

【概述】

横纹肌肉瘤(rhabdomyosarcoma)是小儿软组织肉瘤中最常见的肿瘤。约占小儿恶性实体肿瘤的 6.5%,男比例女约为 1.4∶1,各年龄段均可发生,2~6 岁、10~18 岁是发病的两个高峰期。人体各个部位均可发生,但以头颈部和泌尿生殖系统最多,其次是躯干和四肢。

【病因】

为起源于原始间质来源的横纹肌母细胞,在分化过程中发生了相关染色体的异位、丢失或融合,抑癌基因低表达所致。腺泡型横纹肌肉瘤可伴有 2 号染色体上 PAX3 和 13 号染色体的 FKHR 融合,胚胎型横纹肌肉瘤常见染色体 11p15 区域异常和 1p11 至 1q11 的点突变。某些可伴有明显遗传病综合征。

【病理】

横纹肌肉瘤的大体形态,生长速度和组织结构差异很大,按照 WHO 的分类,有胚胎型、腺泡型、多型性或间变型三个亚型。小儿时期多是胚胎型和腺泡型。

【临床表现】

1. 头颈部横纹肌肉瘤　以眼、耳、鼻、鼻旁部、眶部出现肿块就诊,有眼球突出、声音改变、吞咽困难、咳嗽及外耳道有分泌物,侵及神经则发生疼痛。肿瘤膨胀性生长使上述症状加剧,最后出现脑转移症状。

2. 泌尿生殖系统横纹肌肉瘤　其中绝大部分为胚胎型。

(1)膀胱横纹肌肉瘤:男女比例约为 2∶1,大部分患儿年龄小于 5 岁。多起源于膀胱三角区黏膜或其他处,很快可扩散至尿道、前列腺、阴道或阴唇。故其主要表现为排尿困难,偶尔有伴发尿道感染表现,尿道排出组织碎屑,尿道口肿物突出,血水样尿或急性尿潴留等表现。肿物巨大时可于耻骨上触及,小儿尿道口有葡萄状肿物脱出。

(2)前列腺横纹肌肉瘤:平均年龄为 3.5 岁,为实质性肿物,可向膀胱扩散。主要表现为膀胱出口梗阻即有不同程度的排尿困难,如侵及直肠可致便秘,肛门指检易触及肿物。

(3)阴道及子宫横纹肌肉瘤:多见于 6~18 个月的婴儿,常发生于接近子宫颈部的前壁,也可发生于阴道远段及阴唇。主要表现为阴道口有肿物脱出,阴道分泌物增多或有阴道出血。

3. 躯干和四肢横纹肌肉瘤 多表现为无痛性进行性增大的包块,腺泡型多见。

【诊断及鉴别诊断】

1. 病史　肿物出现时间、增长速度及其压迫症状。

2. 体征　实性无痛性肿物、位置、大小。

3. B 超、CT、MRI 检查   观察肿瘤大小及其性质、毗邻组织关系及周围淋巴结转移情况。

4. 胸部 X 线或 CT 检查   检查有无肺转移。

5. 骨髓检查   有贫血时注意骨髓检查,有无骨髓转移。与其他软组织肿瘤鉴别较为困难。

6. 病理学诊断   采用粗针穿刺活检、小切口组织活检、腔镜检查后活组织检查等。病理学诊断是横纹肌肉瘤规范治疗的基础。

【临床分期和危险度分级】

1. 临床分期   横纹肌肉瘤的分期系统很复杂,主要包括两个方面:

(1)TNM 分期:由原发部位、肿瘤大小(最大维度),以及是否存在区域淋巴结和/或远处转移来确定。

(2)术后病理分期:根据初次手术切除/活检情况,对肿瘤边缘和淋巴结受累情况进行病理评估,在开始治疗前确定。

国际儿科肿瘤研究协会根据治疗前基于影像学制定的临床分期系统(表 5-6)及美国横纹肌肉瘤研究组根据术后病理制定的临床分组系统(表 5-7),是目前常用的分期和分组方法。

表 5-6   TNM 治疗前临床分期

分期	原发部位	肿瘤浸润	瘤灶大小	淋巴结	远处转移
1 期	眼眶、头颈(除外脑膜旁)	T_1 或 T_2	a 或 b	N_0、N_1、N_X	M_0
	泌尿生殖系统(非膀胱/非前列腺)				
2 期	膀胱/前列腺	T_1 或 T_2	a	N_0 或 N_X	M_0
	肢体				
	头颅脑膜旁				
	其他				
3 期	膀胱/前列腺	T_1 或 T_2	a	N_1	M_0
	肢体		b	N_0、N_1、N_X	
	头颅脑膜旁				
	其他				
4 期	任何部位	T_1 或 T_2	a 或 b	N_0 或 N_1	M_1

注:T_1肿瘤局于原发解剖部位;T_2肿瘤超出原发解剖部位,侵犯邻近器官或组织;a 肿瘤最大径 ≤5cm;b 肿瘤最大径>5cm;N_0无区域淋巴结转移;N_1有区域淋巴结转移;Nx 区域淋巴结转移不详;M_0无远处转移;M_1有远处转移。脑膜旁区域是指原发部位在中耳-乳突、鼻腔、鼻窦、鼻咽、颞下窝、翼腭、咽旁区等区域,以及其他距离颅骨 1.5cm 以内病灶。预后良好的位置是指眼眶、头颈(除外脑膜旁区域)、胆道、非膀胱和前列腺区泌尿生殖道;预后不良的位置是指膀胱和前列腺、肢体、脑膜,其他包括背部、腹膜后、盆腔、会阴部/肛周、胃肠道和肝脏

表 5-7　IRS 术后病理分期

分组	临床特征
Ⅰ	局限性病变,肿瘤完全切除,且病理证实已完全切除,无区域淋巴结转移(除了头颈部病灶外,需要淋巴结活检或切除以证实无区域性淋巴结受累)
	Ⅰa 肿瘤局限于原发肌肉或原发器官;
	Ⅰb 肿瘤侵犯至原发肌肉或器官以外的邻近组织,如穿过筋膜层
Ⅱ	肉眼所见肿瘤完全切除,肿瘤已有局部浸润或区域淋巴结转移
	Ⅱa 肉眼所见肿瘤完全切除,但镜下有残留,区域淋巴结无转移
	Ⅱb 肉眼所见肿瘤完全切除,镜下无残留,但区域淋巴结转移
	Ⅱc 肉眼所见肿瘤完全切除,镜下有残留,区域淋巴结有转移
Ⅲ	肿瘤未完全切除或仅活检取样,肉眼有残留肿瘤
	Ⅲa 仅做活检取样
	Ⅲb 肉眼所见肿瘤大部分被切除,但肉眼有明显残留肿瘤
Ⅳ	有远处转移,肺、肝、骨、骨髓、脑、远处肌肉或淋巴结转移(脑脊液细胞学检查阳性,胸水或腹水以及胸膜或腹膜有瘤灶种植等)

注:局部转移指肿瘤浸润或侵犯原发部位邻近的组织;区域转移指肿瘤迁移至原发部位引流区的淋巴结;远处转移指肿瘤进入血液循环转移至身体其他部位

2. 危险度分级　由分期、分组和组织学决定(表 5-8)。

表 5-8　横纹肌肉瘤危险度分组

危险组	病理亚型	TNM 分期	IRS 分组
低危	胚胎型	1	Ⅰ~Ⅱ
低危	胚胎型	2~3	Ⅰ~Ⅱ
中危	胚胎型	2~3	Ⅲ
中危	腺泡型/未分化肉瘤	1~2	Ⅰ~Ⅱ
高危	胚胎型	4	Ⅳ
高危	腺泡型/未分化肉瘤	3~4	Ⅲ~Ⅳ

【治疗】

横纹肌肉瘤发生部位广泛,治疗应遵循综合治疗原则,分为全身治疗(化疗)和局部治疗(手术、放疗)两个方面。治疗前应该对患儿进行危险度分层以确定治疗的强度和最佳时机,既要切除原发灶,控制转移灶,又要考虑病变部位的功能维持。

1. 手术治疗　基本原则是尽可能全部而完整地切除原发肿瘤和周围累及的组织,而且尽量保存器官和功能。最好能做完整的肿瘤切除或仅有镜下残留。当一期手术不可能切除时,活检和新辅助化疗后再切除的预后效果更好。

2. 化疗　所有的横纹肌肉瘤患儿都应接受化疗。化疗的强度和持续时间取决于危险度分层。主要一线化疗药物包括环磷酰胺、放线菌素 D、长春新碱、拓扑替康、异环磷酰胺、依托泊苷、阿霉素和卡铂。在完全缓解 4~6 个疗程可考虑停药,总疗程数超过 12 个则要考虑个体化调整方案。

3. 放疗　横纹肌肉瘤对放疗敏感。放疗是控制局部肿瘤扩散的重要措施。根据美国横纹肌肉瘤研究组方案,胚胎型者 I 期不做放疗,II ~ IV 期则须放疗。腺泡型易有局部复发,故 I 期也做放疗。为避免短期大剂量接触如 50.4 Gy 或更大量,故拟用多次较长期小剂量治疗,以减少早期及晚期放射线损伤。

【预后】

1. 分期　I 期、II 期预后好于 III 期、IV 期。

2. 组织分型　胚胎型预后较好,腺泡型预后差。

3. 原发部位　眼眶及泌尿生殖系(前列腺除外)较好;四肢、躯干和腹膜后较差。

4. 年龄　婴幼儿及儿童预后好。

5. 首次手术切除程度　首次手术完整完全切除者预后好。

6. 肿瘤大小　直径小于 5cm 预后好。

第七节　肝母细胞瘤

【概述】

肝母细胞瘤(hepatoblastoma)是小儿最常见的肝脏原发性恶性肿瘤。统计资料表明,20 岁以下人群中每年发生 100~150 例,年发病率每百万儿童 1.6 例,4 岁以内儿童肝脏恶性肿瘤中,肝母细胞瘤约占 90% 以上。肝母细胞瘤大多为单发,首先在肝内转移,其次见于肝门淋巴结及肺。一般不合并肝硬化。

【病因】

病因尚不清楚,一般认为与胚胎发育时期肝细胞的增生与分化异常有关。肝母细胞瘤可合并 Beckwith-Wiedemann 综合征、Gardner 综合征、半身肥大及家族性腺瘤样息肉综合征,最近又有发现与极低出生体重有关,原因不明。在一些肝母细胞瘤患者中发现染色体 11p15.5 和 1p36 的杂合性丢失,有 20、2 和 18 三倍体。70% 以上的肝母细胞瘤患者体内存在 β-catenin 与 Wnt 信号通路异常高表达。家族性腺瘤样息肉病家族中肝母细胞瘤发生危险增高,该瘤基因位于 5 号染色体长臂。该基因突变在无此综合征的肝母细胞瘤患者中也常见,提示它可能在肿瘤形成中起重要作用。

【病理】

根据细胞形态学特点,病理学上一般将肝母细胞瘤分为上皮型与上皮-间叶混合型两大类。上皮型又可分为胎儿型、胚胎型、巨小梁型、小细胞未分化型、胆管母细胞型等五个亚型,其中胎儿型预后较好,小细胞未分化型往往预后较差。上皮-间叶混合型可分为伴有畸胎样特征和不伴有畸胎样特征(间质来源)的混合型。

【临床表现】

1. 一般情况　早期多无特殊不适,有些患儿可有厌食、倦怠、腹痛、呕吐、烦躁不安和轻度贫血。晚期则可出现黄疸、腹水、发热、体重减轻等症状。

2. 进行性腹胀和无痛性腹部包块　常在体检时发现引起腹胀的上腹部肿块。肿瘤生长迅速,可达脐下或超过中线。一些患儿可因肿物巨大而呼吸困难。

3. 内分泌异常症状　少数男性患儿以性早熟为始发症状,如生殖器增大、声调低沉及阴毛生长等,原因是肿瘤细胞释放促性腺激素,引起睾丸间质细胞的增生和分泌过多。也有高胰岛素血症引起低血糖者。个别肝母细胞瘤患儿可发生骨质疏松,受外力作用即可发生病理性骨折,少数患儿因骨折而就诊。

【诊断及鉴别诊断】

1. 临床表现和体征　肝脏明显肿大而使上腹胀满,可扪及巨大肿块,边界清楚但不规则,硬度中等,无明显压痛。后期有食欲下降、呕吐,体重减轻或不升,黄疸和腹水等。

2. 影像学检查　B超显示不均质回声增强的孤立性肿块。CT平扫示肝脏低密度病灶,增强扫描见肿瘤和正常肝组织密度增高。以上检查可确定肿瘤在肝内的位置、大小、与重要血管的关系、肝门血管的侵犯情况等。胸部CT平扫可以提示是否存在肺转移。MRI及水成像技术可以帮助了解胆管受压等造成的黄疸症状和手术评估。还可以通过影像学检查的电子数据进行3D成像及打印建模,在术前对肝内肿物与周围血管等解剖结构毗邻关系形成立体的认识,从而有助于复杂手术的设计规划。

3. 实验室检查　测定血清甲胎蛋白水平对肝母细胞瘤的诊断有十分重要的意义。90%以上的肝母细胞瘤血清甲胎蛋白升高,有些病例HCG也可升高。血清铁蛋白多见升高。

4. 活体组织检查　对于儿童肝母细胞瘤,结合其临床表现、影像学资料和甲胎蛋白,常可作出临床诊断。但无法明确病理组织学分型。国外的一些肿瘤组织推荐对于无法手术切除的病例进行术前活检,优点是可得到明确的病理诊断,避免误诊。活检的方法包括开腹活检、腹腔镜下活检及穿刺针活检。

5. 鉴别诊断　肝母细胞瘤需与以下疾病相鉴别:

(1)肝细胞肝癌:较常见于8~10岁以上的较大儿童,病灶可多发,有乙肝感染史,化疗不敏感。确切诊断需靠病理组织学检查。

(2)婴儿型肝脏血管内皮细胞瘤:见于新生儿和小婴儿,B超显示高血液循环肝肿瘤,CT增强可见肿瘤明显强化,延时扫描肿瘤周径外1/2~1/3与血管密度一致,为特异性表现。

(3)间叶错构瘤:患儿营养及发育状态良好,多可见到囊性成分,血清甲胎蛋白正常。

(4)肝脏转移瘤:由于肝脏有动脉系统和门静脉双重血供,许多恶性肿瘤可经血液循环转移至肝脏。神经母细胞瘤常转移至肝脏,有时原发瘤很小,但转移瘤已很明显,特别是新生儿及小婴儿的肝脏巨大或多发肿瘤,首先必须除外神经母细胞瘤肝转移。检测尿3-甲氧-4-羟-苦杏仁酸、神经元特异性烯醇化酶及甲胎蛋白往往可以鉴别,神经母细胞瘤的甲胎蛋白不增高。

【临床分期与危险度分组】

1. 临床分期　治疗前分期仅指治疗前肿瘤累及肝脏的范围,主要用于评估初诊手术完整切除的可行性;化疗后手术前分期则是指化疗后肝脏肿块的累及范围,主要用于评估延期手术完整切除的可行性。各期定义如下:

Ⅰ:肿瘤局限在1个肝区,相邻的另外3个肝区无肿瘤侵犯。

Ⅱ:肿瘤累及1个或2个肝区,相邻的另外2个肝区无肿瘤侵犯。

Ⅲ:2个或3个肝区受累,另1个相邻的肝区未受累。

Ⅳ:肿瘤累及所有4个肝区。

2. 改良的 COG Evans 分期系统

Ⅰa期:肿瘤完全切除,组织病理学类型为单纯胎儿型。

Ⅰb期:肿瘤完全切除,除单纯胎儿型以外其他组织病理学类型。

Ⅱ期:肿瘤基本切除,有镜下残留。

Ⅲ期:肿块有肉眼残留;或基本切除伴淋巴结阳性;或肿瘤破裂或腹膜内出血。

Ⅳ期:诊断时发生远处转移,不论原发病灶是否完全切除。

3. 危险度分组

(1)极低危组:术后 COG 分期为Ⅰ期且组织病理学类型为分化良好的单纯胎儿型患儿。

(2)低危组:符合以下任何1项或多项。①血清 AFP≥100ng/ml 的治疗前分期Ⅰ期或Ⅱ期,且除外侵犯门静脉(P+)、侵犯下腔静脉或者肝静脉(V+)、远处转移(M+)、肝外腹内疾病(E+)、肿瘤破裂或腹膜内出血(H+)、侵犯淋巴结(N+);②术后 COG 分期为Ⅰ期或Ⅱ期,且组织病理学类型为非单纯胎儿型和非小细胞未分化型。

(3)中危组:符合以下任何一项或者多项。①术前治疗前分期Ⅲ期;②术后 COG 分期为Ⅰ期或Ⅱ期,且组织病理类型为小细胞未分化型;③术后 COG 分期为Ⅲ期。

(4)高危组:符合以下标准任何一条均为高危组。①血清 AFP<100ng/ml;②术前治疗前分期Ⅳ期;③术后 COG 分期为Ⅳ期;④侵犯门静脉(P+)、侵犯下腔静脉或者肝静脉(V+)。

【治疗】

1. 手术治疗　手术完整切除肿瘤是最有效的治疗方法。当肿瘤巨大和手术不能切除者,可采用术前化疗使肿瘤缩小后再切除的方案。也可通过肝固有动脉插管或经静脉的介入疗法,使肿瘤缩小,AFP 下降后再进行手术。儿童肝肿瘤切除手术在参照规则性肝叶切除的基础上,应尽量保留未被肿瘤侵犯的肝组织,以保存正常的肝功能。根据肿瘤所在位置、大小,通常实施的手术方式为右半肝切除、右三叶切除、左半肝切除、左三叶切除及不规则肝叶(肿瘤)切除术等。

2. 化疗　肝母细胞瘤对化疗敏感,测定血清甲胎蛋白不仅可用于肝母细胞瘤术前诊断,还可用于化疗与手术的疗效评价,以及手术后随访。肝母细胞瘤的化疗主要使用含顺铂和阿霉素的药物组合。一般常以 2~3 种药物联合使用,如 C5V、C5VD、PLADO 等。

3. 放疗　无法切除、化疗耐药或无法化疗的病例,可选放疗为姑息治疗。部位危险、无法切除、瘤灶很小的病例,也可尝试 γ 刀治疗。

4. 介入治疗　主要适用于全身静脉化疗后仍然难以切除的肝母细胞瘤。优点:微创治疗创伤小,可重复性强;肝动脉灌注化疗时药物用量相对较小,但肿瘤局部药物浓度高,化疗毒副反应小,同时栓塞可减少肿瘤血供阻断营养,针对性强,有利于外科切除;对于破裂的肿瘤可止血为外科切除创造条件;肝内转移病灶对栓塞敏感。但对有肝外转移的患儿应用有局限性。

5. 肝移植 如目前常规治疗手段预处理后仍难以切除的病例,建议行肝移植。儿童肝肿瘤的肝移植经验尚少,其适应证、复发、远期预后、花费等方面仍有很多争论。

【预后】

预后与分期、组织分型有关:Ⅰ、Ⅱ期效果好,胎儿型肝母细胞瘤预后较好。手术能否全切是预后的关键。与化疗是否敏感有关,耐药者易复发。

第六章　小儿心血管疾病

第一节　动脉导管未闭

【概述】

动脉导管未闭(patent ductus arteriosus,PDA)是常见的先天性心脏病,约占先天性心脏病的10%,可单独存在,也可与其他疾病或先天性心脏病合并存在。此病不经治疗可引起充血性心力衰竭,反复呼吸道感染,生长发育迟滞,肺动脉高压。目前,治疗动脉导管未闭的经验已较为成熟,包括手术、导管介入、胸腔镜、药物等,效果良好。应尽早明确诊断,及时治疗。

【病因】

动脉导管在出生后数小时至数天内功能性闭合,约1~2个月内解剖性闭合。新生儿在出生72小时后动脉导管依然存在分流则诊断为动脉导管未闭。血流动力学显著的动脉导管未闭可引起肺出血、支气管肺发育不良、坏死性小肠结肠炎和脑室内出血等严重并发症。

【病理】

动脉导管的起源和走行存在很大变异,多在左侧,主动脉弓右位时也可能在右侧,可以是双侧(右侧和左侧导管)或缺如(肺动脉瓣缺如、法洛四联症)。分型包括管型、漏斗型、窗型、哑铃型及动脉导管瘤。管型、漏斗型较常见。

病理变化包括:

(1)动脉水平左向右分流,分流量依导管粗细及肺循环阻力而不同。

(2)左心室负荷增加。分流导致体循环血流减少,左心室代偿做功;同时由于肺循环血流增多,左心回血增多导致左心室容量负荷增多,引起左心室肥厚、扩大,最终可致左心衰。

(3)双向分流或右向左分流。随病程发展,肺动脉压力增高,接近或超过主动脉压力时,可产生双向或右向左分流,即艾森门格综合征。

【临床表现】

临床表现依导管的粗细、分流量的大小、是否合并有其他畸形或疾病,以及有无发绀而不同,较细的动脉导管未闭可无症状。可有或无反复呼吸道感染史。

1. 体征

(1)杂音:胸骨左缘第2肋间可闻及双期连续性、机械性、收缩晚期增强并向左锁骨上窝传导的杂音。

(2)震颤:胸骨左缘第2肋间可闻及收缩期震颤,并可延至舒张期。

(3)周围血管征:脉压增宽,脉压增大,毛细血管搏动征,水冲脉,股动脉枪击音。

(4)差异性发绀:仅见于肺动脉高压晚期,有双向或右向左分流者。

2. X 线检查　肺血增多或明显增多,肺动脉段可无凸出或轻、中度凸出,导管粗者可见明显凸出,主动脉结可正常,增宽或明显增宽,心室可正常,左心室、双心室或右心室增大。

3. 心电图检查　可正常或左心室肥大,双心室或右心室肥大。

4. 超声检查　可明确诊断并了解动脉导管的粗细、长短、形状,且对于判断病情发展的阶段具有重要意义。

5. 右心导管检查　可由肺动脉经导管进入降主动脉,并测出肺动脉内血氧含量高于右心室水平 0.5ml%,及肺动脉压力和阻力的增高,是动脉导管未闭内径测量的金标准。

6. 升主动脉造影　主动脉、肺动脉同时显影,显示未闭动脉导管,并能发现其他心血管畸形。

【诊断及鉴别诊断】

1. 诊断　临床表现典型,根据体检、胸片、心电图、超声及彩色多普勒检查即可明确诊断。必要时有条件者可施行右心导管或升主动脉造影以除外合并畸形。

2. 鉴别诊断

(1)主肺动脉窗:发病率低,但极易与动脉导管未闭混淆,由于主肺动脉窗缺损大,分流量大,故易较早引起肺动脉高压,脉压增宽却不多见。其杂音多为收缩期,也有连续性或双期杂音,杂音更靠近胸骨左缘并略偏低。超声心动图或升主动脉造影可明确诊断。

(2)室间隔缺损合并主动脉瓣关闭不全:室间隔缺损的收缩期杂音加上主动脉瓣关闭不全的舒张期杂音,有时难与动脉导管未闭的连续杂音区分,而且该病也有脉压增宽的表现。行超声心动图检查可明确诊断。

(3)其他:需鉴别诊断的还有佛氏窦瘤破裂、冠状动静脉瘘及动脉导管未闭合并其他心血管畸形。

【治疗方案及原则】

1. 保守治疗　限制患儿的液体摄入量,使用利尿剂减少心脏的容量负荷,等待导管自主闭合。

2. 药物治疗　早产儿可选用药物治疗。前列腺素合成抑制剂吲哚美辛和布洛芬是首选药物。两个疗程的药物治疗无效可转为手术治疗。

3. 手术治疗　手术治疗动脉导管未闭简单、安全、经验成熟。外科手术包括经胸或胸腔镜下动脉导管结扎术、钳闭和动脉导管切断缝合术。

4. 介入治疗　介入治疗损伤小、安全,不常用全麻。适合年龄>6 个月且体重>4kg 的患儿。

【预后】

现代医疗治疗动脉导管未闭,技术已经成熟,疗效满意,死亡率小于 1%。

第二节　肺动脉瓣狭窄

【概述】

先天性肺动脉瓣狭窄是指不合并其他心脏畸形的肺动脉瓣狭窄,发生率约占先天性心脏病的 8%~10%,是一种进展性的疾病,进展速度与狭窄程度相关。大约有 15%在出生后 1 个月内死亡,主要死于严重低氧血症及心力衰竭。婴幼儿重度肺动脉瓣狭窄常伴有漏斗部肌肉肥厚,加重右心室流出道梗阻,出现发绀。2岁以上严重肺动脉瓣狭窄患儿右心室肥厚加重,纤维化增生,心室收缩力下降,顺应性减低,直接影响手术效果及预后。儿童期肺动脉瓣狭窄患儿很少出现症状,病情进展缓慢。

【病因】

胚胎形成的6~9周,动脉总干开始分隔形成主动脉和肺动脉,同时肺动脉瓣开始发育,首先在肺动脉腔内形成3个结节,并向中心生长;继而吸收变薄,形成3个肺动脉瓣,该部肺动脉壁外突成肺动脉窦。在此阶段,任何因素影响肺动脉3个瓣叶的发育都将导致肺动脉畸形。

【病理】

肺动脉瓣狭窄导致右心室排血受阻,右心室压力升高,右心房压力也升高,而肺动脉压力降低,右心室与肺动脉之间存在不同程度的压力阶差。约25%的病例伴有卵圆孔未闭或房间隔缺损。当右心房压力升高明显时,心房水平存在右向左分流,临床出现发绀。长期右心室后负荷增加将引起右心室向心性肥厚,内膜下缺血,心肌劳损,严重者出现充血性心力衰竭、右心室扩大,甚至死亡。

右心室与肺动脉干之间的收缩期压力阶差的大小取决于肺动脉瓣口的狭窄程度,一般分为三类:轻度狭窄其收缩期压力阶差为30~50mmHg,中度狭窄为50~80mmHg,重度狭窄为>80mmHg。

【临床表现】

1. 症状 症状与狭窄程度、是否有卵圆孔未闭、右心室功能状况、心肌纤维化程度、是否有三尖瓣反流,以及右心室腔的大小有关。重度肺动脉瓣狭窄在新生儿期已存在有发绀、心脏扩大,甚至发生心力衰竭,发绀与卵圆孔未闭有关,活动后或哭闹后存在心房水平的右向左分流,安静时消失。部分患儿可以出现呼吸困难、乏力、心悸、胸痛,偶见昏厥、心律失常等原因引起猝死。

2. 体征 肺动脉瓣听诊区可闻及特征性喷射性收缩期杂音,向左上方传导,并伴有震颤。轻度狭窄或极重型可无震颤。在收缩期可听到喀喇音,狭窄严重时喀喇音消失,肺动脉第二心音减弱或不能闻及肺动脉第二心音分裂。严重狭窄患儿生长发育较差,心前区隆起明显并有抬举感。如发展至右心衰竭,则可见肝大、腹水及水肿,但因肺内血流量减少并不出现肺充血现象。

3. 心电图检查 显示右心室肥大,电轴右偏或出现不完全右束支传导阻滞。右心室肥大程度与狭窄轻重往往成正比。

4. X线检查 心脏大小随狭窄加重而逐渐加大。轻度狭窄时心脏可不增大、肺血大致正常,重度狭窄时右心室增大明显而左心室不大,肺纹理纤细、减少,肺动脉主干因狭窄后扩张而突出且搏动明显,左肺门搏动增强而右肺门搏动相对较弱或呈静止状态。

5. 超声检查 二维超声和多普勒检查可以精确评估狭窄部位及严重程度,并可检测右心室收缩压与肺动脉收缩压的阶差。

6. 心导管及造影检查 经心导管及造影检查可以确切评估狭窄程度,并可根据经肺动脉至右心室连续测定压力曲线判断狭窄部位及压力阶差。

【诊断及鉴别诊断】

1. 诊断 根据临床表现、特征性心电图、X线检查、超声检查、心导管及造影检查可明确诊断。

2. 鉴别诊断

(1)房间隔缺损:肺动脉瓣区闻及的收缩期杂音较柔和,P_2有固定分裂或亢进,很少触及震颤;心电图表现以不完全性右束支传导阻滞为主;X线胸片表现为肺充血;超声检查提示房间隔缺损,心房水平左向右分流,右心室与肺动脉干之间无明显压力阶差。

(2)三尖瓣下移(Ebstein 畸形):婴儿期三尖瓣下移常可合并肺动脉瓣狭窄,重度肺动脉瓣狭窄伴有右心衰竭时右心明显扩大,出现周围型发绀时更难以鉴别。但是三尖瓣下移心电图表现无右心室肥大,可见高大 P 波;X 线胸片示右心房极大;右心导管检查右心房压力增高而右心室压力正常;超声检查、心导管及造影都可见特征性三尖瓣下移及右心室房化。

(3)法洛四联症:部分不典型法洛四联症右心室流出道梗阻不明显,其表现类似于肺动脉瓣狭窄,但心电图表现的右心室肥厚不如肺动脉瓣狭窄严重,超声、心导管和造影检查有助于明确诊断。

【治疗方案及原则】

1. 手术适应证

(1)重度肺动脉瓣狭窄婴幼儿合并发绀或心力衰竭需要急诊手术。

(2)轻度肺动脉瓣狭窄合并劳累性呼吸困难、心绞痛、晕厥或晕厥前驱症状,建议积极干预。

(3)中度和重度肺动脉瓣狭窄常规进行干预。

(4)肺动脉瓣狭窄首选心导管介入球囊扩张术,合并较明显的继发性漏斗部肌肉肥厚或重度瓣环发育不良者,建议进行体外循环下手术治疗。

2. 手术方法　常用常温平行循环辅助下肺动脉瓣交界切开术。术中切开融合的肺动脉瓣交界直到瓣环,再适度扩张到最大允许口径。如果瓣环发育不良,瓣环小,应考虑用心包做右心室流出道跨环补片。

3. 并发症　瓣膜反流、残余梗阻、心律失常、心力衰竭。

【预后】

肺动脉瓣狭窄是一种进展性疾病,进展速度和预后与狭窄程度密切相关。约有 15% 的患儿在出生 1 个月内死亡,其中将近 50% 死亡者伴有右心室发育不良。目前对于接受治疗的肺动脉瓣狭窄患儿,介入和手术效果良好,术后需定期随访,评估有无肺动脉瓣狭窄复发。单纯肺动脉瓣狭窄介入和手术治疗效果良好。肺动脉瓣狭窄合并右室流出道狭窄并伴有右心室发育不良者,远期右心功能会受影响。

第三节　房间隔缺损

【概述】

房间隔缺损是一种常见的先天性心脏病,占先天性心脏的 7%~24%,女性多于男性,约为 1.6~2.1。房间隔缺损可位于房间隔的不同部位。可以是单发或多发,大小各异,也可合并其他畸形。房间隔缺损对心功能的影响取决于缺损的部位、大小,以及是否合并其他心血管畸形。

房间隔缺损分为继发孔型房间隔缺损、静脉窦型房间隔缺损、原发孔型房间隔缺损、冠状静脉窦型房间隔缺损。卵圆孔未闭为胎儿循环所必需的通道,生后未闭合者仍有自我闭合可能,目前认为卵圆孔未闭不属于先天性心脏病。房间隔组织全部缺失或仅存少量边缘房间隔组织者,可以称之为单心房,可根据畸形特点归于以上四类,故不再单一分类。

【病因】

胚胎期第4~8周,由于内因或外因影响房间隔发育,使第一隔(原发隔)吸收过多,或第二隔(继发隔)生长停顿而成继发孔型房间隔缺损。静脉窦型房间隔缺损通常认为是肺静脉与左房的异常汇合所致,因此多合并部分型肺静脉异位引流。原发孔型房间隔缺损则由于心内膜垫发育异常导致房间隔形成畸形。目前考虑为多因素共同作用的结果:内因即遗传因素如单基因突变、多基因突变、拷贝数异常(缺失或重复)或染色体异常等;外因为病毒感染、药物、放射性物质、宫内缺氧和代谢性疾病等。

【病理及病理生理】

1. 继发孔型房间隔缺损　根据继发孔型房间隔缺损发生的部位,之前将其分为中央型、下腔型、上腔型、混合型等四型的病理解剖分类目前已经弃用。解剖上继发孔型房间隔缺损可大可小,可以为延伸至上腔静脉或下腔静脉汇入处的大型缺损,也可以为仅在卵圆孔周围的小型缺损,多为单发,也可多发,多发时房间隔可呈筛孔状。

2. 静脉窦型房间隔缺损　目前考虑为肺静脉在与左房汇合的过程中发生异常所致,可以位于上腔静脉处或下腔静脉处,常合并有右侧1~2支肺静脉异位引流。

3. 原发孔型房间隔缺损　单纯的原发孔型房间隔缺损发病率很低,多同时合并房室瓣裂,又称为部分型房室间隔缺损。在胚胎发育时,第一隔(原发隔)未能与心内膜垫连接形成原发孔型房间隔缺损。原发孔型房间隔缺损临床表现与继发孔型房间隔缺损相似,但心电图电轴左偏、Ⅰ度房室传导阻滞及右心室肥厚的特征,易与继发孔型房间隔缺损鉴别。

4. 冠状静脉窦型房间隔缺损　特征是部分或完全缺乏冠状窦顶部与左心房之间的共同壁,也称为无顶冠状窦。这类患儿多合并有左上腔静脉残存,称为无顶冠综合征。

房间隔缺损的分流量不仅与缺损的大小有关,还与左、右心室的充盈阻力有关。新生儿期,左、右心室的顺应性差别很小,分流量也很少,随着年龄的增长,右心室的壁变薄,右心室充盈阻力下降,而左心室的充盈阻力增加,左向右分流量逐渐增加。左向右分流量较小时多无明显的血流动力学变化。中到大量左向右分流时,肺循环血流量/体循环血流量>2∶1,右心血容量增加,早期表现为右心室扩大。肺循环血流量进一步增多,肺血管扩张,肺动脉压力升高,产生动力性肺动脉高压;晚期肺小动脉内膜增厚,中层平滑肌增生,肺血管阻力增加而发生阻力型肺动脉高压。此时,右心后负荷增加,使右心室心肌肥厚。右心房压力高于左心房,产生右向左分流,出现艾森门格综合征。房间隔缺损患儿出现肺动脉高压甚至艾森门格综合征的病程进展较为缓慢。

【临床表现】

1. 症状　小分流者可无明显症状,中到大分流者可有气促、反复咳嗽、喂养困难、生长发育落后等表现。无顶冠综合征患儿生后即有发绀。

2. 体征　中到大量分流的患儿身高和体重常低于正常,大分流的患儿可有心前区膨隆。中到大量左向右分流房间隔缺损在肺动脉区(胸骨左缘第2~3肋间)可闻收缩期杂音,这个杂音开始于第一心音稍后,高峰在收缩早到中期,通常不伴震颤。出现震颤常是因大分流或合并肺动脉瓣狭窄。大的左向右分流、肺动脉压正常的房间隔缺损患儿可闻及固定的第二心音分裂。部分型肺静脉异位引流伴房间隔完整的患儿无第二心音固定分裂,大的房间隔缺损通常可闻及高血流量通过三尖瓣而产生的柔和的舒张期杂音。

房间隔缺损患儿合并肺动脉高压时,三尖瓣高流量杂音消失,第二心音的肺动脉成分增强而第二心音分裂缩短。也可出现肺动脉关闭不全的舒张期杂音,及三尖瓣关闭不全的全收缩期杂音。

3. 心电图检查　房间隔缺损患儿电轴右偏 95°~135°,P 波可高尖,QRS 时间轻微延长,V_1 导联 QRS 波呈 rsr′或 rsR′,即不完全性右束支传导阻滞。合并肺动脉高压时,rSr′波形消失,出现一个单一的高 R 波伴深的倒 T 波。

4. X 线检查　左向右分流大的患儿心影扩大,呈梨形心。肺血管增粗、增多,肺动脉主干扩张。

5. 超声心动图检查　可见右心室扩大,室间隔反向运动。二维超声可观察到房间隔断端及右心房、右心室和肺动脉的大小。也可探查到肺静脉的连接,通过多普勒的证实以明确有无肺静脉异位引流。彩色多普勒通过缺损的方向可了解血流的方向及分流大小。食管超声能获得更满意的房间隔缺损图像,同时发现有无其他心血管伴发畸形。

6. 心导管及造影检查　通常无须心导管及造影检查。只有当存在重度肺动脉高压或艾森门格综合征需要进行肺动脉压力及阻力的测量,或者房间隔缺损仅作为复杂先天性心脏病的一部分,需要明确诊断时,才需要心导管及造影检查。可算出分流量及肺循环血流量/体循环血流量、肺动脉压力、阻力等。

【诊断及鉴别诊断】

根据临床症状、体征、心电图、X 线及超声心动图检查可明确诊断,尤其是超声心动图可了解缺损的部位、大小及是否有合并畸形。还可了解肺动脉高压的情况。一般单纯的房间隔缺损不需要做心导管及造影检查,在怀疑合并肺静脉异位引流或阻力性肺动脉高压时,做心导管及造影检查,可帮助明确诊断或了解肺阻力。

应注意与肺动脉狭窄及室间隔缺损鉴别诊断。另外要注意房间隔缺损合并其他畸形的诊断,如合并部分肺静脉异位引流、动脉导管未闭、肺动脉狭窄、室间隔缺损及二尖瓣关闭不全或狭窄。

【治疗原则及方案】

继发孔型房间隔缺损通常建议择期手术,手术时机取决于临床症状。无症状者手术年龄建议学龄前或学龄期。有反复呼吸道感染、慢性心衰、喂养困难、发育落后等明显症状者,应尽早行房间隔缺损根治术。

手术方案包括介入手术及体外循环下房间隔缺损修补术。根据目前的临床实践,又分为:

1. X 线引导下经皮介入治疗　缺损居中,缺损四边有足够的房间隔组织用以封堵器释放及钳夹,其直径从 3~30mm 均可用房间隔缺损封堵器封堵,优点为无切口、创伤小、安全可靠,但需射线引导。

2. 食管超声引导下经皮介入治疗　适应证及优点同上,而且通过食管超声引导避免了射线。

3. 食管超声引导下经胸小切口介入治疗　不通过静脉穿刺路径,而是胸部小切口(胸骨右缘肋间切口或腋中线肋间切口)直视下右房壁缝合荷包,建立输送轨道置入封堵器。适合于年龄较小、体重较低、血管条件差不适合经皮径路的患儿。

4. 体外循环下房间隔缺损修补术　在中低温体外循环下行心内直视房间隔缺损修补术,小缺损可直接修补,大缺损需用补片修补。切口可以选择胸骨正中或腋中线(侧胸)切口。原发孔型、静脉窦型、冠状静脉窦型房间隔缺损均只能采用体外循环下补片修补方式。原发孔型房间隔缺损多需同时行房室瓣成形,术中注意避免损伤传导束。静脉窦型房间隔缺损需根据缺损大小及异位引流之肺静脉的位置,合理设计补片,扩大房缺后重建房间隔,将异位引流的肺静脉隔入左房侧,注意避免腔静脉、肺静脉的梗阻。Warden 术式及其改良术式可较为妥善的解决 1~2 支肺静脉汇入上腔静脉的解剖类型。冠状静脉窦型采用补片修补,避免损伤传导束。无顶冠综合征患儿需注意避免腔静脉回流梗阻。

【预后】

小型继发孔型房间隔缺损在 1 岁以内有自行闭合的可能。

多数患儿无明显临床症状,不影响生长发育。但随着年龄的增长,心力衰竭发病率增加。尤其是 30 岁以后,房性心律不齐(房颤、房扑及房速)发病率增高,以房颤最常见。其发病率与右心增大有关,而与肺动脉高压无明显关系。房性心律不齐是发病和死亡的主要原因。大分流或伴发肺静脉异位引流患儿,较早出现心功能衰竭、发育落后,可因呼吸道感染、心衰导致死亡。

肺血管阻力随年龄的增加而升高,这种病理改变在房间隔缺损发展很慢,一般在青少年或中年以后才出现,但有很大的年龄差异,有报道大分流的房间隔缺损患者到 60~70 岁也不出现动力性或阻力性肺动脉高压,也有 2 岁的婴儿就发展到阻力性肺动脉高压的。女性阻力性肺动脉高压发病率明显高于男性。

细菌性心内膜炎在单纯的房间隔缺损中很少见。

大年龄患者,尤其长期卧床的房间隔缺损患者及有房颤者可发生体静脉血栓通过房间隔缺损逆向进入体循环引起栓塞。

第四节　室间隔缺损

【概述】

室间隔缺损是胎儿期室间隔发育不完全而造成的室间隔某一部分的缺失,形成左、右心室间的异常交通,导致左心室腔内的血液向右心室分流。室间隔缺损可单独存在,也可合并其他心脏畸形。

胎儿早期,原始心腔开始分隔,原始心室间孔的下方沿心室壁的前缘和后缘向上生长形成肌部及窦部室间隔。同时,房室管的前、后、背侧心内膜垫及圆锥脊在生长发育中汇合,并与窦部间隔融合形成膜部室间隔。若室间隔各部分在交界处发育不好或融合不好,即可形成缺损。若肌部室间隔本身发育不完善,即可形成较小的肌部室间隔缺损。若窦部和膜部均发育不良而缺如,则形成较大的混合型室间隔缺损。

根据解剖形态学特征将室间隔缺损大体分为三种类型:

1. 膜周部缺损　包括四种亚型:①单纯膜部缺损:为局限于膜部间隔的小缺损,缺损四周均有白色纤维组织。有时三尖瓣隔瓣瓣膜或缺损周围的纤维组织将缺损遮盖。遮盖的纤维组织突向右心室,形成瘤样膨出,其上的缺损并非为实际的室间隔缺损。②膜周部嵴下型缺损(主动脉瓣下型缺损):室上嵴下方较大的膜部缺损,常后上方紧邻主动脉瓣右叶。③膜周房室隔型缺损(流入道型缺损):缺损位于隔瓣后,累及膜部及其下方室间隔,缺损常较大。④左心室右心房通道型缺损(Gerbode缺损):由于室间隔的膜部后上缘位于左心室与右心房之间,此部位缺损时造成左心室右心房通道型缺损,临床较为少见。

2. 漏斗部缺损 为漏斗部间隔发育不良造成的缺损,分为两种亚型:①干下型缺损(肺瓣下缺损):位于肺动脉瓣下,缺损上缘为肺动脉瓣环。经缺损可见主动脉瓣叶。缺损较大时,主动脉瓣因失去支持而脱垂,造成主动脉瓣关闭不全。②嵴内型缺损:位于室上嵴内,缺损四周为肌性组织。

3. 肌部缺损 缺损位于肌部室间隔的光滑部或小梁化部,位置较低,可呈多发性。

【临床表现】

室间隔缺损较小的患儿常无症状,或仅在运动时呼吸急促。室间隔缺损较大的患儿体重增加迟缓,喂养困难,发育不良,多汗,呼吸急促,易患呼吸道感染及心力衰竭。在小婴儿,心室水平左向右分流量较大时,呼吸道感染及心力衰竭不易控制。

【诊断及鉴别诊断】

1. 诊断 大部分室间隔缺损患儿根据体征、心电图、X线及超声心动图检查结果可作出明确诊断。合并其他心脏畸形尤其是复杂畸形时,应做心导管检查及心血管造影以明确室间隔缺损的位置和大小,为手术治疗提供重要的参考。

(1)全身检查:缺损较小的患儿,生长发育多正常。缺损较大的患儿,营养发育状况较差。中度以上肺动脉压力增高的患儿哭闹后出现发绀。重度肺动脉高压(艾森门格综合征阶段)出现右向左分流为主时,患儿安静时可见口周发绀。

(2)心脏检查:缺损较小的患儿,心脏大小多正常,心尖冲动并不剧烈。缺损较大的患儿,心脏扩大明显时,望诊可见心前区膨隆,心尖冲动点在锁骨中线外侧,搏动剧烈。触诊于胸骨左缘第3、4肋间可扪及收缩期震颤,叩诊心界范围扩大。典型的室间隔缺损杂音在胸骨左缘第3、4肋间,可听到较为响亮而粗糙的全收缩期杂音。分流量较大者,肺动脉瓣区第二心音均有不同程度的亢进,甚至金属音样。当左心明显增大,二尖瓣环扩张引起二尖瓣反流时,可在二尖瓣听诊区听到收缩期杂音。肺动脉压力重度增高时,收缩期杂音减弱或消失,肺动脉瓣第二音明显亢进。干下型缺损的震颤及杂音位置较高且震颤的感觉较为表浅。

(3)X线检查:缺损较小者的胸部X线平片上心肺显示基本正常或肺纹理稍增多。缺损较大者肺纹理明显增粗增多,肺动脉段突出,左、右心室增大。合并重度肺动脉高压者出现艾森门格综合征时,肺动脉段明显突出呈瘤样扩张,肺门血管呈残根状而肺野外围血管纤细。CTA可以帮助观察肺血管情况和发现可能的合并畸形。

(4)心电图检查:缺损较小者的心电图表现为正常或仅有左心室高电压。中等缺损者的心电图显示左心室肥厚。缺损较大者,心电图由左心室肥厚转为双心室肥厚或右心室肥厚,提示肺动脉压已明显增高。

(5)超声心动图检查:可直接探测到室间隔缺损的大小以及各心腔扩大的程度。缺损较小者各心腔改变不明显。缺损较大者左心房、左心室明显扩大。肺动脉高压时右心室腔也扩大,伴有右心室壁增厚。通过测量室间隔回声脱失的距离,可得知较为准确的室间隔缺损直径。根据缺损与主动脉瓣、肺动脉瓣、三尖瓣的相对位置,可以判断缺损类型。

(6)心导管造影检查:右心导管检查在较大的室间隔缺损继发肺动脉高压症时,对测量肺动脉高压的确切程度、评估是否有手术适应证及判断治疗预后有较重要的参考意义。大多数室间隔缺损患儿经超声心动图检查即可确诊,一般不需要心导管检查术。疑有合并其他心脏畸形时也应考虑做心导管检查确诊。左心室造影可显示室间隔缺损的确切位置及大小。对于可疑的病例及合并其他心脏畸形,必要时可施行心血管造影术进行鉴别诊断。

2. 鉴别诊断   本病需与以下先天性心脏病相鉴别:

(1)动脉导管未闭:听诊室间隔缺损为收缩期或伴有舒张期杂音,动脉导管未闭则为连续性杂音。后者 X 线显示主动脉结粗大,一般经超声心动图检查可予以鉴别。

(2)房间隔缺损:杂音较为柔和,且位于胸骨左缘第 2、3 肋间,一般经心脏超声波及多普勒检查可予以鉴别。

(3)肺动脉瓣狭窄:听诊肺动脉瓣区第二心音减弱,X 线显示肺血减少,肺动脉干狭窄后扩张。

【治疗方案及原则】

1. 内科治疗   内科治疗的目的是治疗并发症为手术做准备。分流量较大的患儿,常反复患呼吸道感染合并心力衰竭,应予以积极的抗炎及强心、利尿、扩血管、抗心衰治疗。合并重度肺动脉高压的患儿,除积极控制肺部的感染及强心治疗之外,还应辅以肺动脉高压靶向治疗药物及吸氧,以改善肺循环状况。小的缺损可以考虑经皮穿刺心导管下室间隔缺损封堵治疗。

2. 外科治疗   绝大部分室间隔缺损患儿需外科手术治疗。可选择非体外循环微创室间隔封堵术或体外循环下室间隔缺损修补术。应根据缺损位置、有无严重瓣膜反流、是否合并中重度肺动高压决定手术方式。

缺损较小、患儿生长发育没有影响,可选择学龄前任何年龄行择期手术。

左向右分流量较大的患儿,当发现瓣膜脱垂、瓣膜反流、喂养困难、生长迟缓,在诊断明确后应尽早接受手术,不受年龄限制。尤其对反复患肺炎及心力衰竭的患儿,经内科治疗好转后即应行手术治疗。对于内科治疗效果不理想的小婴儿,虽然手术风险较高,仍应考虑为其施行急诊手术治疗。因为大部分患儿解剖畸形矫治后,恢复良好。

重度肺动脉高压已伴有心室水平右向左分流的病例,闭合室间隔缺损常伴有较高死亡率且不能改善症状。必须先应用靶向降肺动高压治疗 3~6 个月,经心导管造影检查评估是否具有手术指征。

外科手术治疗常规在低温体外循环下闭合室间隔缺损。室间隔缺损直径较小者可直接缝合,直径较大者需补片修补闭合室间隔缺损。手术径路包括经右房三尖瓣径路、肺动脉切口肺动脉瓣径路、右心室径路,部分心尖肌部室间隔缺损需应用左心室切口修补。

【预后】

室间隔缺损合理治疗预后良好。室间隔膜部较小的缺损可自行愈合。介入封堵法和体外循环手术关闭室间隔缺损均为成熟方法,死亡率小于 1%。大型室间隔缺损未经合适治疗会形成艾森曼格综合征,最终因右心衰竭而死亡。

第五节   房室间隔缺损

【概述】

房室间隔缺损又称心内膜垫缺损或房室通道缺损,是一组以房间隔下部的发育不全同时合并不同程度的心室间隔流入道及房室瓣膜发育不全的心内畸形,发病率大约每万活产婴儿 4~5.3 例,占先天性心脏病总数的 7%,超过半数患儿合并唐氏综合征。

根据房室瓣周围房室间隔组织的发育程度和房室瓣畸形的不同分为部分型、过渡型、完全型。

部分型房室间隔缺损仅在心房或心室水平存在分流,主要包括原发孔房间隔缺损和二尖瓣裂及其所致的不同程度的二尖瓣反流,部分作者将单纯的流入道型室间隔缺损也归入这一类型。完全型房室间隔缺损是房室间隔缺损最严重的类型,不仅在心房和心室水平同时存在分流,还多数存在明显的房室瓣反流。其心内畸形包括原发孔型房间隔缺损、流入道型室间隔缺损和由共同房室瓣构成的单一房室瓣孔,即一组共同房室瓣横跨左右心,形成了前和后桥瓣,并在室间隔上形成一"裸区"。过渡型房室间隔缺损介于部分型和完全型之间,具有一个共同房室瓣环但存在两组分隔。

【病因】

在胚胎期,心内膜垫是心脏的结缔组织,位于心脏中央部,有前后两块。在胚胎发育过程中向内生长,约在第 7 周时互相融合而将房室通道分成两半,房室之间各有二尖瓣与三尖瓣开口,心内膜垫组织参与形成心房间隔和心室间隔的膜部,以及二尖瓣和三尖瓣的瓣叶及腱索。在胚胎发育过程中,第一隔下缘向心内膜垫方向生长,第一隔接近心内膜垫时,心内膜垫与第一隔间留的一个暂时空隙称为第一房间孔(即原发孔)。若心内膜垫不能与第一隔相连则形成原发孔缺损,左侧心内膜垫前后结节分离,形成左侧房室瓣裂缺。当心内膜垫发育严重障碍形成房室通道永存,则称为"完全型房室间隔缺损"。

【病理】

部分型房室间隔缺损中,原发孔缺损下缘为左右心房室瓣环的结合部,左右心房室瓣环分割完整,缺损后下缘接近房室结。如二尖瓣环与三尖瓣环均附着于室间隔嵴上,瓣下无室间隔缺损。二尖瓣大瓣的裂缺可自瓣膜的游离缘至瓣环,分裂的瓣膜组织边缘常增厚蜷缩,导致二尖瓣关闭不全。原发孔一般中等大小,偶尔伴有大的继发孔缺损形成共同心房。原发孔缺损引起心脏传导系统产生变化,房室结向下移位,位于房间隔后壁科氏三角的底部,希氏束自房室结向上沿原发孔后下缘走行,于心内膜下穿越房室瓣环进入室隔嵴的后侧,在二尖瓣裂隙水平、室隔嵴中点处发出左右束支。偶尔左束支因传导系统移位而变化,心电图表现出不同程度的左束支传导阻滞。

完全型房室间隔缺损的各类畸形有所变异,主要心内畸形包括原发孔房间隔缺损、非限制性流入道室间隔缺损和共同房室瓣畸形。

目前最常使用的是 Rastelli 分型,分为 Rastelli A、B、C 三个亚型。Rastelli A 型为完全型房室间隔缺损最常见的类型,约占房室间隔缺损的 75%。Rastelli A 型根据共同前桥瓣的解剖异常划分。在此亚型中,共同前桥瓣在室隔嵴上方完全分割,并有腱索将共同前桥瓣的左、右隔瓣分别附着于室隔嵴两侧上方,但共同后桥瓣则很少存在分割。由此,后桥瓣下的室间隔缺损通常较小,而前桥瓣下的室间隔缺损通常较大。Rastelli B 型为完全型房室间隔缺损的罕见类型,多出现在双室不平衡的心脏。这一类型存在腱索骑跨现象,可由三尖瓣骑跨至左心室或由二尖瓣骑跨至右心室。Rastelli C 型约占完全型房室间隔缺损的 25%。该型的共同前桥瓣完整、连续,并横跨漂浮于室隔嵴上方,两者间无腱索附着。

完全型房室间隔缺损的合并畸形包括动脉导管未闭、法洛四联症、右心室双出口等。合并法洛四联症的患儿以 C 型居多。

由于房室瓣环下室间隔缺损,以及左心房室瓣环下移并向右侧骑跨可导致左心室流出道狭窄及左或右心室发育不良,增加了手术的危险性。心脏传导束的走向完全型与部分型房室间隔缺损相似,但希氏束主干穿越房室瓣环下心内膜进入心室面时,行走于室间隔缺损的后下缘,位于室隔嵴中点处发出右束支。

过渡型房室间隔缺损介于两者之间,房室瓣的腱索与室隔嵴相连,周围有较多纤维组织附着,残留瓣环下范围极小的室间隔缺损,分流量较少,左、右心房室瓣可完整分隔为两组。

【临床表现】

部分型房室间隔缺损患儿的临床症状取决于二尖瓣反流程度和原发孔大小。若房室瓣反流不明显,原发孔缺损较小时,临床状况尚好,生长发育可接近正常同龄儿童;若二尖瓣反流严重,同时存在较大心房水平左向右分流时,患儿可出现生长发育落后,活动耐力低,平时有气促、多汗、反复呼吸道感染,甚至合并肺炎或心力衰竭,后期产生肺血管器质性病变,哭闹时可出现发绀,即艾森门格综合征。

完全型房室间隔缺损患儿由于四个心腔相通,除心房及心室水平左向右分流外,左心室血液直接反流至右心房,左、右心室负荷明显增加,早期便出现肺动脉高压及严重的心力衰竭,病理生理变化较部分型房室间隔缺损更严重。

过渡型房室间隔缺损患儿的临床表现更接近于部分型房室间隔缺损患儿。

临床上除生长发育迟缓、反复呼吸道感染、心力衰竭外,也可出现发绀及杵状指,许多患儿的心功能状况需用药物控制。体征表现为心前区隆起,心尖冲动弥散,胸骨左缘第 3~4 肋间闻及Ⅲ级以上收缩期杂音,并伴有震颤,肺动脉瓣区第二心音亢进,还可闻及房室瓣反流杂音。

【诊断及鉴别诊断】

1. 诊断

(1)体征:部分型房室间隔缺损患儿体检时肺动脉瓣听诊区可闻及Ⅱ级左右收缩期杂音,肺动脉第二心音固定分裂。若伴有二尖瓣严重反流时,在胸骨左缘第 4~5 肋间可闻及Ⅱ级以上二尖瓣收缩期杂音,向腋下传导,肺动脉瓣第二心音常亢进。完全型房室间隔缺损患儿心前区可闻及较为广泛的收缩期杂音伴第二心音亢进明显。

(2)X 线检查:表现为不同程度的房室增大,以左、右心房增大更为显著。心胸比例可大于 0.55,肺野充血,肺动脉段凸出。

(3)心电图检查:表现为电轴左偏,P-R 间期延长,右束支传导阻滞或不同程度左束支传导阻滞。另外,还有房室增大的表现。

(4)多普勒超声检查:可显示缺损范围、大小,房室瓣发育及反流情况,心室发育情况,有明确诊断价值。

(5)心导管检查及心血管造影:目前较少用。但对某些需要进一步明确血流动力学和其他畸形的患儿,必要时可进行心导管检查及心血管造影。测定左心房、左心室、体肺循环压力和血氧饱和度,估计分流水平,并计算肺血管阻力和肺循环血流量。左心室造影以观察缺损大小、房室容积及二尖瓣反流情况,同时还能检查可能存在的合并畸形。存在以下两种情况时建议行心导管造影术:①合并有其他重大心脏畸形;②存在有严重肺动脉高压或肺血管疾病。

2. 鉴别诊断

（1）肺动脉瓣狭窄：胸骨左缘第 2 肋间可听到响亮的收缩期杂音，X 线胸片上可见右心室增大，肺动脉段凸出，心电图有右心室肥大及不完全性右束支传导阻滞等变化，和部分型房室间隔缺损相类似。但肺动脉瓣狭窄杂音较响，传导广泛，常伴有震颤，而肺动脉瓣第二音减轻或听不见。X 线片上可见肺纹理稀少，肺野清晰。超声心动图可见肺动脉病变，多普勒血流测定可发现跨肺动脉瓣压力阶差。右心导管检查发现右心室和肺动脉间有显著收缩期压力阶差而无分流。

（2）继发孔房间隔缺损：继发孔房间隔缺损与部分型房室间隔缺损患儿症状和体征非常相似，X 线胸片显示右心房、右心室大，肺充血，心电图也有 P-R 间期延长，右束支传导阻滞。但是超声心动图检查时，在房间隔中部回声失落，无二尖瓣病变；左心导管造影时可以排除部分型房室隔缺损及二尖瓣反流。

（3）大型室间隔缺损：由于左向右的分流较大，临床表现以及 X 线和心电图可与完全型房室隔缺损相似，肺动脉瓣区第二音亢进或分裂造成临床鉴别的困难，但是大的室间隔缺损的杂音往往仅为全收缩期杂音，而完全型房室隔缺损除了第 3、4 肋间的收缩期杂音外，在心尖部还可以闻及另一因左侧房室瓣反流产生的收缩期杂音，并向左腋下传导。超声心动图和心导管造影检查的结果有助于本病的鉴别。

【治疗方案及原则】

房室间隔缺损的患儿解剖诊断本身即为手术指征。手术原则为畸形的解剖矫正（双心室平衡型），包括原发孔房缺修补、室间隔缺损修补、房室瓣成形（异常腱索修复、裂缺缝合、环缩等）。但不同类型的手术时机不同。

部分型房室间隔缺损患儿，婴儿期即有症状者应早期手术治疗；临床无明显症状者，也应在 3 岁前手术，以防止肺血管阻塞性病变和二尖瓣反流的进行性加重。手术需避免损伤传导束。修补材料多选择自身心包修补，避免直接缝合缺损。过渡型房室间隔缺损患儿同理。

完全型房室间隔缺损多数早期即有充血性心衰症状，主张在 3~6 月龄手术。若不及时治疗，长期左向右分流和房室瓣反流将导致肺血管器质性病变及心功能不全，而失去手术机会。目前常用修补缺损的方法包括"单片法""双片法""改良单片法"。各种修补方法均应以修复房室间隔缺损、保护房室瓣功能和避免损伤传导束为原则。

建议常规术中行超声检查，以明确房室瓣修复情况。

【预后】

部分型房室间隔缺损手术治疗效果令人满意，手术死亡率为 0.4%~4.0%。近 10% 的患儿在术后早期或晚期发生残余左心房室瓣关闭不全，需再次整形或人工瓣膜置换。

完全型房室间隔缺损患儿自然预后较差，约 80% 患儿在 2 岁前死于心力衰竭。随着外科技术和围术期处理的不断进步，手术死亡率已从早期的 10% 以上降至 3% 左右，15 年免于左侧房室瓣再干预率达到 90.5%。

第六节　法洛四联症

【概述】

胎儿时期右心室漏斗部间隔或圆锥发育旋转不良形成本症。主要有四种病理解剖改变:右心室流出道狭窄、主动脉右移骑跨、室间隔缺损及右心室肥厚。是最常见的发绀型先天性心脏病,发生率约为 0.34‰活产婴儿。

【病因】

先天性心脏病是由于胎儿时期心脏发育缺陷所致,其根本原因目前尚未彻底了解。主要原因为遗传因素及环境因素所致。

1. 遗传因素　有一定的家族聚集趋势,可能与父母生殖细胞、染色体畸变有关。与法洛四联症有关的基因突变包括 *GATA4*、*NKX2.5*、*JAG1*、*FOXC2* 和 *TBX5* 基因等。

2. 环境因素　比较确定的是母亲妊娠 3 个月内患某些病毒感染性疾患或一些不良环境因素造成胎儿心脏发育障碍,右心室漏斗部或圆锥发育不全导致法洛四联症。

3. 其他因素　母体营养不良、糖尿病、苯丙酮尿症、高钙血症;妊娠早期先兆流产保胎治疗;妊娠早期接触放射线和抗病毒性药物;母亲年龄过大。

【病理】

由于肺动脉狭窄、主动脉骑跨于室间隔缺损之上,收缩期两心室压力相等,主动脉同时接受左、右心室的排血量,使左心室内的全部血液及右心室内的部分血液同时进入主动脉,而肺内循环血流量减少,造成全身氧和血量不足,导致发绀。主动脉右移骑跨越多,发绀越严重。发绀轻重还取决于右室流出道狭窄的严重程度和肺动脉的发育程度。

【临床表现】

法洛四联症患儿的临床表现主要取决于肺动脉狭窄程度及侧支循环情况,重症法洛四联症有 25%~35% 在 1 岁内死亡,50% 死于 3 岁内,70%~75% 死于 10 岁内,90% 会夭折,主要是由于慢性缺氧引起红细胞增多症,导致继发性心肌肥大和心力衰竭而死亡。患儿出生时症状可不明显,随年龄增长出现发绀,常为全身性,并进行性加重。活动耐力减小,稍活动即呼吸困难,发绀加重,易疲劳。部分患儿有缺氧发作史及蹲踞现象。严重缺氧时可引起晕厥,长期右心室压力增高及缺氧可发生心功能不全。部分患儿会表现为发育迟缓,智力发育也可能会稍落后于正常同龄儿。

1. 症状

(1)发绀:多在生后 3~6 个月出现,也有少数到儿童或成人期才出现。发绀在患儿吃奶、运动和哭闹时加重,平静时减轻,多表现为口周、甲床等毛细血管丰富的地方发绀。

(2)呼吸困难和缺氧性发作:多在生后 6 个月开始出现,由于组织缺氧,活动耐力较差,动则呼吸急促,严重者可出现缺氧性发作、意识丧失或抽搐。

(3)蹲踞:为法洛四联症患儿临床上一种特征性姿态,表现为行走或游戏时患儿经常主动蹲下片刻。蹲踞可缓解呼吸困难和发绀。

2. 体征　患儿生长发育迟缓,常有杵状指/趾,多在发绀出现数月或数年后发生。胸骨左缘第 2~4 肋间可听到粗糙的喷射样收缩期杂音,常伴收缩期细震颤。极严重的右心室流出道梗阻或肺动脉闭锁病例可无心脏杂音。在胸前部或背部有连续性杂音时,说明有丰富的侧支血管存在,肺动脉瓣第二心音明显减弱或消失。

【诊断及鉴别诊断】

1. 诊断

(1)体征:心脏大小多正常。胸骨左缘第 2~4 肋间可听到粗糙的喷射性收缩期杂音,有时伴有收缩期震颤。肺动脉瓣第 2 音减弱。指/趾呈杵状改变,甲床发绀明显。

（2）X线检查：左心腰凹陷，心尖圆钝上翘，主动脉结突出，呈典型的"靴状心"。肺野异常清晰，血管纹理稀少。轻型患者肺动脉凹陷不明显，肺野血管轻度减少或正常。约1/4病例为右位主动脉弓。

（3）心电图检查：电轴右偏，右心室肥厚，右心房肥大。右侧心前区导联R波显著增高，T波倒置，部分患儿出现第Ⅰ和第Ⅱ导联显示右心房肥大的高尖P波，左侧胸前导联不显示Q波，R波电压低。约有20%的患儿出现不完全性右束支传导阻滞。

（4）超声心动图检查：超声心动图对法洛四联症的诊断和手术方法的选择有重要价值，可从不同切面观察到室间隔缺损的类型和大小。可见主动脉根部位置前移，骑跨于室间隔之上；肺动脉狭窄部位和程度，肺动脉发育不良，可累及肺动脉瓣及瓣环、主肺动脉直至分支肺动脉；二尖瓣大瓣与主动脉瓣的纤维连续性。彩色多普勒可显示右心室至主动脉的分流，测量左心室容积和功能等。超声检查还可显示有无其他合并畸形。如怀疑周围肺动脉狭窄，应进行心血管造影。

（5）CTA：可以判断室间隔缺损的位置和主动脉骑跨程度，更重要的是能发现是否存在侧支血管和数量，为是否进行心导管检查和杂交手术提供依据。

（6）心导管检查：大多数法洛四联症患儿经超声心动图检查即可确诊，一般不需要心导管检查术。合并肺动脉瓣闭锁或肺动脉缺如的病例应施行心血管造影术，以了解肺血管发育情况，供选择手术方法参考。右心导管检查能测得两心室高峰收缩压、肺动脉与右心室之间压力阶差曲线，了解右心室流出道和肺动脉瓣狭窄情况。右心室造影可显示肺动脉狭窄类型和程度，室间隔缺损部位和大小，以及外周肺血管发育情况。左心室造影可显示左心室发育情况。升主动脉造影可了解冠状动脉及体肺侧支循环情况。

2. 鉴别诊断

（1）室间隔缺损合并肺动脉狭窄：可根据心脏超声检查显示主动脉是否骑跨及室间隔缺损的位置予以鉴别.

（2）三尖瓣闭锁：有特征性的心电图表现，超声心动图可以鉴别。

（3）其他发绀型心脏复杂畸形：如右心室双出口合并肺动脉狭窄、永存动脉干及各种类型的大动脉转位等，可行心导管检查及心血管造影术予以鉴别。

【治疗方案及原则】

本症自然转归较差，所有患儿均需手术治疗，治疗效果满意。对发绀严重、缺氧发作频繁的病例应尽早施行手术治疗，根治手术通常选择在6月龄以后，也有单位开展婴儿期法洛四联症根治术取得满意效果。

根治手术：需在低温体外循环下施行，手术方法包括解除右心室流出道狭窄，采用人造血管补片及自体心包片分别修补加宽右心室流出道及肺动脉。肺动脉瓣环较小时，需要跨肺动脉瓣补片扩大右心室流出道狭窄，补片修补室间隔缺损。Ⅰ期根治手术易于为患儿家属接受。

肺血管发育较差且发绀严重患儿可行姑息手术，待肺血管发育后再行Ⅱ期根治手术。姑息手术通常选用BT分流术。

【预后】

本症的自然预后差，平均自然生存年龄为7周岁，即使存活至成人年龄，生活质量也很差。近年来随着围术期管理水平的不断提高，本症根治手术死亡率已低于3%，获得了很好的手术效果。随着术中保留肺动脉瓣技术的应用,术后远期效果得到很大提升。

第七节 三尖瓣下移

【概述】

三尖瓣下移畸形是指部分或整个三尖瓣环向右心腔移位,同时伴有三尖瓣瓣膜和右心室结构改变的先天性心脏畸形。本病是一种少见的先天性心脏病,其发病率在先天性心脏病中不到1%,男女发病率相似。1866年,Ebstein首先报道本病,故又称埃布斯坦综合征(Ebstein anomaly)。

三尖瓣下移畸形左右心房间常存在着交通,其中以继发孔中央型(卵圆窝型)房间隔缺损最常见,约占60%,其余的40%主要为卵圆孔未闭,偶可为原发孔房间隔缺损。三尖瓣下移畸形尚有其他伴随畸形,如室间隔缺损、肺动脉狭窄、肺动脉闭锁、矫正性大动脉转位、动脉导管未闭、主动脉缩窄、三房心等。

【病理解剖】

三尖瓣下移畸形的主要病理解剖特点是三尖瓣隔瓣叶和后瓣叶的基部不附着在正常的三尖瓣环,而是呈螺旋形向右心室尖部下降,附着在心室壁的内膜上,隔后瓣交界向右心室移位最远,三尖瓣的隔瓣与后瓣有明显的发育不良。胚胎时,三尖瓣前瓣形成的时间早于隔瓣与后瓣,三尖瓣前瓣的改变与隔瓣及后瓣不同,前瓣仍起于或部分起于正常三尖瓣瓣环处,前瓣相当长和大,呈帆状,并与后瓣融合,异常长而大的三尖瓣前瓣瓣叶可部分黏附于右心室壁,或通过异常的腱索及乳头肌黏附于右心室壁,也可直接与异常的乳头肌融合。三尖瓣隔瓣附着点下移到右心室,瓣叶广泛附着于室间隔,以致完全丧失功能,有时只见残存部分,成为右心室流入道与小梁部连接处的赘生物。三尖瓣后瓣附着点同样下移到右心室,有时较隔瓣下移更为严重,几乎可接近右心室尖部。下移的隔瓣或后瓣常伴程度不等的畸形,如发育不全、部分缺损、缩短、变形、增厚、粘连、闭合、缺如等。由于三尖瓣隔瓣及后瓣位置下移及三尖瓣前瓣的异常结构,使三尖瓣瓣口向右心室侧移位,与瓣叶相连接的腱索和乳头肌也变细缩短,甚或缺如,隔瓣叶和后瓣叶不能与前瓣叶密切闭合,因而造成三尖瓣的严重关闭不全。部分病例瓣口较小,有三尖瓣狭窄存在。

由于三尖瓣向右心室侧移位,整个右侧心脏被分为三部分:右心房、房化右心室及右心室。所谓房化右心室是指从正常三尖瓣瓣环处到下移的三尖瓣瓣口之间的部分,由于存在三尖瓣关闭不全,使右心房扩大。房化右心室由于仅承受心房压力,心肌逐步退化变薄,形成一薄壁,其内膜特别光滑,房化右心室与右心房之间畅通无阻。由于三尖瓣下移,真正的右心室腔缩小,主要由漏斗部及小梁区构成真正的右心室,随着时间的推移,真正的功能右心室可有代偿性扩大,尤以漏斗部代偿性扩大较明显。如伴三尖瓣狭窄,右心室容积则缩小。三尖瓣下移后,房化右心室功能上是心房的一部分,但其传导系统与正常心脏的右心室传导系统一致,由于房化右心室的扩大,常表现为右束支传导阻滞,有的病例存在房室传导旁路,表现为预激综合征,另外可见Kent束引起的室上性心动过速。

轻症的三尖瓣下移畸形可没有明显的血流动力学异常,大多数三尖瓣下移畸形由于有较明显的三尖瓣关闭不全,部分病例还伴有三尖瓣狭窄,使右心房压力升高,右心房血经房间隔缺损或未闭卵圆孔向左心房分流,动脉血氧饱和度降低,导致发绀,三尖瓣病变越重则发绀越明显。三尖瓣下移畸形患儿刚出生时,由于肺循环阻力高,右心室压力高,三尖瓣反流重,心房水平右向左分流多,发绀严重,若卵圆孔不足够大,可出现右心衰竭,心脏明显扩大。生后 2 周,肺循环阻力逐步降低,右心室压力下降,三尖瓣反流减少,发绀及心脏扩大均有改善。在生后最初 1~2 个月中,三尖瓣下移畸形的发绀及心脏大小改变较明显,在以后的许多年里,其发绀及心脏大小仍可较缓慢呈持续存在的改变。这是由于右心室代偿性扩大,房化右心室室壁变薄扩张,右心房增大等改变,导致相对性三尖瓣关闭不全,使反流加重,反流量的增加又使右心房、房化右心室及右心室进一步扩大,导致反流更重,发绀及心脏扩大加重。三尖瓣下移畸形由于右心房扩大及常伴有预激综合征,可发生阵发性室上性心动过速。过快的心率使心室舒张期缩短,妨碍右心室充盈,增加右心房压力,增加三尖瓣反流,使发绀加剧。三尖瓣下移畸形的房化右心室与右心房同位于实际三尖瓣口的近侧,功能上是心房的一部分,但房化右心室与心室同步收缩而不与心房同步收缩,右心房收缩时房化右心室舒张,右心房舒张时房化右心室收缩,这一矛盾运动抵消了右心房收缩的作用,妨碍右心室充盈,增加了右心房的压力,使心房水平右向左分流加重,发绀加剧。

【临床表现】

由于本病畸形程度不等,因此临床表现变异很大,症状因畸形严重程度、有无心房间交通以及是否合并其他畸形而不同。临床表现有呼吸短促、乏力、发绀和右心衰竭等。上述症状可早在新生儿、婴幼儿期出现,约半数以上病例发绀在婴儿期即已存在,重症病例出现在新生儿期。呼吸窘迫和心力衰竭者,常在生后不久夭折。轻症病例出现症状轻,并且较晚,甚至可无任何症状。体征有心脏扩大,心尖冲动弱,胸骨左缘第 3~4 肋间可听到粗糙而长的收缩期杂音和扪及震颤,此为三尖瓣关闭不全所产生,有时尚可听到舒张期杂音。肝脏常有增大,腹水。

【诊断及鉴别诊断】

1. 诊断

(1)有发绀、乏力、气急、右心功能不全和心脏杂音等临床表现。

(2)心电图特征为高大的 P 波,右心室低电压,可出现各种心律失常,如房性早搏、阵发性心动过速、心房纤颤及右束支传导阻滞、预激综合征等,但无右心室肥大的表现。

(3)胸部 X 线影像上,心脏轮廓变化大,从几乎正常到典型的 Ebstein 心脏轮廓,心影明显增大,类似于心包积液的烧瓶样球形心。肺血管纹理正常或减少。

(4)超声心动图是目前诊断 Ebstein 综合征的主要辅助检查,一般首选超声心动图评估三尖瓣的解剖,表现为右心房扩大明显,舒张中、晚期前瓣的异常前位和三尖瓣延迟关闭,彩色多普勒超声检查可清楚地显示各房、室的大小和动态瓣膜的位置和功能情况。

(5)MRI 可评估 Ebstein 综合征患儿的心室大小和功能。

(6)心导管及选择性心血管造影检查可测得巨大的右心房压力升高,巨大的心房与右心室自由沟通,导管不易进入右心室,相反却很容易经房间隔缺损进入左心房。造影剂在心内缘形成双切迹称为双球征,即"心房化右心室"与真正右心房的影像。右心房、右心室造影剂排空时间及肺动脉显影时间均延迟。由于超声心动图和 MRI 检查可以取得满意的解剖和功能信息,因此目前心导管和血管造影检查已很少使用。

2. 鉴别诊断

(1)无发绀者需与继发孔房间隔缺损鉴别。继发孔房间隔缺损症状轻,无发绀,心功能正常,在胸骨左缘第2~3肋间听到柔和的喷射性收缩期杂音,肺动脉瓣第二音分裂。X线胸片示肺充血,心脏轻度扩大,右心房、右心室均大。心电图示右心室大,常伴不完全右束支传导阻滞。超声心动图示右心房、右心室大,室间隔呈矛盾运动,可见彩色血流通过房间隔缺损,三尖瓣位置正常。

(2)发绀者需与房间隔缺损伴严重肺动脉瓣狭窄和三尖瓣关闭不全鉴别。后者在胸骨左缘第2~3肋间可听到粗糙的收缩期杂音。X线胸片示肺缺血,心脏轻中度扩大,右心房、右心室均增大。心电图示右心室肥大、劳损,右心房增大。超声心动图示右心房、右心室大,室间隔矛盾运动,彩色血流经右心房进入左心房,三尖瓣关闭不全。右心导管检查及造影见心房水平为右向左分流,右心室与肺动脉间有压力阶差,造影示肺动脉瓣狭窄。

【治疗方案及原则】

1. 药物治疗　有心力衰竭者,应给予强心药、利尿药或血管扩张药;有心律失常者,应根据其类型给予相应的抗心律失常药物治疗;如有栓塞、感染等并发症出现,应予以相应处理。药物治疗只能缓解症状,大多数患儿最终需要手术治疗。

2. 手术治疗

(1)治疗原则

1)心功能 Ⅰ~Ⅱ级不影响日常生活者可随访观察。

2)当出现发绀、心脏扩大(心胸比>0.6)、充血性心力衰竭或心律失常,或发生反常栓塞时,就有外科手术指征。

3)一般推荐手术年龄2~5岁较佳,拟施行瓣膜替换术者,年龄宜大些,特别注意瓣环的大小,达到一次替换一个口径足够大的瓣膜,以免再次行更换手术。

(2)手术方案

1)减状手术:在婴幼儿期,如发绀严重,心力衰竭内科治疗不能控制,施行矫治手术有困难,可采用上腔静脉与右肺动脉端侧吻合术,即腔肺双向分流术(Bidirectional Glenn 手术),同时保持卵圆孔或房间隔缺损的开放,减轻右心室的前负荷,以改善发绀和心力衰竭,为今后矫治手术创造时间和条件。

2)矫治手术:有下列4种。

三尖瓣成形术:手术方法包括房化右心室壁折叠、瓣膜瓣环整形、房间隔缺损修补等。目前比较推荐三尖瓣锥形重建术,更接近于"解剖根治",并且能适用于更多不同类型的 Ebstein 综合征解剖变异。

三尖瓣替换术:如三尖瓣的游离缘附着于右心室壁或三尖瓣的结构完全不清以致无腱索或乳头肌,则施行人造瓣膜替换术。

1 个半心室修补术:当右心室结构发育和/或功能较差不能承担全部心排量,可进行 1 个半心室修补(one and a half ventricular repair),手术包括心内分流的修补(如 ASD 修补手术)、房化右心室折叠和双向腔肺吻合术。

改良 Fontan 手术:对于严重的右心室发育不良的患儿,以上手术方法均不适宜者,只有采取全腔静脉与肺动脉连接手术,同时缝合三尖瓣,旷置右心室。

【预后】

Ebstein 综合征在新生儿或小婴儿期手术死亡率可达到25%~50%,其中多数死亡患儿存在急性右心功能不全。大部分儿童时期的患儿通过手术治疗,心功能可明显改善,发绀消失,心脏缩小。

第八节　右心室双出口

【概述】

右心室双出口是一类复杂的先天性心血管畸形,其主动脉和肺动脉均发自右心室,室间隔缺损为左心室的唯一出口,主动脉瓣与二尖瓣之间有肌肉组织分隔。任何因素在胚胎期阻碍了原始心管正常发育或影响圆锥吸收程度,两大动脉位置逐渐变移而发生两大动脉均从右心室发出,其病变介于法洛四联症和完全性大动脉错位之间。肺动脉骑跨于室间隔缺损之上的 Taussig-Bing 畸形也归入右心室双出口。室间隔缺损可位于主动脉下、肺动脉下、双动脉下和远离两大动脉开口。右心室双出口因肺动脉及其瓣下结构发育不良存在狭窄,也可无肺动脉狭窄。无肺动脉狭窄的肺动脉高压者可无发绀而类似一般单纯室间隔缺损,这类患者易发生右心室充血性心力衰竭;肺动脉狭窄者产生发绀类似法洛四联症;Taussig-Bing 型右心室双出口与完全性大动脉错位相似。

【病因】

胚胎期原始心管,主动脉的前身在右侧,与右心室的右半部并排;肺动脉前身在左侧,与右心室的左半部并排,圆锥动脉干旋转后圆锥-心室交接点向左移位,主动脉圆锥左移跨于左心室上,最后主动脉圆锥逐渐吸收,形成主动脉与二尖瓣的纤维组织连接。肺动脉圆锥也逐渐被吸收,近端消失,远端通向心室。任何因素阻碍了正常发育或影响圆锥吸收程度不同,将出现两大动脉从右心室发出的一系列畸形。

【病理】

1. 形态　室间隔缺损是右心室双出口的重要形态特征,无室间隔缺损的右心室双出口患者无法生存,室间隔缺损大小、位置可有不同,室间隔缺损有主动脉下型、肺动脉下型、双动脉下室间隔缺损和远离两大动脉开口的室间隔缺损四大类型。右心室双出口因肺动脉及其瓣下结构发育不良存在狭窄;另一组无肺动脉狭窄。

2. 分类　Van praagh 将右心室双出口分成房室关系一致、房室关系不一致二组;根据房室关系、室间隔缺损部位和肺动脉狭窄有无分成若干亚型。常见类型:①主动脉下室间隔缺损、无肺动脉狭窄:为最常见类型,房室关系一致;主、肺动脉并列,主动脉位于肺动脉的右侧或右前方,室间隔缺损直接在主动脉瓣下或主动脉圆锥下方。主动脉瓣环与二尖瓣之间纤维组织连接为肌肉组织代之。②主动脉下室间隔缺损合并肺动脉狭窄:房室关系一致;主、肺动脉位置和室间隔缺损部位与上一类型接近,多数患者主动脉瓣和二尖瓣前叶的纤维连续中断,少部分人仍保留;肺动脉瓣或/和瓣下狭窄。这一类型与法洛四联症相似,不同处是法洛四联症者主动脉瓣环较肺动脉瓣环略靠后,且二尖瓣邻近于主动脉的无冠瓣处而不是左冠瓣口处。③肺动脉下室间隔缺损、无肺动脉狭窄(Taussig-Bing 型右心室双出口):房室关系一致;主动脉直接在肺动脉前面或左前或右前方,二大动脉下双圆锥将主动脉瓣和肺动脉瓣与房室瓣分开。肺动脉下室间隔缺损不与肺动脉瓣环连接,而被肺动脉下圆锥分隔;主动脉完全起于右心室,肺动脉瓣环骑跨于室间隔上。④肺动脉下室间隔缺损合并肺动脉狭窄:房室关系一致;主动脉在肺动脉的右前方,肺动脉比主动脉细小,二者以壁束相隔;室间隔缺损在肺动脉瓣下而远离主动脉瓣;右心室流出道的隔、壁束肥厚,引起肺动脉瓣下狭窄,肺动脉瓣也可能狭窄;肺动脉瓣和二尖瓣不连接。⑤右心室双出口、双动脉下室间隔缺损型:主、肺动脉开口并列,室间隔缺损大、位于两大动脉开口下方。⑥右心室双出口、远离两大动脉开口的室间隔缺损:室间隔缺损与两大动脉开口无关,多见于三尖瓣隔瓣后,为房室通道型或小梁肌部缺损。

3. **病理生理**   右心室双出口的血流动力学变化取决于室间隔缺损部位、大小与二大动脉的位置关系,以及有无存在肺动脉狭窄和心血管其他畸形。无肺动脉狭窄的肺动脉高压者发绀程度不一,当存在右心室内血流层流者,可无发绀而类似一般单纯室间隔缺损,这类患者易发生右心室充血性心力衰竭;肺动脉狭窄者产生发绀类似法洛四联症;Taussig-Bing型右心室双出口的病理生理变化与完全性大动脉错位相似。

【临床表现】

右心室双出口临床症状出现早晚、严重程度直接与两大动脉的位置、室间隔缺损部位和大小、有无肺动脉狭窄和有无合并心血管其他畸形有关。无肺动脉狭窄、室间隔缺损位于主动脉下,发绀不明显,活动后气促,常出现充血性心力衰竭,肺动脉瓣区第二心音亢进;室间隔缺损位于肺动脉下,发绀较严重。有肺动脉狭窄的右心室双出口,发绀明显,杵状指/趾,活动受限,蹲踞,呼吸困难,缺氧发作。胸骨左缘第3~4肋间可闻及收缩期心脏杂音,触及震颤。

【诊断及鉴别诊断】

1. 诊断

(1)询问病史,了解有无发绀、肺动脉高压和心功能不全症状。

(2)心电图:右心房大,右心室肥厚;存在肺动脉狭窄时,右心室肥厚更明显,常见室内传导阻滞。

(3)X线胸片:无肺动脉狭窄者,表现为肺血增多,肺动脉段突出,左、右心室增大;有肺动脉狭窄者,可见肺血减少,肺动脉段平直,右心室增大。

(4)超声心动图:可基本明确主动脉与肺动脉的位置关系;室间隔缺损的部位和大小;肺动脉狭窄与否;心室腔大小;房室瓣结构、功能;有无合并其他心血管畸形,以及冠状动脉起始有无异常。

(5)心导管检查和心血管造影:必要时通过心导管检查进一步掌握右心室双出口血流动力学指标,可以看到左、右心室压力相等,右心室血氧饱和度增高;无肺动脉狭窄的肺动脉高压型者,肺动脉压等于主动脉压,肺动脉血氧饱和度也增高;存在肺动脉狭窄,右心室与肺动脉之间有压力阶差。当室间隔缺损位于肺动脉下时,肺动脉内血氧饱和度更高;缺损位于主动脉下或右心室内动静脉血混合不均,主动脉血氧饱和度常较肺动脉为高。选择性右心室和左心室造影能进一步明确诊断,了解其解剖分型。右心室双出口无肺动脉狭窄者,两大动脉同时显影,位置等高;并能显示室间隔缺损的位置以及与半月瓣的关系。当合并肺动脉狭窄时,可见肺动脉瓣、瓣下或肺动脉狭窄。

2. 鉴别诊断

(1)室间隔缺损:当巨大室间隔缺损存在肺动脉高压时,临床表现、胸片等与无肺动脉狭窄的右心室双出口相似,但心电图有不同,常为左心室肥厚或双心室肥厚,而右心室双出口多为右心室肥厚。超声心动图以及心导管、造影检查可明确诊断,提示单纯室间隔缺损时,两大动脉开口正常。

（2）法洛四联症：此病与右心室双出口存在肺动脉狭窄时临床上很难区别，且易误诊，但借助于超声心动图、心导管和造影可明确两大动脉位置，以及与室间隔缺损关系、房室瓣与半月瓣关系等，左心室造影左前斜位见左心室通过室间隔缺损与右心室相通，可确诊右心室双出口。

（3）完全性大动脉错位：易与 Taussig-Bing 型右心室双出口相混，但通过超声心动图及心导管、造影检查，可明确房室位置关系、大动脉骑跨程度等可鉴别之。

【治疗方案及原则】

1. 手术适应证 一旦确诊，尽早手术，不受年龄限制。

2. 手术方法选择 无肺动脉狭窄伴有肺动脉高压者或有肺动脉狭窄但远端肺血管发育较好可用双室矫治方法，尽早一期矫治；如存在严重肺动脉狭窄的婴幼儿（肺动脉指数 $<$ $150mm^2/m^2$），以分期手术为妥，先行体肺分流术，改善缺氧，根据肺血管发育情况，术后半年或一年择期进行二期矫治；右心室双出口伴有房室瓣骑跨，左心室或右心室发育差，合并有严重心血管其他畸形不宜行双室矫治者，可选择单室矫治手术，如双向腔肺分流术（改良 Glenn 术）、改良 Fontan 或分期 Fontan 一类手术。

双室矫治右心室双出口的手术原则：心室内隧道足够大，必要时扩大室间隔缺损，其直径应≥主动脉瓣口，切除主动脉下圆锥，避免左心室流出道梗阻；疏通右心室流出道确保右心室体腔通畅，酌情选用跨瓣补片扩大或心外管道重建右心室流出道。根据不同解剖类型，选择不同双室矫治手术，主要有：

（1）主动脉下或双动脉下室间隔缺损无肺动脉狭窄型：心室内隧道修补术。

（2）主动脉下或双动脉下室间隔缺损合并肺动脉狭窄型：心室内隧道修补室间隔缺损、跨瓣补片扩大右心室流出道和肺动脉，或用心外带瓣管道重建右心室流出道（Rastelli 术）。

（3）肺动脉下室间隔缺损无肺动脉狭窄（Taussig-Bing）型：根据心室发育情况及冠状动脉类型选择大动脉转换术（Switch 术）、心房内转换术（Senning 或 Mustard 术）、Damus-kaye-Stansel 术，以及心内畸形纠治术。

（4）肺动脉下室间隔缺损合并肺动脉狭窄者：切除主动脉下圆锥、心内隧道修补室间隔缺损、心外带瓣管道重建右心室流出道（Rastelli 术）。

（5）远离两大动脉开口室间隔缺损者：若右心室腔足够大，可选择心内隧道修补室间隔缺损，跨瓣补片扩大右心室流出道或用心外带瓣管道重建右心室流出道（Rastelli 术）。

【预后】

1. 并发症 双室矫治术后主要并发症：低心排综合征或心力衰竭，残余右心室或左心室流出道梗阻，残余室间隔缺损；完全性房室传导阻滞。

2. 疗效 右心室双出口畸形复杂，分型各异，双室修补效果与病变类型、手术方法、肺血管病变，以及手术技术、围术期处理等密切相关。近年来，右心室双出口双室矫治的疗效已有提高，手术死亡率已由以前的 20%～30% 下降至 10%～12%，心内隧道矫治术后手术死亡率约为 5%～8%，肺动脉下型室间隔缺损者和远离两大动脉开口室间隔缺损者的手术死亡率明显高于主动脉下室间隔缺损者。

3. 中长期术后随访 主动脉下或双动脉下室间隔缺损行心内隧道修补术后的远期效果满意。远离两大动脉开口室间隔缺损者远期再手术率高。远期再手术主要原因：主动脉下狭窄、肺动脉下狭窄及残余室间隔缺损。

第九节　肺静脉异位连接

肺静脉异位连接是指在解剖学上的异常,即肺静脉的一支或全部不与左心房相连接,肺循环的血液不能流入左心房内,而是直接或间接经过体循环的静脉系统回流到右心房。在先天性心脏病中,其发病率约占5.8%。按病理生理分为部分肺静脉异位连接和完全性肺静脉异位连接。前者占60%~70%,后者占30%~40%。

一、部分肺静脉异位连接

【概述】

在4支肺静脉中,其中1~3支肺静脉未能与左心房正常连接均属部分肺静脉异位连接。部分肺静脉异位连接较完全性肺静脉异位连接常见。部分肺静脉异位连接可单独发生,也可并发其他心脏解剖畸形,特别是房间隔缺损。由于部分肺静脉异位连接的病理生理改变类似于房间隔缺损且多数合并房间隔缺损,故其自然转归与房间隔缺损相仿。当$Qp/Qs>2$时,可逐渐出现慢性心衰及肺动脉高压等肺血管病变,需要尽早手术治疗。

【病理】

根据肺静脉异位连接的部位不同,可将部分肺静脉异位连接分为以下几个类型:

1. 右肺静脉连接至上腔静脉　右肺静脉连接至上腔静脉或上腔静脉与右心房交界处,约95%的患儿合并有上腔型房间隔缺损,此症也称之为静脉窦缺损。上腔静脉常较正常扩张,单独右上肺静脉连接至上腔静脉者最多见。

2. 右肺静脉连接至右心房　右肺静脉连接至右心房,它可以分2支或3支或仅通过右上肺静脉连接与右心房相连,可单独存在也可合并房间隔缺损。

3. 右肺静脉连接至下腔静脉　右肺静脉或右中、下肺静脉流向下方连接至下腔静脉与右心房交界处,且经常至膈下,有时进入肝静脉,此症也称镰刀综合征。

4. 右肺静脉连接至奇静脉或冠状窦　极少的病例右肺静脉回流至奇静脉或冠状窦,可伴有或无房间隔缺损。

5. 左肺静脉连接异常　左上肺静脉或全部左肺静脉通过垂直静脉连接至左头臂静脉,可合并房间隔缺损。左肺静脉连接至右上腔静脉、冠状窦、右心房者罕见。

6. 双侧肺静脉异位连接　双侧肺静脉异位连接罕见。左上肺静脉通过垂直静脉连接至左上腔静脉,右上肺静脉连接至右上腔静脉与右心房交界处。

部分肺静脉异位连接病理生理改变是由肺静脉回流至右心房或在心房水平产生左向右分流引起,其改变程度取决于由此产生的血流动力学变化程度。部分肺静脉异位连接血流动力学的变化与房间隔缺损相似,单纯部分肺静脉异位连接仅有一支肺静脉异位连接,可以不产生明显的症状。如果合并房间隔缺损,由于部分肺静脉异位连接增加了房间隔缺损在心房水平的左向右分流,因而较无部分肺静脉异位连接程度相同单纯的房间隔缺损血流动力学变化更为明显,当$Qp/Qs>2$时,可逐渐出现慢性心衰及肺动脉高压等肺血管病变。

【临床表现】

因其常与房间隔缺损并存导致心房水平左向右分流量大,所以临床表现较房间隔缺损明显,可有活动后气促、疲劳、反复呼吸道感染等症状。患儿多无发绀,胸骨左缘 2~3 肋间可闻及Ⅱ级收缩期杂音,合并房间隔缺损者第二心音固定分裂。大量左向右分流产生肺动脉高压时第二心音增强或亢进。

　　X 线胸片判断部分肺静脉异位连接较为困难,但如果见右上肺静脉影抬高,应注意静脉窦综合征的诊断。多普勒超声心动图如能注意探查 4 根肺静脉的回流径路,常可提示部分肺静脉异位连接的诊断线索,但超声心动图存在一定的漏诊,目前多排 CT 心血管成像对诊断部分肺静脉异位连接有优势,同时心脏 MRI 在诊断中有一定的价值,而心导管造影不作为诊断部分肺静脉异位连接的常规检查,但在部分肺静脉异位连接合并重度肺动脉高压的情况下可以作为评估肺动脉压力的手段。

　　【诊断及鉴别诊断】

　　1. 诊断

　　(1)单一支肺静脉异位引流者临床可无症状,多支肺静脉异位引流者或合并房间隔缺损时常有大量左向右分流的临床症状,如反复呼吸道感染。

　　(2)左第 2~3 肋间柔和喷射性收缩期杂音,有或无肺动脉瓣第二音固定分裂。

　　(3)心电图示右心室肥厚;X 线表现为肺血增多,右心房增大为主。

　　(4)超声心动图示房间隔中断或完整,并提示肺静脉连接异常。

　　(5)多排 CT 心血管成像是诊断部分肺静脉异位连接的金标准。部分超声心动图考虑部分肺静脉异位连接的均需要行多排 CT 心血管造影以确诊或排除诊断。心导管及 MRI 检查可作为辅助诊断,需要时可应用。

　　2. 鉴别诊断　由于部分肺静脉异位连接大部分合并房间隔缺损,即使单纯的部分肺静脉异位连接其表现也近似于房间隔缺损,因此须与肺动脉狭窄、室间隔缺损相鉴别。

　　(1)肺动脉狭窄:于左第 2 肋间杂音较响,传导较广,常伴有收缩期震颤,P₂ 减弱或消失。X 线检查肺血减少,肺野清晰。右心导管检查右心室与肺动脉间有收缩期压力阶差而无分流。超声心动图检查显示肺动脉瓣口狭窄程度,较易与部分肺静脉异位连接鉴别。

　　(2)完全性肺静脉异位引流:完全性肺静脉异位连接临床症状有发绀明显,有肺静脉梗阻的出现呼吸衰竭、肺高压危象,X 线检查肺血增多,多排 CT 心血管成像可以明确鉴别。

　　(3)继发性房间隔缺损合并其他畸形

　　1)合并动脉导管未闭:在缺少连续性杂音而脉压较大时,应怀疑有此症。

　　2)合并肺动脉狭窄:此时可能有右向左分流,也称三联症。胸骨左缘第 2 肋间如有收缩期震颤,提示伴有肺动脉狭窄。

　　3)合并室间隔缺损:临床症状比单纯房间隔缺损或室间隔缺损为重。超声心动图检查、心导管和左心室选择性造影有助诊断。

　　【治疗方案及原则】

　　1. 部分肺静脉异位连接合并房间隔缺损均应积极手术治疗,大分流者症状突出,特别是有肺动脉高压者应于 1 岁前手术。

　　2. 当肺血管阻力严重升高(肺循环阻力与体循环阻力之比>0.75)时为手术禁忌证。

　　3. 大分流的部分肺静脉异位连接合并房间隔缺损,特别是小婴儿常有反复的肺部感染及充血性心力衰竭,术前应积极治疗肺部感染和控制心力衰竭。注意改善全身营养状况,经内科治疗肺部啰音不能完全消失、心功能改善不明显者,也可以考虑及时外科手术。

4. 手术方法　手术修补原则为补片修补房间隔缺损,并将异位连接的肺静脉开口隔入左心房侧。

5. 肺静脉畸形连接的部位不同,具体手术方法也不同。

6. 各类型手术注意原则

(1)修补房间隔缺损时尽量用补片以使左心房不致过小。

(2)房间隔缺损不够大时应扩大房间隔缺损,以便肺静脉连接通畅。

(3)补片时应避免肺静脉开口梗阻。

(4)修补后上腔静脉或下腔静脉开口出现狭窄,可用补片加宽。

【预后】

随着早期诊断,麻醉技术、外科手术及体外循环技术的提高及设备的完善,部分肺静脉异位连接手术已取得很好的手术结果。因部分肺静脉异位连接患者出现肺动脉高压、肺血管阻力增加等现象常在 30 岁以后出现,故婴幼儿及儿童期手术效果更佳。术后随访均取得满意的效果,症状消失,生长发育正常。

二、完全性肺静脉异位连接

【概述】

完全性肺静脉异位连接是指左、右肺静脉血直接或间接同右心房相连接,使上、下腔静脉血和肺静脉氧合血全部回流至右心房,左心房只是接受经心房内分流来的混合血。完全性肺静脉异位连接是一类较少见的婴幼儿发绀型先天性心脏病,发病率占先天性心脏病的 1.5%～3%。伴有肺静脉梗阻的患儿在生后几天就出现严重发绀和充血性心力衰竭,很少能存活超过 1 个月;伴有肺动脉高压患儿,一般生后 6 个月出现右心衰竭症状,常伴发感染而死亡;没有上述症状的患儿,则相对较稳定。伴有肺静脉梗阻的或伴有肺动脉高压的患儿,一经诊断就应手术治疗。

【病理】

根据肺静脉回流的位置,将完全性肺静脉异位连接分为 4 种类型:

1. 心上型　约占 45%～50%。左、右肺静脉在心房后面先汇合成静脉总干,然后再同左上腔或右上腔静脉相连。

2. 心内型　约占 25%。大部分患儿的肺静脉总干与冠状窦相连,肺静脉血经冠状窦口到右心房,少部分患儿的静脉总干直接或各肺静脉分别开口于右心房。

3. 心下型　约占 20%。静脉总干绝大部分在食管前方穿过膈肌进入腹腔,与下腔静脉、门静脉或静脉导管相连。

4. 混合型　5%～10% 患儿同时具有上述两种以上畸形。肺静脉梗阻程度取决于肺静脉总干的解剖和回流途径是否通畅。

肺静脉梗阻发生后,肺静脉压上升,肺动脉阻力随之增高,发生肺淤血。完全性肺静脉异位回流若没有发生肺静脉梗阻肺血流量明显增多,体肺循环血液全部回流至右心房,右心房扩大,右心室肥厚,肺小动脉相继肥厚,早期出现肺动脉高压;少部分血经未闭的卵圆孔或房间隔缺损进入左心房到体外循环,出现发绀。若有较大的房间隔缺损,混合静脉血入左心房较多,回到左心室血量多,能维持一定的心排量,但到右心室血液相对较少,因此肺动脉高压和右心衰竭症状出现较迟。

【临床表现】

多数病例表现有发绀、呼吸困难、肝大。心脏杂音不明显，胸部 X 线检查显示肺野充血，心影扩大，肺动脉段突出。症状的轻重，取决于肺静脉有无梗阻及房间隔缺损的大小。一般来说，肺静脉有梗阻者，症状出现早而严重；肺静脉无梗阻者，症状出现迟而轻微。房间隔缺损小者，早期可出现肺动脉高压及肺水肿，造成极其严重的低氧血症和低心排，病状进展较快而明显；房间隔缺损大者，可不引起早期肺动脉高压，病状多较轻，发展也较慢。

多普勒超声心动图是一种重要的诊断工具，尤其适用于新生儿与婴幼儿。但超声心动图必须与临床诊断相符。当有怀疑或发现症状不典型时，必须作 CTA 或磁共振血管成像检查，此两种检查在解剖上能清晰显示整个肺静脉成像，同时磁共振血管成像能计算出异位引流的血流量和相应的 Qp/Qs，以及肺静脉血流的流速、流量和血流模式。不建议行心导管检查诊断完全性肺静脉异位连接。

【诊断及鉴别诊断】

1. 诊断

(1)本病多自幼有发育不良与发绀，发病早，症状比房间隔缺损严重。

(2)胸骨左缘第 2~3 肋间柔和喷射性收缩期杂音，有或无肺动脉第二音固定分裂。

(3)心电图电轴右偏及右心负荷加重的表现常较房间隔缺损严重；X 线表现为肺淤血及间质肺水肿，有"8"字征者为心上型的特征。

(4)超声心动图包括产前胎儿超声提示房间隔中断或卵圆孔未闭，并提示肺静脉连接异常。

(5)CTA 或 MRA 检查可明确诊断。

(6)心导管检查目前不建议，特别对于梗阻型的患儿。

2. 鉴别诊断　需要与部分性肺静脉异位引流相鉴别，CTA 可鉴别。部分心上型者初诊可疑为纵隔肿瘤，但纵隔肿瘤患儿无发绀症状，通过进一步心脏方面的检查可以区别；临床上常以发绀及周围动脉血氧饱和度低与房间隔缺损鉴别；还需与完全性大血管转位区别，同为新生儿出生后发绀，存在低心排等症状，心脏超声即可鉴别。

【治疗方案及原则】

1. 完全性肺静脉异位连接是一种严重的先天性心脏病，易并发肺血管梗阻性疾病和心力衰竭，必须早期诊断。对于存在肺静脉梗阻或房间隔通道小的患儿需要在诊断后迅速外科手术治疗，部分患儿甚至需急诊手术；非梗阻型完全性肺静脉异位连接的患儿可以在 1~2 个月时再手术治疗。

2. 术前准备

(1)早期明确诊断，决定手术方案。

(2)伴有充血性右心衰竭者，先用正性肌力药物、利尿药治疗，同时可气管插管控制右心衰竭，及时手术治疗。

3. 手术方法

(1)心上型：通过主动脉和上腔静脉之间间隙做肺静脉总干与左心房吻合术，用心包补片关闭房间隔缺损，结扎或不结扎垂直静脉。

(2)心内型：切开卵圆窝或房间隔缺损，甚至切开房间隔与冠状窦口间的房间隔组织。将肺静脉血流用补片隔入左心房并分隔左、右心房。

（3）心下型：可以通过右心房右侧显露垂直静脉，可以结扎或缝扎垂直静脉，部分心脏中心选择不结扎垂直静脉，术后发生肺高压危象时可以通过垂直静脉分流。通过右心房右后侧吻合左心房底部及肺静脉总干。同时取心包片修补房间隔缺损。近年来选用"心包原位"吻合治疗梗阻型心下型完全性肺静脉异位连接。

（4）混合型：采取上述不同的方法处理不同类型的病变。手术成功的关键是吻合口的大小，吻合口过小或狭窄是手术后的主要并发症。部分无梗阻混合型可以Ⅰ期行3支肺静脉异位引流矫治，Ⅱ期再行剩下的一支肺静脉异位引流矫治，以避免细小的肺静脉梗阻。

【预后】

随着心脏外科技术及理念、体外循环技术，以及术后 ICU 监护技术的不断提高，完全性肺静脉异位连接手术死亡率逐年降低，但总体死亡率仍居先天性心脏病治疗的前列。术后肺静脉梗阻是术后死亡最主要的原因，术前低体重、梗阻型及低龄是手术死亡的高危因素。术后肺静脉再狭窄再次手术可以通过"心包原位"技术来降低术后再狭窄。

第十节　主动脉缩窄

【概述】

主动脉缩窄是指先天性的主动脉管腔局限性或长段型狭窄，其发生部位常在动脉导管（或动脉韧带区）附近，有的缩窄可同时发生在左颈总动脉和左锁骨下动脉之间。主动脉缩窄可分为导管前型、导管旁型和导管后型。缩窄通常是局限的且管腔狭窄程度不一，严重者管腔呈针尖样大小甚至闭锁，但主动脉管壁是连续的而不同于主动脉弓中断。缩窄近端主动脉因高压而扩大，远端因血液涡流而致缩窄后扩张，常有缩窄段上下之间侧支血管形成。主动脉缩窄近心段血压增高，左心室后负荷增加，出现左心室肥大、劳损，最终导致充血性心力衰竭。脑血管长期处于高血压状态，容易出现动脉硬化，成年后部分患者有脑出血发生。缩窄远端血管血流减少，严重的患儿为导管依赖性，出生后随着动脉导管的收缩闭合，在新生儿期即可出现下半身脏器血供减少，造成新生儿坏死性小肠结肠炎、肝功能衰竭、肾功能衰竭、凝血功能障碍等。主动脉缩窄患儿未经治疗，大多因充血性心力衰竭、心肌梗死、心内膜炎、脑血管意外和主动脉瘤破裂等死亡。

【病因】

主动脉缩窄形成机制有两种学说：主动脉血流减少学说和动脉导管组织生长学说。

1. 主动脉血流减少学说　胚胎期间，下腔静脉血经未闭卵圆孔至左心房和左心室，约15%的血经主动脉峡部与来自未闭动脉导管的血一起进入下半身。因此，胚胎发育期，任何使主动脉峡部血流减少的心血管畸形都会造成主动脉缩窄。如非限制性室间隔缺损、主动脉瓣狭窄、二尖瓣狭窄等易合并主动脉缩窄。而经右心室流向未闭动脉导管血流减少的心血管畸形，如法洛四联症、肺动脉狭窄或闭锁，则罕见合并主动脉缩窄。

2. 动脉导管组织生长学说　主动脉峡部管壁有动脉导管组织存在，在胎儿出生前后，动脉导管组织收缩致主动脉缩窄。这种学说解释了没有心内缺损也没有左心室流出道狭窄的患儿出现主动脉缩窄的发病原因。

【病理】

主动脉缩窄的病理分类尚不统一，临床上较普遍采用缩窄部位与动脉导管相互关系分类方法。分为:①导管前型,缩窄段位于动脉导管的近端;②导管旁型,缩窄段位于动脉导管处;③导管后型,缩窄段位于动脉导管的远端。导管前型相当于婴儿型,常伴有主动脉弓发育不良,缩窄段较长,侧支血管较少,动脉导管常开放并伴有其他心内畸形。导管旁型和导管后型相当于成人型,缩窄段较短,侧支血管丰富,动脉导管大多已闭合,很少合并心内畸形。

主动脉缩窄通常是局限的,管腔的狭窄程度不一,严重者管腔呈针尖样大小甚至闭锁,因其主动脉管壁相连续而不同于主动脉弓中断。缩窄近端主动脉因高压而扩大,远端因血液涡流而致缩窄后扩张,部分缩窄段上下之间有侧支血管。少数患儿主动脉管壁外形并无狭窄,但在主动脉腔内有一局限性狭窄。

主动脉缩窄近心端血压增高,使左心室后负荷增加,出现左心室肥大、劳损,导致充血性心力衰竭。脑血管长期处于高血压状态,出现动脉硬化。缩窄远端血管血流减少,严重的患儿可出现下半身脏器血供减少,造成低氧、尿少、酸中毒等。有些婴幼儿下肢血流一部分由肺动脉经动脉导管来供应,下肢血的氧饱和度可低于上肢。侧支血管建立,一般在出生后3~6个月就能完成。小儿主动脉缩窄常合并其他心内畸形,如室间隔缺损、动脉导管未闭等。

【临床表现】

主动脉缩窄程度较轻或无合并其他严重心血管畸形,患儿早期可无临床症状。若合并其他心内畸形,可出现充血性心力衰竭症状,如气急、多汗、喂养困难,心脏听诊可闻及奔马律和收缩期杂音,在胸骨左上缘和左肩胛旁可闻及2~3级收缩期杂音。有些患儿下肢皮肤较上肢略呈暗紫。儿童期若主动脉缩窄程度较重,可有头痛、鼻出血,下肢易感疲劳、发冷和间歇性跛行。上肢血压高于下肢,股动脉搏动减弱或消失。左锁骨下动脉开口处有狭窄或缩窄位于左颈总动脉与左锁骨下动脉之间,则左上肢血压可不高。迷走右锁骨下动脉从缩窄段下方发出,则右上肢的血压可不高,因此测量上肢血压时应同时测量两侧。

【诊断及鉴别诊断】

1. 诊断

(1)询问病史,了解有无心功能不全症状,测上、下肢血压及经皮血氧饱和度。

(2)胸部 X 线检查:心影左心增大多见。年龄较大的患儿(一般>8 岁)可见扩张的肋间血管侵蚀肋骨下缘,产生"肋骨切迹"。主动脉缩窄形成的切迹及扩大的近端锁骨下动脉和主动脉狭窄后扩张,在 X 线上形成典型的"3"字形影像。伴有心力衰竭患儿则可显示全心扩大和肺充血。

(3)心电图检查:可见左心室肥厚或双心室肥厚。

(4)二维超声心动图检查:可见主动脉弓降部缩窄及合并畸形的存在,可应用多普勒评估缩窄处的动脉差,判断狭窄程度。

(5)磁共振或 CTA 检查:是了解主动脉缩窄部位和程度的较好的无创检查方法。

(6)心导管造影检查:若超声及磁共振检查尚不能明确缩窄部位、范围及血流动力学指标者,需做心导管造影检查。心导管检查对整个主动脉及头臂动脉都有清楚的病理解剖和血流动力学显示,可了解缩窄部位、范围、程度、压力阶差、与周围血管的关系、侧支血管分布、有无动脉瘤及其他伴发畸形。

2. 鉴别诊断

(1)主动脉弓中断:是指主动脉峡部或降主动脉的一段缺如,主动脉连续中断,降主动脉血流是由右心室通过未闭的动脉导管供给的。股动脉和足背动脉搏动减弱,下肢可发绀。心力衰竭和代谢性酸中毒发生较早,若不治疗75%的患儿在生后1周内死亡。二维超声心动图、心导管和升主动脉造影检查可作鉴别诊断。严重主动脉缩窄患儿临床表现和主动脉弓中断一样。

(2)主动脉瓣上狭窄:是指主动脉瓣膜以上主动脉管腔的狭窄,是一种进行性疾病,极为少见。一般在新生儿、婴幼儿很少出现梗阻症状,部分患儿伴有特殊面容、智能低下。典型病例在10~20岁迅速发病,可因左心室流出道严重梗阻和冠状动脉硬化而发生猝死。二维超声心动图、心导管和升主动脉造影可显示主动脉根部和部分升主动脉狭窄。

3. 大动脉炎 为主动脉及其主要分支的慢性进行性非特异性炎症,好发于头臂动脉(尤其是左锁骨下动脉)、肾动脉、胸腹主动脉和肠系膜上动脉。受累动脉常呈现管壁广泛而不规则的增厚和变硬,管腔有不同程度的狭窄和狭窄后扩张。主动脉造影可见降主动脉广泛、多发性狭窄。有的虽无明显狭窄,但管腔可呈波纹状或管壁增厚,少数伴有继发性血栓,甚至腹主动脉完全闭塞。

【治疗方案及原则】

主动脉缩窄可选用介入治疗和手术治疗。

1. 手术适应证 缩窄两端的压力阶差超过30mmHg就需要治疗。无症状的患儿手术年龄可适当推迟,但要密切随访。随访中出现左心室后负荷增加需要立即治疗,重症患儿可在新生儿期治疗。

2. 介入治疗 适合单纯局限性主动脉缩窄和手术后复发的主动脉缩窄。用心导管球囊扩张效果佳,但常需反复多次。用于手术后复发的患儿效果最佳。年长患儿可行球囊扩张后支架植入。

3. 手术治疗

(1)术前准备:严重主动脉缩窄的新生儿,常处于严重的左心衰竭和代谢性酸中毒状态。术前滴注前列腺素 E_1 可以保持动脉导管继续开放,增加缩窄段以下的主动脉血流灌注,改善患儿身体状况,在新生儿临床效果最为明显,但对年长儿则无效。

(2)手术径路

1)左后外侧第3、4肋间进胸适用于单纯主动脉缩窄或合并动脉导管未闭患儿。

2)正中劈开胸骨适用于新生儿、婴幼儿同时合并有其他心内畸形;小婴儿合并心内畸形通常一期手术同时矫正所有畸形。手术采用深低温停循环或深低温脑灌注进行。

(3)手术方式

1)缩窄段切除,端端吻合或端侧吻合:是最常用的手术方式,适用于缩窄段较局限(<2cm)的患儿。

2)补片扩大成形术:用 Gore-Tex 补片、自体心包和牛心包补片扩大缩窄段。

3)左锁骨下动脉翻转术:适合于<1岁患儿,是将左锁骨下动脉下翻后缝合于缩窄段切口处。

4)人造血管移植术:适用于缩窄段较长的年长儿或伴有动脉瘤的患儿。用 Gore-Tex 管与主动脉远近段对端吻合。

5) 人工管道旁路术:适用于缩窄段较长,波及主动脉弓或明显影响锁骨下动脉起始部;缩窄段附近瘢痕粘连严重,分离困难;缩窄段周围局部感染的患者。

(4)术后并发症:出血;术后高血压;喉返神经、膈神经、臂丛神经和胸导管组织损伤;截瘫;术后再缩窄;假性动脉瘤和锁骨下动脉盗血综合征等。

【预后】

近年来随着手术方法和围术期管理的改进,单纯和合并心内畸形的主动脉缩窄手术死亡率已明显下降,小于 2%,早期死亡的原因大多为合并其他心内畸形。年龄较大患儿手术治疗后,早期干预可以降低术后远期并发症和死亡率。

第十一节　完全型大动脉转位

【概述】

完全型大动脉转位(transposition of great arteries,TGA)是新生儿期严重的发绀型先天性心脏病,约占先天性心脏病总数的 7%～9%,在发绀型先天性心脏病中其发病率仅次于法洛四联症。由于主肺动脉错位,主动脉内接受的是体循环的静脉血,而肺动脉接受的是肺循环而来的动脉血。患儿出生后可有发绀、严重低氧血症,50%的患儿在出生后 1 个月内死亡。如伴有室间隔缺损或房间隔缺损,则可延长生命,但易发生肺血管病变,若未予治疗 80%～90%的患儿死于 1 岁以内。

【病因】

Van Praagh 推测在胚胎心脏正常右袢发育时,主动脉下圆锥持续存在并发育,而肺动脉圆锥被吸收,并最终与二尖瓣产生纤维连续性。所以,主动脉位于肺动脉瓣前方,使得两个半月瓣分别与远端大血管呈对线排列并连接,从而没有出现正常心脏发育过程中的旋转和解旋。这就造成了宫内发生完全型大动脉转位。

此外,有研究借助全外显子组测序,综合考虑不同遗传模式、表达状况和突变负荷对大动脉转位的候选基因进行了筛选。发现纤毛相关通路在这些候选基因中富集。在人类先天性心脏病当中揭示出了纤毛和先天性心脏病的关联。

【病理解剖】

完全型大动脉转位是心房与心室连接顺序一致,而心室与大动脉连接顺序不一致,即主动脉从前方起源于右心室,肺动脉从后方起源于左心室,体循环和肺循环完全分隔互不连接,生存依赖于体、肺循环间交通,否则患儿出生后无法存活。其最明显的解剖特征是主动脉圆锥或漏斗部上移,远离心脏的其他三组瓣叶。肺动脉瓣与二尖瓣之间存在纤维连接,这种连接方式如同大动脉位置关系正常时主动脉瓣与二尖瓣之间的纤维连接。主动脉下圆锥的存在使主动脉瓣位置比肺动脉瓣高。大动脉的位置变异较大,最多见为主动脉和肺动脉呈前后位,即主动脉在前而肺动脉在正中后方,其次为主动脉在右前而肺动脉在左后,较少见大动脉侧侧位。

伴随畸形常有卵圆孔未闭和动脉导管未闭。

以室间隔水平有无交通及是否伴有肺动脉狭窄,将本病分成 3 种类型:Ⅰ型, 室间隔完整型;Ⅱ型,伴室间隔缺损;Ⅲ型,伴室间隔缺损及左心室流出道梗阻或肺瓣狭窄。其中以Ⅰ型最为多见,Ⅱ型次之。

冠状动脉解剖畸形是完全型大动脉转位患儿术后死亡率的高危因素,了解冠状动脉解剖及分类十分重要。目前最常用的方法是 LEIDEN 分类标准和 Yacoub 分类标准。

1. LEIDEN 分类标准　Sinus 1 指解剖上位于左后的冠状窦,发出前降支和回旋支冠状动脉。Sinus 2 指解剖上位于右后的冠状窦,发出右冠状动脉,缩写为 1AD、Cx、2R。若单根冠状动脉可以表示为 2R、AD、Cx,说明在右后瓣窦发出右冠状动脉、左冠状动脉前降支和回旋支。若同一瓣窦分别发出两根冠状动脉,则可表示为 1AD、2R、2Cx,说明左后瓣窦发出左冠状动脉前降支,右后瓣窦分别发出右冠状动脉和回旋支。

2. Yacoub 分类标准　A 型:冠状动脉正常分布;B 型:单个冠状动脉开口;C 型:有两个冠状动脉开口且相互靠近瓣叶交界处;D 型:与正常分布不同的是回旋支起自右冠状动脉;E型:回旋支直接起自右后窦,围绕肺动脉主干的后方走行。

【临床表现】

临床表现取决于体循环和肺循环的血液混合程度,可分为 3 组:

1. 缺氧及酸中毒组(55%)　属室间隔完整型大动脉转位(完全型大动脉转位/IVS),体、肺循环间缺乏足够的交通(心房内分流很小,动脉导管趋于自然关闭),血液不能充分混合。患儿出生后不久即发绀明显加重,呼吸急促,对吸入纯氧无变化。

营养及体格发育良好,但呼吸急促,心动过速,心脏增大,杂音可有可无,发绀和酸中毒则日益加重。

2. 充血性心力衰竭组(40%)　伴有室间隔缺损型大动脉转位(完全型大动脉转位/室间隔缺损),同时伴有动脉导管未闭或房间隔缺损,因体、肺循环血液大量混合,缺氧和酸中毒不如缺氧及酸中毒组严重,且症状出现较晚,一般在 2~3 个月内出现呼吸困难、充血性心力衰竭及发绀,易并发肺部感染。患儿发育尚可,呼吸及心率加快,杂音和心音响,肝大,心前区抬举搏动明显,发绀较轻。

3. 肺血减少组(5%)　伴有左心室流出道或肺动脉瓣口狭窄和较大室间隔缺损(完全型大动脉转位/室间隔缺损/LVOTO),症状出现较上二组更迟,肺血少,发绀轻,多无心衰。临床表现与法洛四联症相似。患儿发育稍小,轻-中度发绀,杂音响,无明显呼吸急促及心率加快表现。

【诊断及鉴别诊断】

1. 诊断　患儿有出生后缺氧、发绀病史,体征及辅助检查作为依据,明确诊断主要依赖超声心动图检查,必要时可行心导管和选择性心血管造影检查。

(1)心电图检查:多数患儿心律呈窦性,随着年龄增长而逐渐出现右心室肥厚,电轴右偏;如伴室间隔缺损,则有双心室增大表现。

(2)出生时的胸部 X 线检查:基本正常,合并有大的室间隔缺损的患儿会有心脏扩大,两肺纹理增多。在稍大一些患儿中,通常存在中度心脏扩大,呈直立蛋形,上纵隔阴影缩小。

(3)超声心动图检查:具有诊断性价值。可明确主动脉、肺动脉主干和根部的相对位置、瓣膜的大小、左右冠状动脉的位置和起源,以及房间隔、室间隔缺损的位置和大小;可明确主动脉弓、峡部和导管区域的大小,应警惕该区域可能存在的发育不良或狭窄;能显示心室收缩能力、室壁活动及左心室壁厚度、左心室容量和大小,可以做术前手术适应证评估,还可用于产前筛查。

(4)心导管和选择性心血管造影检查:进一步明确诊断,显示室间隔缺损位置和大小,有无左心室流出道狭窄,两大动脉位置关系及外周肺小动脉和主动脉弓降部的发育情况,特别是有无冠状动脉起源和走向异常。但这些数据都可以通过 CT 和 MRI 检查获得,所以目前这项技术在完全型大动脉转位诊断中应用很少。新生儿期发绀明显,左、右心腔间分流少可行心导管球囊房隔扩开术。

2. 鉴别诊断　通过超声、心导管、心血管造影和磁共振等检查,可与重症法洛四联症、永存动脉干、完全性肺静脉异位连接、房间隔缺损等复杂先天性心脏病相鉴别。

【治疗方案及原则】

1. 手术指征　一旦确诊需要尽早手术,尤其是合并室间隔完整的完全型大动脉转位患儿,最佳时机大多主张在 3 周内完成大动脉转换术。合并室间隔缺损的完全型大动脉转位患儿也需要在 3 个月内完成矫治手术。这类患者会较早发生器质性肺动脉高压。统计表明,完全型大动脉转位患儿若不及时治疗,约有 90% 在出生后 1 年内死亡。术前准备十分重要,直接影响手术效果和死亡率。术前准备包括:①新生儿出生后切忌吸入高浓度氧气,以免动脉导管早期关闭;②对于已出现低氧血症的患儿,静脉应用前列腺素 E_1 5ng/(kg·min),保持动脉导管开放,但需密切注意呼吸状况,因该药有时会抑制呼吸;③纠正代谢性酸中毒;④严重缺氧者可气管插管,呼吸机辅助呼吸;⑤应用正性肌力性药物和利尿剂改善心功能。保持内环境平衡,为手术创造最佳条件。

目前主张多学科协助,提高完全性大血管转位治愈率:

一体化治疗模式:①产前筛查,提高诊断准确率;②胎儿宫内转运和分娩管理,做好待产准备;③一体化转运治疗,产后及时转入新生儿监护室,前列腺素 E_1 扩张动脉导管,改善缺氧,纠正酸中毒;④心外科医师及时会诊,完善术前检查,制订手术方案;⑤及时完成 Switch 手术;⑥加强术后监护和围术期管理,体外膜氧合支持,提高手术成功率。

2. 手术方法　外科治疗分为生理性血流转位术和解剖学血流转位术两大类。生理性血流转位术是指心房水平的血流转换,包括 Senning 术及 Mustard 术两种。解剖学血流转位术是指两大动脉水平的血流转位,包括 Switch 术、Rastelli 术、Lecompte 术、Nikaidoh 术及 DRT 术。选择何种手术方式,主要根据患儿的解剖条件、年龄及伴发的心内畸形决定。目前 Switch 术式是治疗完全型大动脉转位的首选术式。

3. 手术术式

(1)减状手术:①新生儿期房隔球囊扩开术(介入治疗);②肺缺血者行体-肺动脉分流术;③肺充血者行肺动脉环缩术;④房内改道或大动脉换位伴室间隔造口术。

(2)根治手术:①心房内血流改道术,以 Senning 术、Mustard 术为代表;②Rastelli 术:建立心室内隧道将左心血经室间隔缺损引入主动脉,心外带瓣管道重建右心室与肺动脉的连续性;③Switch 大动脉换位术:将错位的主动脉和肺动脉干互换位置,同时将冠状动脉移植到新主动脉上,达到解剖上的完全纠治;④完全性大动脉错位二期根治术:适用于肺动脉发育正常无室间隔缺损的患儿,因左心室不能耐受体循环压力,可先行肺动脉环缩术,7~10 天后左心室发育,压力升高,再行大动脉换位术;⑤Nikaidoh 术:是把主动脉连同瓣环以及自体冠状动脉一起取下,作为一个整体移植到原来肺动脉瓣环所在位置。

【预后】

患儿多可手术纠治,不同手术方法,结果各不相同:

1. 心房内血流改道术仅完成了生理性的纠治,效果不如心室流出道改道;Mustard 术术后约40%的患儿可正常生活,30%的患儿生活不受约束但有心律失常或三尖瓣反流,15%的患儿有严重心律失常,活动受限,晚期死亡率约为15%。

2. Senning术由于房内改道材料为自身房隔,不易形成腔、肺静脉梗阻,且缝合部位不同,术后心律失常较Mustard手术少,但如伴室间隔缺损则远期三尖瓣(功能二尖瓣)反流发生率较高。

3. Rastelli术术后死亡率在3%~5%,远期并发症主要为右心室流出道梗阻。同种带瓣管道3年通畅率为80%~85%,5年通畅率仅为50%。

4. Switch术术后死亡率在3%以内,伴主动脉缩窄、主动脉弓中断、房室瓣畸形、冠状动脉畸形等为手术高危因素,死亡率在10%左右。远期有主、肺动脉瓣上吻合口狭窄及残余主动脉缩窄报道,一般为轻-中度狭窄,导管球囊扩张可部分解除。约20%患儿术后有轻微主动脉瓣反流。

5. Nikaidoh术的潜在长期并发症包括新主动脉瓣关闭不全、冠脉梗阻和肺动脉反流。其优势是Nikaidoh术提供了从左心室到新主动脉的无梗阻通路,并限制了Rastelli手术时必须切开圆锥隔扩大室间隔缺损的需求。

第七章　小儿胸外科疾病

第一节　食管裂孔疝

【概述】

先天性食管裂孔疝是先天性膈肌发育缺陷所致食管的膈下段、贲门和胃底,随腹压升高经膈食管裂孔疝入后纵隔。本病可分为四型:①滑动型;②食管旁型;③混合型;④多器官型。其中以①、③型为多见。

【病因】

先天性食管裂孔疝是由于胚胎期胃向尾端迁移至腹腔的过程延迟,使食管裂孔异常扩大,且食管周围与膈脚肌纤维薄弱,成为膈肌在食管裂孔处的先天性缺损。

【病理】

分为四型:①滑动型疝,食管裂孔轻度扩张,膈食管膜变薄、伸长,贲门及胃底向上滑动进入裂孔,并无真正的腹膜疝囊,伴不同程度的胃食管反流。②食管旁疝,食管裂孔扩张较大,膈食管膜发育不良,可位于裂孔的左侧或右侧,少数可在后方。胃从食管旁进入胸腔,有腹膜形成的疝囊。贲门位置正常,常并发胃扭转。③混合型疝,食管疝滑动,同时部分胃疝入胸腔,通常疝入右侧胸腔,有胃食管反流。④多器官型疝(巨大疝),部分结肠或小肠与胃同时疝入。

【临床表现】

1. 食管裂孔疝

(1)出生后因胃食管反流和呕吐误吸,患儿有咳嗽、气促,反复呼吸道感染、肺炎,发育落后、营养不良,慢性失水及贫血外貌。

(2)呕吐内容物、程度和量的多少不一,有时呈喷射状。吐出物为奶或食物,呕吐剧烈时呈咖啡渣样。平卧时容易吐,半卧位减轻。

(3)儿童期并发反流性食管炎,诉胸部不适或烧灼感。食管下段继发性狭窄形成时,逐渐出现吞咽困难,呕吐可能反而减少。

2. 食管裂孔旁疝　临床较少见,由于可能发生胃扭转、嵌顿,应及时处理。

(1)疝入胸部的胃随进食呈不同程度的膨胀,压迫肺组织,致呼吸急促、呼吸道感染及胸部疼痛不适。

(2)疝入的胃扭转、坏死,并发出血或穿孔时,有呕吐、黑便、呕血及贫血。

(3)无胃扭转者,通常无食管炎表现。

【诊断及鉴别诊断】

1. 根据患儿呕吐、反流、反复肺炎及呼吸道感染表现。

2. X 线检查   正位片于心膈角处,侧位片在心影后方见半圆形胃阴影或液平面影,膈下的正常胃泡影缩小或消失,大部分胃肠影与心脏影重叠。

3. 上消化道造影

(1)食管滑动疝:贲门和食管胃连接位于膈上(正常贲门位于膈下或第 10 胸椎平面)。食管有不同程度的扩张,甚至迂曲;食管下段黏膜增厚、走向紊乱。卧位透视下可见造影剂反流至食管下段。

(2)食管旁疝:贲门位置正常。胃底、胃大弯及部分胃体沿食管旁向上疝入后纵隔、心脏后方。

(3)食管裂孔混合疝、巨大疝:可见食管疝滑动,部分横结肠、大网膜或小肠与胃同时疝入,多位于右侧胸腔。

(4)观察幽门形态及通过情况,排除肥厚性幽门狭窄。

(5)新生儿、婴幼儿检查时需谨防钡剂误吸,建议采用泛影葡胺等造影剂。

4. 食管测压及 pH 测定   了解有无胃食管反流或胃十二指肠反流。

5. 鉴别诊断   喂养不当、贲门失弛缓症、先天性肥厚性幽门狭窄、肺囊性病变、右侧膈疝等。

【治疗方案及原则】

1. 食管滑动疝

(1)有胃食管反流症状,但无明显食管溃疡和狭窄,可先行体位、饮食等非手术疗法。

(2)有以下情况应手术治疗:①保守疗法无效;②反流性食管炎合并溃疡、出血、狭窄;③有呼吸暂停或反复吸入性肺炎。

2. 食管旁疝   确诊后应择期手术治疗,以防胃扭转;并发胃扭转、嵌顿者应急诊手术。

3. 食管裂孔混合疝、巨大疝   择期手术治疗,手术方式可采用腹腔镜方式或开胸术式。

【预后】

食管裂孔疝总体预后良好,少部分患儿术后可能出现胃肠蠕动减慢或仍有轻度反流,需辅以内科药物治疗。

第二节   胃食管反流

【概述】

正常胃食管连接处具备防止胃内容物反流入食管的功能,以保证儿童的正常生长发育。胃食管反流的表现分三种:Ⅰ型,进食后 3～4 小时,大量持续反流,食管下括约肌静止压正常或降低,或合并食管裂孔疝,此型最常见,约 10% 患儿 1 岁内自愈,半数需要手术治疗。Ⅱ型,有反流及食管下段括约肌静止压增高,胃前庭及幽门严重痉挛,约 10%～15% 病例需要手术治疗。Ⅲ型,混合型,约 13% 需要手术治疗。

【病因】

胃食管防反流机制缺陷,局部有食管裂孔疝、膈肌膨出等解剖畸形变异,造成慢性胃内压力上升的因素等导致胃食管反流。发生异常反流时,有害的胃内酸性消化液或胰腺、胆汁分泌物反流到食管,同时食管无力将反流的液体重新送回胃内,对食管黏膜造成损害,导致反流性食管炎,严重者出现狭窄。

【病理】

由食管下段括约肌、环状膈肌脚(是食管胸段和腹段的分界)、食管与胃连接处的 His 角(此处胃黏膜增厚形成皱襞)、食管下段高压带和腹腔内正压对腹腔内食管段的压迫作用等综合机制所维持的胃食管防反流机制缺陷,或局部有食管裂孔疝等解剖学变异时,可导致胃食管反流。反流性食管炎表现为食管黏膜发红、溃疡,甚至可见食管被覆柱状上皮(Barrett食管)。

【临床表现】

本病的临床症状根据个体及年龄而异,可分为消化道、呼吸道及其他(代谢与神经)症状。婴儿期最主要的症状是溢奶和呕吐。吐出物不含胆汁,合并反流性食管炎时,呕吐可呈血性、咖啡渣样,甚至黑便。患儿有慢性贫血、营养不良。呼吸道症状有喘息和夜间咳嗽、气急、吸入性肺炎、肺脓肿,喉或支气管痉挛,甚至猝死。儿童常有腹痛、胸痛及吞咽困难。

【诊断及鉴别诊断】

1. 详细询问患儿呕吐起始时间及性状,大便,呼吸道感染史和有无生长发育障碍等情况。

2. 上消化道造影 采取卧位和立位,观察食管运动及有无反流,排除食管裂孔疝、食管狭窄、幽门梗阻及十二指肠的其他病变。

3. 24 小时 pH 监测 食管下段酸性反流时间超过 5 分钟,pH<4,是判断反流的标准之一,诊断灵敏度及特异度均较高。

4. ^{99m}Tc 同位素扫描 胃管滴注同位素后,动态观察 30~60 分钟,根据食管内的同位素显示,以确定反流及其程度。为无创伤的检查方法,儿童应用较少。

5. 食管镜检查 观察食管炎症的程度,有无溃疡形成;食管胃连接处的启、闭情况;可作为食管炎治疗后的随诊。小儿纤维食管镜下的黏膜活检,对食管炎的诊断比单纯食管镜检查阳性率高。

6. 食管测压 显示上、下食管括约肌的收缩能力,有助于病理生理机制的研究。

【治疗方案及原则】

治疗方法主要根据患儿年龄及症状的轻重而定。凡经积极、正规的非手术治疗,包括饮食、体位及药物等治疗 6~8 周后症状无改善者,应考虑手术治疗。术式主要采用胃底折叠术,以 Nissen 法 360°胃底折叠术为主,根据术中情况也可采用 Toupet 法、Dor 法、Thal 法等。必要时同时做幽门成形术或幽门环肌切开术。目前手术多在腹腔镜下施行。

【预后】

食管损伤不严重的胃食管反流患儿,大部分术后疗效满意,但随病史和年龄的增长也有部分疗效欠佳,食管损伤严重的有可能需要长期食管扩张或行食管替代手术。

第三节 贲门失弛缓症

【概述】

贲门失弛缓症主要是因食管下段和食管胃连接处不能随吞咽而松弛开放,并非真性狭窄,食管镜或探子通过通常无明显阻力。病情继续进展则全段食管弛缓、扩张。本病在小年龄儿童中较少见。男性与女性发病比约为 1.6：1。

【病因】

吞咽时食管下段和食管胃连接处无蠕动,贲门括约肌弛缓不良所致。目前多认为贲门失弛缓症是由食管壁神经元炎症性变性引起,但尚不明确原发性贲门失弛缓症患者神经元炎症性变性的病因。

【病理】

可能与抑制性神经缺乏、变性,食管壁肌间神经丛内神经节细胞缺如有关。

【临床表现】

主要症状是吞咽困难,未经消化的食物潴留及反流、呕吐,甚至误吸。液体食物比固体食物易于下咽。患儿生长发育受到影响。儿童自诉有吞咽困难、反酸等。25%病例有夜间咳嗽、哮喘及肺炎。

【诊断及鉴别诊断】

1. 病史在贲门失弛缓症诊断中非常重要。

2. 上消化道造影   食管扩张、迂曲、蠕动差。立位食管内有液平面或食物潴留,远端扩大的食管在贲门食管连接处变窄,如鸟嘴状。

3. 食管测压的典型表现:①多数患儿显示食管的原发蠕动波,波幅低、不延续或缺如;②下食管括约肌静息压明显升高(>30mmHg);③下食管括约肌不随吞咽而松弛。

4. 食管 pH 测定   无酸性反流。

5. 同位素检查   排空延迟。

6. 食管镜检查   见食管扩张,食物存积,黏膜增厚水肿,贲门处狭小,但食管镜可通过贲门。可取材作病理检查。

【治疗方案及原则】

治疗目的是解除食管远端和食管胃连接处的功能性梗阻。

1. 体位疗法   直立位或颈部过度伸展有助于食管排空及缓解某些症状。

2. 食管扩张   通过食管扩张探子或在食管镜监视下用食管球囊导管进行扩张。术中可能会撕裂食管肌纤维,可暂时缓解症状,但有食管穿孔的危险。短期内效果良好,多次扩张后效果会逐步减弱。

3. 手术治疗   扩张治疗无效或食管扩张严重者应考虑手术。手术方法通常采用 Heller 食管肌切开术。目前手术通常在腹腔镜下实施。由于术后可引起反流性食管炎,外科手术常联合抗反流手术,如 Dor 胃底折叠术等。手术也可经胸腔镜手术,食管肌层切开后,加以 Belsey 法胃底折叠术。

4. 经口内镜下肌切开术   该术式为通过食管镜下实施贲门食管下括约肌的切开。术后由于不能联合抗反流操作,常出现胃食管反流。在儿童患者中的应用有待进一步观察与研究。

【预后】

贲门失弛缓症手术治疗 95%以上疗效满意,但也有部分患儿术后复发或食管穿孔需再次手术。

第四节　膈肌膨出

【概述】

膈肌膨出是指膈肌全部或部分被弹力纤维组织取代,导致膈肌部分变薄,失去肌肉收缩能力,病因主要是由于膈肌发育不全或膈肌萎缩。常由于腹压增高,腹腔脏器随之膨向胸腔。局限型直径常不超过3~4cm。左、右侧均可发生,多见于右侧。可并发肺发育不良及其他畸形。常因呼吸道感染,行胸部X线检查时偶然发现。有时难与膈疝等鉴别,膈肌麻痹可导致膈膨升,常为产伤或先天性心脏病、胸部肿瘤等手术后发生的并发症,膈肌变薄、纤维化,并失去功能。

【病因】

1. 先天性或非麻痹性。

2. 后天性或麻痹性。

【病理】

先天性是指由于胚胎时期胸腹膜肌化不全或不肌化所致的膈肌薄弱;后天性是因膈神经、膈肌的病变或损伤所致。

【临床表现】

1. 新生儿期出现,多有难产史或臂丛神经麻痹史,表现为吮吸无力、体重不增。

2. 左侧膈肌膨出,胃向上移位,常可表现有呕吐史。

3. 膈肌膨出严重时,可压迫肺,出现心脏移位,患儿可有面色灰暗、呼吸增快等表现。

4. 患侧胸部叩诊呈浊音或鼓音,心脏向健侧移位,呼吸音减低。

【诊断及鉴别诊断】

1. 难产史,发育营养差;反复呼吸道感染,呼吸增快;部分可有呕吐表现;患侧呼吸音低,叩诊浊音或鼓音。

2. 胸部X线检查　横膈升高,膈肌不随呼吸上下活动。透视下纵隔摆动或向健侧移位。

3. 上消化道造影　可见食管贲门位置正常。可与膈疝、食管裂孔疝鉴别。

【治疗方案及原则】

根据病史和影像学检查诊断后,如膈肌上移超过2个肋间,呼吸道症状明显者,应考虑行膈肌折叠缝合术。开胸手术可采用第7~8肋间切口,也可经腹行折叠修补术。目前膈肌折叠术通常在胸腔镜或腹腔镜下进行。

【预后】

膈肌膨出手术治疗95%以上疗效满意,但也有部分患儿术后复发需再次手术或分期手术。

第五节　纵隔肿瘤

【概述】

纵隔分为前、中、后三部分。胸骨后及心包前为前纵隔,其内主要有疏松含气组织和胸腺。前上纵隔肿瘤多为淋巴瘤、胸腺瘤、畸胎瘤、精原细胞瘤及淋巴管瘤,以恶性多见。中纵隔内有心脏、心包、升主动脉、气管、主支气管和淋巴结。此处肿物主要为心包囊肿。后纵隔前为气管分叉,后至脊椎旁沟前方,内有降主动脉、食管、迷走神经及交感神经链。肿瘤有神经源性肿瘤、支气管囊肿及肠源性囊肿。儿童后纵隔恶性肿瘤发生率约为30%。畸胎瘤也可发生于心包内或后纵隔。

【病因】

病因不明,可能与环境污染或解剖变异有关。

【病理】

依据来源复杂的组织器官胎生结构的不同,其病理表现也各种各样。

【临床表现】

根据肿瘤的部位、性质及反应而表现各异。前、中纵隔肿瘤主要表现为呼吸道症状,婴儿有喘鸣样呼吸、吮吸时发绀,儿童则有咳嗽、胸痛、端坐呼吸,偶有咯血等。

1. 神经源性肿瘤　多数病例无症状,于胸部X线检查时偶然发现。肿物突增大可引起呼吸道症状,霍纳综合征或脊索压迫,下肢逐渐无力,肌萎缩,神经失代偿时可致突然瘫痪。

2. 畸胎瘤　肿瘤增大可占据一侧胸腔,压迫气管,并有胸腔积液;患侧胸廓饱满,心音低钝或遥远。婴儿期有心脏压塞表现。继发感染后可穿破至支气管、胸膜、肺动脉及心包。少数源于后纵隔畸胎瘤,与食管紧密粘连。

3. 支气管源性囊肿　与气管及主支气管相连,或位于气管隆突处。囊肿直径2~3cm,可导致咳嗽、哮喘,反复肺炎。病理检查见软骨、平滑肌及呼吸道上皮组织。

4. 肠源性囊肿　肿物小者无症状,一旦增大压迫气管引起呼吸梗阻或反复肺炎。囊肿黏膜具有胃上皮细胞成分时,有溃疡形成。一旦穿破至食管或肺,可发生呛咳、咯血。

【诊断及鉴别诊断】

1. 根据肿瘤的类型,有咳嗽、哮喘、呼吸道或心包压迫、下肢无力等症状。胸部X线正、侧位平片和超声影像检查,能确定肿物的部位及性状。CT检查可显示肿物来源及其内的钙化影,为重要的检查方法。MRI检查可明确脊柱内病变。食管造影有助于肠重复囊肿的诊断。

2. 后纵隔肿瘤

(1)神经源性肿瘤:X线检查见后纵隔圆形、光滑肿物,肋骨下缘或脊柱骨质有侵蚀破坏。CT检查可以显示脊柱旁的病变。可出现NSE增高,尿VMA阳性。

(2)支气管源性囊肿:位于食管至气管旁、肺门周围或肺实质内。具有支气管上皮或软骨形成的薄壁,含黏液肿物,呈灰色或粉红色,可单发或多发。X线检查见阴影位于气管隆突下方或肺门处。CT检查对本病或小儿原因不明的气道梗阻可明确诊断。

(3)肠源性囊肿:位于后纵隔或颈部,与食管相连或相通,囊内衬食管或胃上皮细胞,外为平滑肌。胸部X线、B超及CT检查是重要的诊断方法。必要时可应用MRI和同位素检查。

3. 中纵隔肿瘤

(1)心包囊肿:间皮细胞组成的薄壁含液囊肿,多位于心前右侧或心膈角处。属良性,无症状,常偶然发现。

(2)支气管源性囊肿:CT检查可明确诊断。

4. 前、上纵隔肿瘤

(1)胸腺瘤:位于心包前上方,胸腺可异位至颈部及后纵隔。良性胸腺增生常不影响呼吸。结节性胸腺增生常偶然发现。约15%胸腺瘤患儿有重症肌无力表现,而重症肌无力发现胸腺瘤者占80%左右。CT或MRI检查可明确诊断;必要时做骨髓穿刺检查。

（2）畸胎瘤:分为囊性及实性,来自二或三胚层。肿瘤起源于心包内者,与主动脉外膜紧密粘连,营养直接来自主动脉。婴儿期有心脏压塞表现。肿瘤起源于后纵隔者与食管粘连,不易分离。胸X线及CT检查见肿物位于前纵隔,并突向一侧胸腔,有絮状钙化影;侧位片气管及心脏影向后移位。心血管造影显示心脏及大血管受压。可出现甲胎蛋白异常升高,β-人绒毛膜促性腺激素水平增高。

【治疗方案及原则】

1. 肿瘤确诊后,原则上应手术治疗。

2. 前纵隔肿瘤可采用侧胸切口或胸骨正中切口。后、中纵隔肿瘤经胸部后外侧切口。

3. 根据肿瘤大小及部位可选择胸腔镜行肿瘤切除或取活检。

4. 部分估计难以切除,或与重要器官相连的恶性肿瘤患儿,可考虑先作肿瘤活组织检查,根据病理结果应用化疗或放疗,待肿瘤缩小后再行手术治疗。

5. 恶性肿瘤切除后,应按其病理种类,加用化疗或放疗。

【预后】

原发性纵隔肿瘤的手术切除率超过90%,手术死亡率为0~4.3%。一般良性肿瘤效果良好,但也有部分患儿食管、气管穿孔,神经损伤或术后复发需再次手术或分期手术。恶性肿瘤早期预后好,中、晚期预后相对较差。

第六节　化脓性胸膜炎

【概述】

因致病菌感染侵犯胸膜导致的化脓性胸膜炎,临床分为急性期和慢性期。

【病因】

本病在小儿常继发于金黄色葡萄球菌性肺部感染,肺脓肿,胸部、横膈外伤,食管穿孔,膈下脓肿和败血症等。常见细菌还有流感杆菌、链球菌、肺炎链球菌及厌氧菌。

【病理】

按病理变化可分为三期:

1. **渗出期**　胸膜充血、水肿,胸腔内有大量脓性液体积聚,为炎症的急性期表现。

2. **纤维化脓期**　有大量含中性粒细胞及纤维素的黏稠脓性液体,影响肺组织扩张,病程渐趋慢性。

3. **机化期**　病程持续6周以上,脓液黏稠,胸膜表面有肉芽组织和纤维组织机化形成纤维板,使肺组织牢固固定,属慢性脓胸。

金黄色葡萄球菌还可导致化脓性支气管周围炎,在肺实质内形成多个小脓肿,或融合成大脓腔,溃破入胸腔后形成脓气胸。经抗生素治疗,脓肿可溶解,遗留含气囊肿酷似先天性肺囊肿,但囊壁无上皮细胞,治疗后可以完全闭塞消失。

【临床表现】

1. **急性期**　高热,寒战,咳嗽,痰多。随病情发展出现气急,呼吸困难,发绀,或腹痛、腹胀。新生儿期表现为点头呼吸,鼻唇沟处发青。婴幼儿呼吸呈"三凹征",患侧胸腔呼吸音减低,叩诊呈浊音或实音,心界向健侧移位。

2. 慢性期　中毒症状相应减轻,有低热、消瘦、贫血、多汗、杵状指/趾或肝脾大。胸廓较对侧平坦,患侧肋间隙变窄,呼吸音减低,语颤可能增强,心界可能向患侧移位。重者有脊柱侧弯。

【诊断及鉴别诊断】

1. 根据急、慢性期的症状和体征。

2. 胸部 X 线检查　急性期见胸腔有液性暗影,初期随体位而移动,肋膈角钝或消失。纵隔向健侧移位。金黄色葡萄球菌感染者,肺内可见圆形、含气透光影。如有气液面则为脓气胸。慢性期显示肺组织呈致密影,肋间隙窄,纵隔移位不明显,也可能被牵拉向患侧。

3. 超声学检查　确定液体量的多少,包裹性积液及胸腔穿刺的部位。

4. 胸腔穿刺　抽出液体,应做常规检查、需氧及厌氧菌培养。

5. 白细胞总数和中性粒细胞分类增高。

【治疗方案及原则】

1. 根据细菌培养及药物敏感试验,选用抗生素。

2. 急性期有积脓者,应及早选用较粗硅胶管,经肋间放置胸腔引流,使肺组织复张。反复穿刺引流不彻底,易增加患儿痛苦及恐惧感,促使慢性过程形成。

3. 早期在胸腔镜下清除脓苔及纤维素性粘连,以生理盐水冲洗,放置胸腔引流管,效果好。

4. 术前适当准备,择期施行脏胸膜剥脱术。

【预后】

化脓性胸膜炎如能早诊断、早治疗则绝大部分疗效满意,但也有少部分患儿需多次手术才可治愈,并有可能造成胸壁畸形、脊柱侧弯、肺切除等严重后果,也有死亡的报道。

第七节　肺 部 疾 病

一、肺 脓 肿

【概述】

肺脓肿是指由于各种病原菌引起的肺组织炎变、坏死、液化,继而形成脓肿。临床表现为发热、咳嗽、脓痰等。

【病因】

1. 细菌感染　由需氧菌或厌氧菌感染引起,常继发于金黄色葡萄球菌、克雷伯菌、溶血性链球菌或肺炎球菌等感染,少数由沙门氏菌属引起。

2. 支气管阻塞

3. 常有肺内、肺外,以及胃肠道、神经、手术或免疫机制失常等易感因素,细胞或体液免疫缺陷者肺炎后更易并发肺脓疡。

【病理】

病原菌引起的肺组织炎性改变,使支气管发生阻塞,引起小血管栓塞,使肺组织坏死、液化,形成脓肿,多与 1 个或几个小支气管相通。慢性期有纤维组织包绕,窦道形成,甚至破溃。

【临床表现】

可有咳嗽、痰多或脓痰、胸痛、咯血、发热、寒战、消瘦及盗汗等。患侧胸部叩诊呈浊音,呼吸音减低。

【诊断及鉴别诊断】

1. 根据病史和体征。

2. X 线胸部正、侧位片可见密度增加,含气、液平面的脓肿阴影。透视下平面随体位变动。

3. B 超、CT 或 MRI 检查,对中央呈致密影且有胸膜增厚的脓肿,可以明确诊断。

4. 白细胞计数及中性粒细胞分类增高,有时可见中毒颗粒。

5. 应与先天性肺囊肿相鉴别,特别是少数有继发感染的支气管囊肿,术前常难以区分。

【治疗方案与原则】

本病首选内科治疗,包括根据痰液或脓液培养结果及药物敏感试验,选用有效抗生素;胸部物理疗法,支气管扩张剂吸入;儿童行体位引流等。内科治疗无效者应及时行外科手术,目前主要是微创胸腔镜手术,手术方式包括胸腔镜肺叶切除术、解剖性肺段切除术和肺楔形切除术。

【预后】

肺脓肿如能早诊断、早治疗则绝大部分疗效满意,但也有少部分患儿需多次手术才可治愈,并有可能造成胸壁畸形、脊柱侧弯、肺切除等严重后果。

二、先天性肺囊肿

【概述】

先天性肺囊肿是由于部分支气管狭窄或闭锁,远端支气管分泌的黏液不能排出,积聚膨胀而成的囊肿。多由终末细支气管或细支气管融合扩大而成,囊肿大小不一,数目不定,严重者肺呈蜂窝状,常伴发慢性炎症。本病与囊性腺瘤样畸形不同的是:①囊性腺瘤样畸形,囊壁在光镜下可见高柱状的黏液上皮,无支气管软骨及支气管腺体;②正常的肺实质内混杂有许多直径<1cm 的小囊肿,病变肺显著增大后,使其他脏器移位。

【病因】

与肺芽发育障碍有关。胚胎发育出现障碍时,肺芽索条状结构不能演变成管状,远端的原始支气管组织与近端脱离,形成盲管,分泌物不能排出,积聚形成含黏液的囊肿。

【病理】

囊肿起源部位决定了囊壁组成成分。起源于肺泡管近端支气管结构的囊肿含支气管腺、平滑肌,多少不等的软骨,内覆立方状或纤毛柱状上皮;起源于肺泡管远端的囊肿为泡囊肿或气囊样囊肿。继发感染时出现呼吸道上皮及纤维组织。

【临床表现】

病变可发生于单肺叶或多肺叶,甚至全肺。<3 个月婴儿因囊肿扩张而出现呼吸窘迫、发绀和纵隔移位;年龄在 3 个月以上者常因囊肿继发感染就诊,听诊肺部呼吸音减低,有湿啰音。

【诊断及鉴别诊断】

1. 小婴幼儿有呼吸窘迫、发绀,较大儿童常因反复呼吸道感染就诊。

2. X线检查 可见圆形含液体、气体或气液平面阴影,边缘光滑锐利,周围肺组织无浸润。形态和大小可随呼吸运动而变化。

3. CT及MRI检查 可进一步明确诊断。

4. 与先天性后外侧膈疝、肺大疱、先天性肺气道畸形等鉴别。

【治疗方案与原则】

本病确诊后应行外科手术治疗,目前主要是微创胸腔镜手术,手术方式包括胸腔镜肺叶切除术、解剖性肺段切除术和肺楔形切除术。患儿有呼吸窘迫表现时,应行急诊手术。

【预后】

先天性肺囊肿手术治疗绝大部分疗效满意,但也有少部分因保留的肺叶不张再次手术,可造成胸壁畸形、脊柱侧弯等严重后果。

三、先天性肺大疱

【概述】

肺大疱是直径超过1cm的疱性肺气肿。男婴发病是女婴的3倍。多发生于左上肺,其次是右肺中叶和上叶。

【病因】

肺大疱分为先天性和后天性。先天性原因包括内源性支气管梗阻(35%)、支气管外在压迫、肺泡纤维化、肺发育不良、局部肺泡过度增生等。后天获得性多继发于婴幼儿金黄色葡萄球菌肺炎或肺脓肿。呼吸时,气体单向进入,不能排出,使远端肺泡腔不断被动增大,肺泡间隔随压力不断增高而断裂、融合成疱,甚至形成张力性肺大疱,占据一侧胸腔,邻近肺组织受压迫而不张,气管向健侧偏移。巨型大疱形成纵隔疝,是幼婴呼吸窘迫的重要原因。

【病理】

可与多种肺气肿并存。病理形态分为狭颈、宽基底部表浅、宽基底部深位三种类型。先天性可见异常支气管软骨增生或支气管软化,先天性支气管狭窄、扭曲或闭锁;迷生的血管,支气管囊肿等;肺泡纤维化;支气管分支减少;局部肺泡过度增生,致肺段或叶肺组织过度膨胀。后天获得性是由于细支气管炎症、水肿,形成局部阻塞性、活瓣机制。

【临床表现】

患儿出生后即有不同程度的呼吸窘迫表现,少数病例仅呼吸较快,2~3个月后因继发感染,病情不断加重始发现。患侧肋间隙较饱满,叩诊呈鼓音,呼吸音减低,纵隔移位。

【诊断及鉴别诊断】

1. 患儿有呼吸窘迫表现,或肺炎后出现进行性呼吸困难、发绀。检查有气胸体征。

2. X线检查 肺组织过度充气,膨胀的薄壁气泡影,支气管及血管影纤细如丝,四周可见肺受压而不张的阴影。有不同程度纵隔疝形成。同侧横膈向下移位。后天性者壁较厚。

3. CT及MRI检查 可以明确诊断。MRI检查能显示异常血管对支气管的压迫。

4. 同位素肺通气扫描 根据其摄取及排除延迟而诊断。

5. 支气管镜检查 适用于儿童病例,症状轻,为排除支气管异物或其他病变,如异物、黏液栓或其他气管内梗阻者适用。小儿,特别是婴幼儿有呼吸窘迫时属禁忌。

6. 鉴别诊断　主要有自发性气胸和肺囊肿。自发性气胸 X 线检查见胸部的透亮度更高,不见肺部纹理,肺组织向肺门压缩。肺囊肿壁较厚,对周围的肺组织挤压少,形态和大小随呼吸运动而变化。

【治疗方案与原则】

确诊后应行外科手术治疗,目前主要是微创胸腔镜手术,手术方式包括胸腔镜肺叶切除术、解剖性肺段切除术和肺楔形切除术。幼婴儿呼吸窘迫出现越早,急诊手术的可能性越大。儿童时期呼吸困难症状轻但病史长者,可以考虑先做支气管镜检查明确诊断,或同时取出异物。除已行手术各项准备,为挽救生命行穿刺减压外,禁忌将本病误诊为自发性气胸,盲目穿刺放置胸管引流。

【预后】

先天性肺大疱手术治疗绝大部分疗效满意,但也有少部分因保留的肺叶不张再次手术,也有可能因幼婴呼吸窘迫重合并其他畸形造成死亡。

四、肺隔离症

【概述】

肺隔离症是与正常气管和支气管不相交通,接受体循环一或多支血管供应的肺组织畸形。文献报道 85%隔离肺血供来自腹主动脉,15%为胸主动脉;也有少数来源于无名动脉及冠状动脉等。来自腹主动脉的供应支穿过膈肌后部,通过下肺韧带进入下肺。静脉回流入左心房、下肺静脉、奇静脉、半奇静脉或下腔静脉。可分为叶内型和叶外型。本病 2/3 位于左侧胸腔,极少数有双侧发生者。从新生儿期到成人均可发病。30%病例合并后外侧膈疝或膈肌膨出。极个别肺隔离症发生于膈肌内或膈下近左肾上腺处等。也有合并心脏畸形、心包缺损和肠源性囊肿的报道。

交通性隔离肺或称支气管肺前肠畸形,为隔离肺经纤维索或开放的支气管与食管、胃相通。大部分在 1 岁以前发病。少数与食管闭锁、食管气管瘘并发。

【病因】

与肺实质有关的腹侧前肠出芽异常所致,起源于气管支气管树或胃肠道。

【病理】

分为叶内型、叶外型和支气管肺前肠畸形。叶内型隔离肺附着于正常肺组织内,如位于下肺内基底或后基底段,发病约占 13%,含有一个或多个囊,并有广泛的纤维化、慢性炎症和血管硬化。叶外型隔离肺有胸膜与正常肺组织分隔,为独立肺叶,常有内含血管、神经和支气管盲端的蒂与纵隔和膈肌间连结。其内可能有囊性变,偶与支气管囊肿、食管囊肿或肺囊性腺样增生症并存于同侧,或对侧胸腔。支气管肺前肠畸形为与消化道相通的隔离肺组织,瘘管内含黏液样物质,有食管黏膜向支气管黏膜移行,偶含有胃黏膜。

【临床表现】

隔离肺和邻近的肺组织反复发生肺炎或肺脓肿等感染表现。畸形的血液供应形成异常动静脉瘘及分流,导致心力衰竭、咯血和血胸。

【诊断及鉴别诊断】

1. X 线检查　是重要的诊断方法。叶外型在肋膈角或心膈角处见形状不规则的密度均匀阴影。叶内型呈片状或囊状阴影,甚至形成脓肿。

2. 彩色多普勒超声、CT 及 MRI 检查　有助于诊断,多普勒超声检查可排除心血管畸形。

3. 鉴别诊断　本病应与肺囊肿鉴别,手术中如发现与下肺相连的肿物,必须警惕隔离肺。

【治疗方案与原则】

隔离肺经常发生感染或合并其他畸形,确诊后应手术治疗,目前主要是微创胸腔镜手术,手术方式根据病变范围包括胸腔镜肺叶切除术、解剖性肺段切除术和肺楔形切除术。术中注意检查及仔细缝扎、处理来自胸主动脉或腹主动脉等处的异常体循环供应血管,以免回缩发生大出血。

【预后】

手术治疗疗效满意。

五、先天性肺气道畸形

【概述】

先天性肺气道畸形是先天性肺囊性病变最常见的一种类型,曾经被称为先天性肺囊性腺瘤样畸形,发病率约为 0.66/10 000。

【病理】

Stocker 等人将先天性肺气道畸形分为五种病理类型:0 型,起源于气管支气管,呈小囊变,病变遍及全肺,肺部实变,基本于胎儿期或生儿期死亡;1 型,起源于远端支气管和近端细支气管,囊壁内衬假复层纤毛柱状细胞;2 型,起源于终末细支气管,囊壁内衬复层纤毛柱状细胞;3 型,起源于腺泡,囊壁内衬立方上皮细胞;4 型,起源于远端腺泡和肺泡,囊壁内衬扁平上皮细胞。1 型和 4 型有潜在恶性可能。

【临床表现】

患儿可无明显临床症状,多于产检或体检时无意发现,随着患儿年龄增大,可因病变肺组织感染而出现反复呼吸道感染,也可出现呼吸困难、咯血等。

【诊断及鉴别诊断】

1. 产前超声诊断　可作为判断预后的指标之一,肺头比＝高×前后径×横径×0.52/头围,肺头比≤1.6 且没有胎儿水肿者,预后好。

2. 胸部 CT 检查　是重要的诊断方法,可提示囊性病变范围。增强 CT 可判断病变血供情况,与肺隔离症相鉴别。

3. 彩色多普勒超声及 MRI 检查　有助于诊断,多普勒超声可排除心血管畸形。

4. 鉴别诊断　本病应与肺隔离症、支气管闭锁、肺囊肿、肺气肿鉴别。

【治疗方案与原则】

随着年龄的增长,患儿反复发生呼吸道感染的概率增加,感染后手术风险增高,肺囊性病变与恶性病变在影像学上难以区分,甚至存在恶变可能,确诊后应手术治疗。目前主要是微创胸腔镜手术,手术方式根据病变范围包括胸腔镜肺叶切除术、解剖性肺段切除术和肺楔形切除术。

【预后】

先天性肺气道畸形手术治疗效果满意,部分病理类型有潜在恶性可能,术后需定期随访。

第八节 先天性漏斗胸

【概述】

先天性漏斗胸是胸骨及其相邻的肋软骨下陷形成漏斗状畸形,这种畸形除胸廓外观的缺陷外,还可造成患儿生理与心理上的变化。严重的胸廓凹陷缩短了脊柱与胸骨的距离,心肺受压可引起胸腔内脏功能受损。

【病因】

病因尚不清楚,可能与佝偻病、胸骨下韧带挛缩、上呼吸道梗阻、膈肌发育不良或附着异常、肋软骨过长挤压胸骨向后等因素有关。但在其发展过程、临床检查以及手术所见中尚不能发现其明确的发病因素,本病患儿有的合并其他先天性疾病,如脊柱侧弯、先天性心脏病及先天性膈膨升等,本病也可作为一些综合征的一种临床表现,如马方综合征、努南综合征等。

【病理】

本症主要是胸骨体向背侧下陷,多数下段凹陷较深,下部肋软骨向背侧弯曲,形成漏斗状。凹陷的范围和深度可有不同的程度,严重者胸骨与脊柱的距离可明显缩短,使胸腔内脏如心脏、肺、食管严重受压移位,造成心肺功能的障碍。

【临床表现】

漏斗胸在婴儿期一般无特殊临床症状,少数可有严重的吸气性喘鸣和胸骨吸入性凹陷,患儿容易发生呼吸道感染,有些患儿活动后出现心慌、气短。有些患儿虽能活动但不持久,可有心动过速或心律不齐。有些患儿可有心每搏输出量减少,有的患儿进食少,偶有吞咽困难。随生长发育,漏斗胸患儿出现一种特殊的体型,即头颅前伸、两肩前倾、前胸下陷、后背弓状、腹部膨隆。患儿体型瘦弱,喜静不好动。

【诊断及鉴别诊断】

1. 诊断

(1)症状:少数可有严重的吸气性喘鸣和胸骨吸入性凹陷,容易发生呼吸道感染,活动后出现心搏加速、气短。有些患儿虽能活动但不持久,可有心动过速或心律不齐。有的患儿进食少,偶有吞咽困难。

(2)体征:胸骨体向背侧下陷,上端较浅,下端较深。下部肋软骨向背侧弯曲,形成漏斗状。出现特殊的体型,头颅前伸,两肩前倾,前胸下陷,后背弓状,腹部膨隆。

(3)X线检查:心脏左移与主动脉、肺动脉圆锥一起同脊柱形成狭长三角形,侧位片示肋骨呈前下方向倾斜与体轴成锐角,胸骨体凹陷,胸骨后与脊柱前间隙距离明显缩短,严重者几乎相接触。膈肌下降,活动幅度减少,胸廓纵轴增加。

(4)CT检查:胸骨体凹陷,胸骨后与脊柱前间隙距离明显缩短,心脏受压移位,根据测量的CT指数将漏斗胸分度及分型,并可通过CT发现是否合并有其他胸部疾病。

2. 鉴别诊断 需要与漏斗胸鉴别的疾病有鸡胸、胸骨裂和单侧胸大肌缺如、乳房发育不全伴多根肋骨缺如等。

【治疗方案及原则】

小年龄的轻型患儿可以保守观察,可能随生长发育而自行纠正。有明确严重畸形者应手术治疗,矫正畸形,改善心肺功能。一般 2~3 岁就可耐受手术。目前 NUSS 手术是治疗漏斗胸的标准术式,该手术在电视胸腔镜辅助下,在胸骨凹陷最明显处后方通过双侧肋间隙放入特殊的钢板,把胸骨撑起来,3 年后拔除钢板。NUSS 手术属于微创手术,较以往的截骨手术损伤小且恢复快,手术年龄一般要求至少在 3 岁以后。

【预后】

NUSS 手术对任何年龄和不同程度的畸形均安全有效,手术死亡率极低,术后并发症少,手术操作简易。一般术后 4、5 天即可出院。通过长期随诊,胸骨及胸壁功能良好,术后复发率低。

参 考 文 献

1. 蔡威,张潍平,魏光辉. 小儿外科学. 6 版. 北京:人民卫生出版社,2020.

2. BRINDLE ME,MCDIARMID C,SHORT K,et al. Consensus Guidelines for Perioperative Care in Neonatal Intestinal Surgery:Enhanced Recovery After Surgery (ERAS®) Society Recommendations. World J Surg,2020,44 (8):2482-2492.

3. 中华医学会小儿外科学分会内镜外科学组,中华医学会小儿外科学分会心胸外科学组. 先天性膈疝修补术专家共识及腔镜手术操作指南(2017 版). 中华小儿外科杂志,2018,39(1):1-8.

4. SNYDER MJ,GUTHRIE M,CAGLE S. Acute Appendicitis:Efficient Diagnosis and Management. Am Fam Physician,2018,98(1):25-33.

5. LANGER JC,ROLLINS MD,LEVITT M,et al. Guidelines for the management of postoperative obstructive symptoms in children with Hirschsprung disease. Pediatr Surg Int,2017,33(5):523-526.

6. 中华医学会小儿外科学分会新生儿学组,中华医学会小儿外科学分会肝胆学组. 儿童胰胆管合流异常临床实践专家共识. 中华小儿外科杂志,2019,40(6):481-487.

7. SOARES KC,GOLDSTEIN SD,GHASEB MA,et al. Pediatric choledochal cysts:diagnosis and current management. Pediatr Surg Int,2017,33(6):637-650.

8. 中华医学会小儿外科学分会泌尿外科学组. 儿童原发性膀胱输尿管反流专家共识. 临床小儿外科杂志,2019,18(10):811-816.

9. 中华医学会小儿外科分会骨科学组,中华医学会骨科学分会小儿创伤矫形学组. 发育性髋关节发育不良临床诊疗指南(0~2 岁). 中华骨科杂志,2017,37(11):641-650.

10. HUBBARD EW,RICCIO AI. Pediatric Orthopedic Trauma:An Evidence-Based Approach. The Orthopedic clinics of North America,2018,49(2):195-210.

11. HORST H,WALL L. Hypospadias,all there is to know. Eur J Pediatr,2017,176(4):435-441.

12. 中华医学会小儿外科学分会泌尿外科学组. 性别发育异常中国专家诊疗共识. 中华小儿外科杂志,2019,40(4):289-297.

13. TSUBOTA S,KADOMATSU K. Origin and initiation mechanisms of neuroblastoma. Cell Tissue Res,2018,372 (2):211-221.

14. 中国抗癌协会小儿肿瘤专业委员会. 儿童肾母细胞瘤诊断治疗建议(CCCG—WT—2016). 中华儿科杂志,2017,55(2):90-94.

15. 中国抗癌协会小儿肿瘤专业委员会,中华医学会小儿外科分会肿瘤专业组. 儿童肝母细胞瘤多学科诊疗专家共识(CCCG-HB-2016). 中华小儿外科杂志,2017,38(10):733-739.

16. DASGUPTA R, FUCHS J, RODEBERG D. Rhabdomyosarcoma. Semin Pediatr Surg, 2016, 25（5）: 276-283.

17. 中华医学会小儿外科学分会心胸外科学组,广东省医师协会胸外科分会. 漏斗胸外科治疗中国专家共识. 中华小儿外科杂志,2020,41(1):7-12.